146 Anaesthesiologie und Intensivmedizin
Anaesthesiology
and Intensive Care Medicine

H. Harke

Massivtransfusionen

Hämostase und Schocklunge

Mit 78 Abbildungen und 50 Tabellen

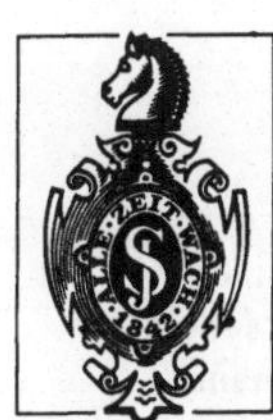

Springer-Verlag
Berlin Heidelberg New York 1982

Priv. Doz. Dr. med. habil. H. Harke
Abt. Anaesthesiologie im Zentrum für interdisziplinäre Fächer
der Christian-Albrechts-Universität Kiel
Schwanenweg 21
D-2300 Kiel

CIP-Kurztitelaufnahme der Deutschen Bibliothek
Harke, Henning:
Massivtransfusionen: Hämostase und Schocklunge
H. Harke. – Berlin; Heidelberg; New York: Springer, 1982.
(Anaesthesiologie und Intensivmedizin; 146)
ISBN-13: 978-3-540-11467-3 e-ISBN-13: 978-3-642-68559-0
DOI: 10.1007/978-3-642-68559-0
NE: GT

Satz: Schreibsatz-Service Weihrauch, Würzburg

2119/3321-543210

Vorwort

Die Substitution großer Blutverluste durch Konservenblut führt immer wieder zu schweren pulmonalen und renalen Funktionsstörungen oder zu einer hämorrhagischen Diathese in der posttransfusionellen Phase. Zahlreiche Arbeitsgruppen haben sich bereits in der Vergangenheit mit diesen Problemen befaßt. Desungeachtet verdient die vorliegende Untersuchung wegen der Komplexität des Untersuchungsplanes größte Beachtung. Aufgrund des bisherigen Erkenntnisstandes waren Fortschritte für die Prophylaxe oder Therapie posttransfusioneller Krankheitszustände nur zu erwarten, wenn die Beobachtung der zellulären und plasmatischen Gerinnungsqualitäten der Blutkonserve mit Messungen des Gerinnungssystems, des Fibrinolyse- und Inhibitorensystems sowie des thrombozytären Systems im Blut des Patienten verknüpft wurden. Dies hat der Autor konsequent verfolgt. Dabei ergaben sich zunächst wichtige systematische Ergebnisse über die lagerungsbedingte Beeinträchtigung von Blutkonserven und die prinzipiellen Folgen einer Massivtransfusion für den Patienten. Darüber hinaus wurde der Versuch gemacht, durch Zusatz von Aprotinin zur Blutkonserve die speziellen Nebenwirkungen einer Bluttransfusion zu verhindern.

Aprotinin senkt die Aggregationsneigung der Thrombozyten im Konservenblut beträchtlich, wie die Ergebnisse zeigen. Offensichtlich ist es im wesentlichen diesem Umstand zuzuschreiben, daß zum Beispiel der Pulmonalarterienwiderstand, der funktionelle Totraum und das intrapulmonale Shuntvolumen nach Applikation von Aprotinin-Konserven weniger beeinträchtig werden als nach ACD-Blut. Auch in anderer Hinsicht blieben die Untersuchungen nicht darauf beschränkt, eine klinische Fragestellung nur durch experimentell gewonnene Analogieschlüsse zu beantworten, sondern es wurde angestrebt, die zunächst experimentell gewonnenen Schlußfolgerungen in die Praxis umzusetzen und durch klinische Beobachtungsreihen zu erhärten. Dies ist in vielen Punkten gelungen und zeichnet die Arbeit in hervorragender Weise aus.

Das vorliegende Buch verdient deshalb ganz besondere Anerkennung und es ist nicht nur für den Anaesthesisten und den Transfusionsmediziner, sondern für alle klinischen Bereiche, die sich mit dem hämorrhagischen Schock auseinandersetzen müssen, gleichermaßen von größtem Interesse.

J. Wawersik

Danksagung

Meinem Lehrer, Herrn Prof. Dr. J. Wawersik (Direktor der Zentralen Abteilung für Anaesthesiologie am Klinikum der Christian-Albrechts-Universität Kiel) bin ich für seine stetige Unterstützung und seine wertvollen Anregungen bei der Behandlung dieses Themas zu außerordentlichem Dank verpflichtet.

Die Durchführung der klinischen Untersuchungen war dankenswerter Weise durch die verständnisvolle Unterstützung von Herrn Prof. Dr. A. Bernhard (Direktor der Abteilung Cardiovasculäre Chirurgie),
Herrn Prof. Dr. H. Hamelmann (Direktor der Abteilung Allgemeine Chirurgie),
Herrn Prof. Dr. D. Havemann (Direktor der Abteilung Unfallchirurgie) und
Herrn Prof. Dr. H. Wand (Direktor der Abteilung Urologie) gewährleistet.

Für wertvolle Hinweise bei der Herstellung von Blutkomponenten danke ich Herrn Prof. Dr. V. Sachs (Direktor der Abteilung für Bluttransfusionswesen).

Die großzügige Bereitstellung von Blutkonserven mit Aprotinin-Zusatz war nur durch den unermüdlichen Einsatz des DRK-Blutspendedienstes Hamburg, Schleswig-Holstein, unter Leitung von Herrn Chefarzt Dr. G. Stienen möglich.

Für die gewissenhafte Durchführung der labortechnischen Untersuchungen danke ich meinen technischen Assistenten, Fräulein M. Gennrich und Fräulein H. Flohr.

Nicht zuletzt sei die kooperative Zusammenarbeit mit den Kollegen der Anaesthesieabteilung hervorgehoben. Das Projekt wurde durch Finanzierung einer medizinisch-technischen Assistentin von der Bayer AG, Wuppertal, umfassend unterstützt.

Inhaltsverzeichnis

Abkürzungen

ACD	Acidum-Citricum-Dextrose-Lösung, Stabilisator zur Lagerung von Konservenblut
cAMP	cyclisches Adenosinmonophosphat
ADP	Adenosindiphosphat
ATP	Adenosintriphosphat
AMV	Atemminutenvolumen
ARDS	Atemnotsyndrom, Schock-, Transfusionslunge
AT VI	Antithrombin VI
BAPNA	α-N-Benzoyl-DL-arginin-4-nitroanilid-hydrochlorid
COP	kolloidosmotischer Druck
COPmv	kolloidosmotischer Kapillardruck
COP_T	kolloidosmotischer Gewebsdruck
CPD	Citrat-Phosphat-Dextrose-Lösung, Stabilisator zur Lagerung von Konservenblut
DRK	Deutsches Rotes Kreuz
$F_{I_{O_2}}$	Anteil des O_2 (in Teilen von 1) in der Inspirationsluft
FSP	Fibrin(ogen)spaltprodukte
Gf	Membranpermeabilitätskoeffizient für Proteine
G-6-PDH	Glucose-6-Phosphat-Dehydrogenase
h	Stunde
HMV	Herzminutenvolumen
Kf	Membran-Filtrationskoeffizient
KIE	Kallikreininhibitoreinheit
KG	Körpergewicht
min	Minute
Pa_{O_2}	arterieller Sauerstoffpartialdruck im Blut
Pa_{CO_2}	arterieller Kohlendioxydpartialdruck im Blut
PAP	pulmonal-arterieller Mitteldruck
PCWP	pulmonaler Kapillardruck (wedge pressure)
PEEP	positiv endexspiratorischer Druck
P/F	$Pa_{O_2}/F_{I_{O_2}}$-Quotient
PG	Prostaglandine
Pmv	hydrostatisch-mikrovasculärer Druck
pH	negativ dekadischer Logarithmus zur Basis 10 der mol H^+-Ionenkonzentration
PRP	plättchenreiches Plasma
PPP	plättchenarmes Plasma
P_T	hydrostatischer Gewebedruck

PTT	partielle Thromboplastinzeit
$\dot{Q}f$	transvasculärer Nettoflüssigkeitstransport
$\dot{Q}s/\dot{Q}$	intrapulmonales Shuntvolumen
sec	Sekunden
TZ	Thrombinzeit
TC	Thrombin-Coagulase-Zeit
U/ml	Unit/ml
V_D	physiologischer Totraum
WS	Wassersäule (cm)

1 Einleitung

Massivbluttransfusionen sind sowohl mit der Gefahr von Hämostasestörungen als auch mit der Ausbildung eines akuten Atemnotsyndroms belastet. Dieser Tatbestand ist einerseits auf die Erschöpfung des Hämostasepotentials, andererseits auf eine gesteigerte Aggregatbildung mit Freisetzung cytotoxischer Mediatoren im Konservenblut zurückzuführen [21, 175, 244, 269, 302]. Beide Komplikationen können in der Posttransfusionsphase lebensbedrohliche Ausmaße erreichen: So kann eine nach Schock oder Trauma bereits bestehende Gerinnungsstörung durch den Einsatz alter Blutkonserven potentiert und eine diffuse unstillbare Blutungsneigung ausgelöst werden [54, 131, 189, 263, 301]. Desungeachtet droht aufgrund einer aggregatbedingten Mikroembolisation der Lungenstrombahn die Manifestation einer respiratorischen Insuffizienz [45, 48, 184, 233, 235, 295]. In Anbetracht der stetigen Ausweitung komplizierter operativer Eingriffe, welche zwangsläufig mit einem erhöhten Blutbedarf verbunden sind, kommt den genannten Störungen eine zunehmende klinische Bedeutung zu. Die vorliegenden Untersuchungen sollten daher die Wechselwirkungen zwischen Massivbluttransfusionen, Hämostase und pulmonaler Mikrozirkulation objektivieren, um die Kenntnisse über die zahlreichen transfusionsbedingten Reaktionen zu vertiefen. Hierfür waren 5 verschiedene Untersuchungsabschnitte erforderlich:

1. Umfassende Untersuchungen der konventionellen Blutkonserve
2. Klinische Verlaufsbeobachtungen von Massivtransfusionen
3. Klinische Verlaufsbeobachtungen nach modifizierter Transfusionstechnik durch Einsatz eines Blutzellseparators
4. Umfangreiche in vitro-Untersuchungen von Blutkonserven mit Aprotinin-Beimischungen
5. Überprüfung der in vitro-Befunde durch Beobachtung des klinischen Verlaufs nach Transfusion von Aprotinin-ACD-Blutkonserven.

2 Physiologie der Hämostase

Die Hämostase dient der Aufrechterhaltung eines konstanten Blutvolumens und gewährleistet eine ungestörte Blut-, Gefäß- und Organfunktion. In ihrem Ablauf wird die Hämostase durch das Zusammenspiel verschiedener Systeme reguliert. Im wesentlichen handelt es sich um

1. das Gefäßsystem,
2. die Thrombozyten,
3. das Gerinnungs-Inhibitoren-Fibrinolysesystem.

Während das Gefäßsystem, die Thrombozyten und das Gerinnungssystem die Blutstillung bewirken, gewährleistet die Fibrinolyse die Wiederherstellung der Gefäßkontinuität: So wird bei Gefäßverletzungen die akute Blutstillung zunächst durch eine reflektorische Gefäßkonstriktion eingeleitet [171, 286]. Gleichzeitig haften Thrombozyten an den freigelegten Kollagenfasern der zerstörten Gefäßwand [198]. Adhärente Thrombozyten bewirken durch Sekretion aggregationsinduzierender Substanzen, wie ADP, Serotonin und Adrenalin, eine massive Aggregation der vorbeiströmenden Thrombozyten [22, 293]. Durch Bildung eines Thrombozytenpfropfes wird der primäre Wundverschluß hergestellt (Abb. 2). Parallel zur Thrombozytenaggregation erfolgt nach Aktivierung des Gerinnungssystems die endgültige Stase durch Bildung eines Fibrinthrombus [171, 298].

Anschließend werden im Rahmen der Wundheilung und Wiederherstellung der Gefäßfunktion jene Reaktionen dominierend, die durch Wiederauflösung des abgelagerten Fibrins eine Rekanalisation des Gefäßsystems bewirken [149].

Gerinnung und Fibrinolyse sind trotz gegensätzlicher Wirkungsprinzipien miteinander vergleichbar. Beide Systeme werden durch eine Kette von Enzym-Substrat-Reaktionen aktiviert, deren Ablauf das Inhibitoren-System wechselseitig reguliert [136] (Abb. 1). Jeweils ein Enzym besitzt eine zentrale Bedeutung: Dies ist für die Gerinnung Thrombin und für die Fibrinolyse Plasmin. Im einzelnen kann die Thrombin- bzw. Plasminbildung über zwei unterschiedliche Reaktionswege eingeleitet werden, die in Abhängigkeit vom Auslösungsort – extra- oder intravasal – als exogen oder endogen bezeichnet werden (Abb. 1).

2.1 Gerinnungsablauf

2.1.1 Endogenes Gerinnungssystem

Startreaktion im endogenen Gerinnungssystem ist der Kontakt des Hagemanfaktors (Faktor XII) mit degeneriertem Endothel, subendothelialen Strukturen und Kollagenfasern sowie körperfremden negativ geladenen Oberflächen [186, 216, 217]. Nach Kollagenkontakt unterliegt der Faktor XII einer Konfigurationsänderung, welche zu einer Freilegung des aktiven

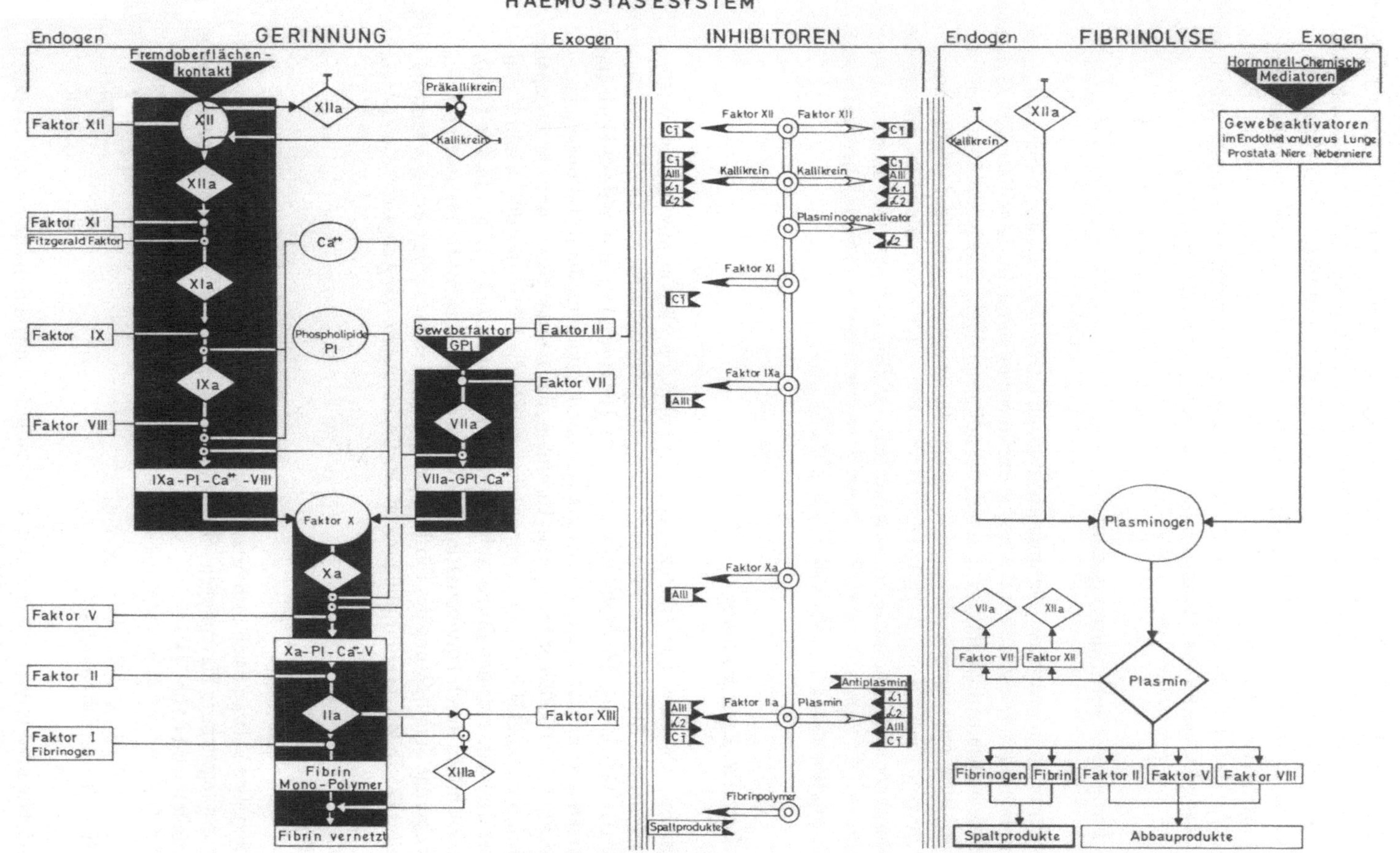

Abb. 1. Schematische Darstellung der Hämostase. A III = Antithrombin III, $C_{\bar{1}}$ = C-1-Inaktivator, α_1 = Alpha$_1$-Antitrypsin, α_2 = Alpha$_2$-Makroglobulin

Zentrums führt [217]. Dieser initiale Aktivierungsvorgang wird durch einen „Reboundeffekt" über das Kallikreinsystem erheblich verstärkt [75, 216, 297] (Abb. 1). Im nächsten Reaktionsschritt aktiviert Faktor XIIa in Anwesenheit des Fitzgeraldfaktors den Faktor XI [224]. Sodann konvertiert der Faktor XIa in Anwesenheit von Calciumionen den Faktor IX in seine aktive Form IXa. Anschließend werden im nächsten Reaktionsschritt auf Phospholipidmicellen die Faktoren IXa und VIII durch Calciumionen zu einem Komplex gebunden. Dieser Komplex bewirkt die Aktivierung des Faktors X [136, 217] (Abb. 1).

2.1.2 Exogenes Gerinnungssystem

Startreaktion ist im exogenen Gerinnungssystem eine Gewebeverletzung, welche zur Freisetzung eines membranständigen Faktors, dem Gewebe-Faktor III, führt. Der Gewebefaktor ist chemisch uneinheitlich und besteht aus einem Phospholipid- und einem Proteinanteil [50, 136, 217]. Nach ihrer Freisetzung bewirken die Gewebsphospholipide (GPL) am Verletzungsort die Faktor-VII-Aktivierung [158] (Abb. 1). Faktor VIIa bildet mit den Gewebsphospholipiden (Faktor III) in Anwesenheit von Calciumionen einen Komplex, welcher die Faktor-X-Aktivierung bewirkt. Auf dieser Stufe vereinigen sich beide Wege und potentieren sich gegenseitig [75, 136, 158, 217] (Abb. 1).

2.1.3 Gemeinsamer Endweg

Nach Bildung von Faktor Xa entsteht auf Phospholipidmicellen in Anwesenheit von Calciumionen ein Komplex mit Faktor V [136, 217]. Während Faktor Xa die eigentliche enzymatische Aktivierung des Prothrombinmoleküls (Faktor II) zu Thrombin (Faktor IIa) bewirkt, steigert Faktor V, das sogenannte Acceleratorglobulin, die Reaktionsgeschwindigkeit um etwa das 1000fache [136]. Das Thrombin, das zentrale Gerinnungsenzym, spaltet das Fibrinogenmolekül in ein Fibrinmonomer sowie in die Fibrinopeptide A und B und aktiviert darüberhinaus den fibrinstabilisierenden Faktor XIII [34] (Abb. 1). Die Fibrinmonomere bilden durch Polymerisation Fibrinfasern, die zunächst locker assoziiert sind. Eine endgültige Stabilisierung des Fibrinnetzes wird erst unter Einwirkung des Faktors XIIIa eingeleitet [255]. Mit der Fibrinbildung ist der Gerinnungsvorgang abgeschlossen (Abb. 1).

2.2 Fibrinolyse

Die Fibrinolyse vollzieht sich insofern analog zur Gerinnung, als auch hier ein inaktives Proenzym, das sogenannte Plasminogen, über einen endogenen und exogenen Weg zu Plasmin umgewandelt wird (Abb. 1).

2.2.1 Endogene Fibrinolyse

Die endogene Fibrinolyse wird über Faktor XIIa und dem von ihm aktivierten Kallikrein ausgelöst [101, 147, 196]. Dieser Reaktionsweg ist jedoch von untergeordneter Bedeutung [196] (Abb. 1).

2.2.2 Exogene Fibrinolyse

In erster Linie wird die Fibrinolyse durch exogene Auslösung, und zwar durch den Einstrom endothelständiger Gewebeaktivatoren induziert [130, 136, 149, 290]. Der Gewebeaktivator kann im nächsten Reaktionsschritt die direkte Umwandlung von Plasminogen in Plasmin bewirken [135]. Plasmin spaltet hauptsächlich Fibrin, jedoch werden auch Fibrinogen, die Gerinnungsfaktoren II, V und VIII sowie andere Proteine abgebaut [66, 136]. Während die Spaltprodukte des Fibrin(ogen)s die reguläre Fibrinvernetzung hemmen, führt der Abbau der obengenannten Gerinnungsfaktoren zu Defekten im Gerinnungssystem [89, 149, 199, 217] (Abb. 1).

2.3 Das Inhibitoren-System

Zwischen Gerinnung und Fibrinolyse besteht unter physiologischen Bedingungen ein dynamisches Gleichgewicht. Dieser Zustand wird durch das Inhibitoren-System aufrechterhalten [136, 217]. Es handelt sich dabei um eine Reihe von Proteinasen-Inhibitoren, welche auf den verschiedenen Reaktionsstufen beider Systeme hemmend bzw. regulierend eingreifen [134]. Zu den wichtigsten Inhibitoren gehören: Antithrombin III, Alpha_2-Antiplasmin, Alpha_2-Makroglobulin, Alpha_1-Antitrypsin sowie der C1-Inaktivator [267] (Abb. 1).

Die Inhibitoren zeigen ein differenziertes Reaktionsverhalten: In Abhängigkeit von ihrer Inaktivierungsgeschwindigkeit unterscheidet man Sofort- von Progressivinhibitoren. Während Sofortinhibitoren die Neutralisation aktivierter Faktoren unverzüglich einleiten, zeigen Progressivinhibitoren eine zunächst geringe, dann ständig zunehmende Inaktivierungsgeschwindigkeit [134, 136]. Ein progressives Reaktionsverhalten zeigen beispielsweise Antithrombin III und Alpha_2-Makroglobulin auf das Thrombin (Abb. 1). Erwähnenswert ist die Umwandlung des Progressivinhibitors Antithrombin III durch Bindung an Heparin zu einem Sofortinhibitor [92, 140, 203].

Im fibrinolytischen System übernimmt Alpha_2-Makroglobulin und Alpha_2-Antiplasmin die Funktion des Sofortinhibitors, dessen Bindung zu Plasmin jedoch reversibel ist [267]. Demgegenüber inaktiviert Alpha_1-Antitrypsin das Plasmin irreversibel nach der Art eines Progressivinhibitors [136, 267] (Abb. 1). Der Charakter des C1-Inaktivators ist demgegenüber noch nicht endgültig geklärt. Bislang wurde eine Hemmung der Faktor XII-, Faktor XI-, Kallikrein- und Plasminaktivität nachgewiesen [83, 127, 129, 215] (Abb. 1). Aufgrund ihrer Antithrombin- und Antiplasminspezifität regulieren die Inhibitoren das Gleichgewicht zwischen Gerinnung und Fibrinolyse kompensatorisch: In dem Maß, wie sie beispielsweise bei einer gesteigerten Thrombinbildung verbraucht werden, sind sie als Antiplasmine nicht mehr verfügbar. Als Konsequenz ergibt sich daraus eine gesteigerte Fibrinolyse. Den Inhibitoren obliegt damit eine überaus wichtige Regelfunktion [136, 215, 217].

3 Untersuchungsmethoden des Hämostasesystems

Die verschiedenen Systeme der Hämostase können in ihrem Reaktionsablauf mannigfaltig gestört werden. Zur Diagnostik dieser Störungen bedient man sich spezieller Untersuchungsmethoden.

3.1 Diagnostik des thrombozytären Systems

3.1.1 Thrombzytenzahl

Die Bestimmung der Thrombozytenzahl erfolgt nach Hämolyse der Erythrozyten in einer Zählkammer nach der Methode von Derlath [65].

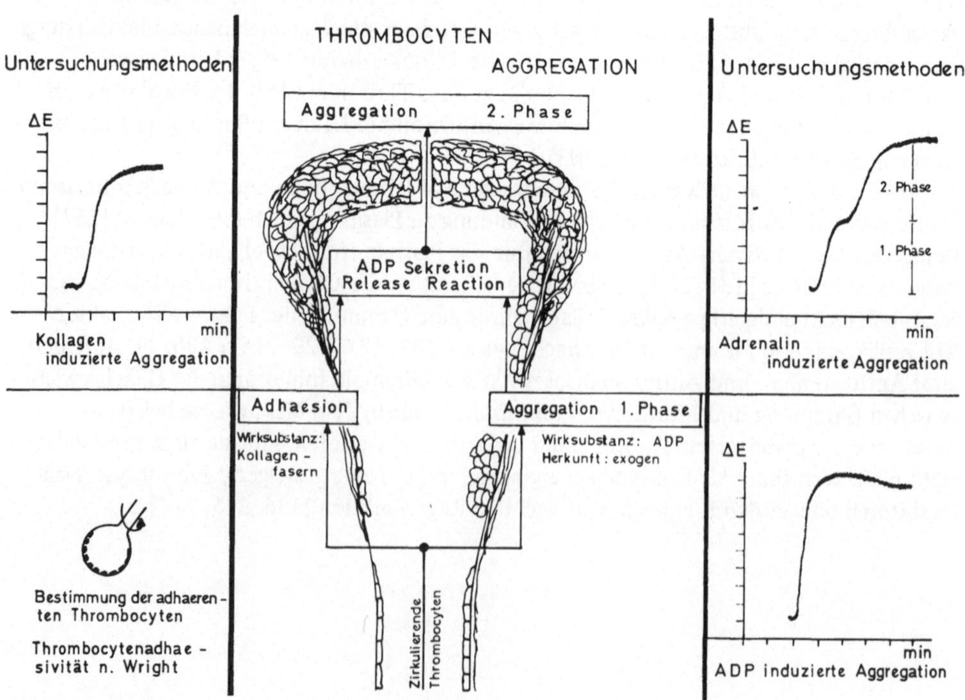

Abb. 2. Schematische Darstellung der thrombozytären Adhäsion und Aggregation und deren Untersuchungsmethoden

3.1.2 Thrombozytenfunktion

Die Thrombozytenfunktion, Adhäsion, Freisetzungsreaktion und Aggregation werden in Analogie zum physiologischen Ablauf labortechnisch analysiert. Während die Adhäsion durch endothelfremden Oberflächenkontakt (z.B. Glas, Kollagen) oder ADP aus defekten Gewebezellen eingeleitet wird (Phase I), stimulieren die aus den Thrombozyten freiwerdenden Substanzen wie z.B. Adrenalin, ADP und Serotonin die sekundäre irreversible Aggregationsphase (Phase II) [293, 294] (Abb. 2). Im experimentellen Versuchsansatz kann man daher mit Hilfe eines Photometers nach Zusatz von ADP, Kollagen oder Adrenalin zu plättchenreichem Plasma den Aggregationsvorgang durch Änderung der Extinktion (ΔE) lichtoptisch verfolgen [43] (Abb. 2).

3.1.2.1 Thrombozytenadhäsion

Thrombozytenadhäsivitäts-Test nach Wright [303]

Nach dieser Methode wird die Thrombozytenzahl vor und nach der Rotation von plättchenreichem Patienten-Plasma (PRP) in einem Glaskolben unter definierten Bedingungen bestimmt. Bei normaler Haftfähigkeit verbleiben 40–60% der Thrombozyten im PRP (Abb. 2).

3.1.2.2 Thrombozytenaggregation nach dem Prinzip von Born und Cross [43] mit dem Eppendorf-Aggregometer

Thrombozytenaggregation 1. Phase

Die reversible Thrombozytenaggregation wird durch Zusatz von 1 μg ADP/ml PRP induziert und photometrisch registriert (Abb. 2).

Thrombozytenaggregation 2. Phase

Nach Zusatz von 5 μg Kollagen oder 5 μg Adrenalin/ml PRP wird die 2. Aggregationsphase im Testansatz induziert und gleichfalls photometrisch aufgezeichnet (Abb. 2)

3.1.2.3 Auswertung der Aggregationskurven

Die lichtoptische Registrierung des Aggregationsvorganges führt zur Aufzeichnung von charakteristischen Aggregationskurven, bei denen es sich im Prinzip um e-Funktionen handelt. Ausmaß und Umfang der thrombozytären Funktion werden vor allem durch die Maximalhöhe und den Anstiegswinkel im geraden Teil der Aggregationskurve bestimmt (bei Kollagen und ADP induzierter Aggregation). So entspricht einem Anstieg der Meßwerte eine erhöhte Plättchenaktivität, einer Abnahme eine Herabsetzung ihrer Funktionsbereitschaft (Abb. 3).

Bei der Adrenalin induzierten Aggregation wird dieses Auswertungsverfahren dem Kurvenverlauf nicht befriedigend gerecht. Deswegen wurde in diesen Fällen die für den Verlauf von e-Funktionen charakteristische Größe, nämlich die Zeitkonstante, zur Auswertung

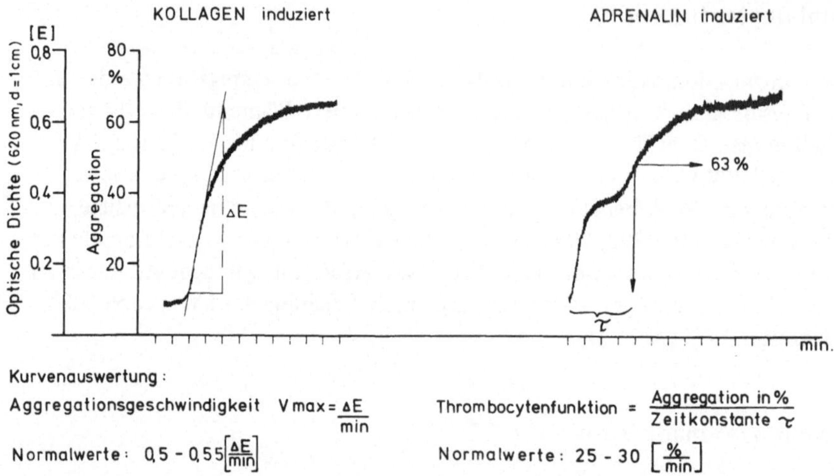

Abb. 3. Auswertungsmethoden der Kollagen- bzw. Adrenalin-induzierten Aggregation

benutzt [112]. Zur Bestimmung der Thrombozytenfunktion wurde in diesem Fall der Quotient aus Maximalhöhe der Kurve und der Zeitkonstante berechnet (Abb. 3).

3.1.3 Thrombozytenausbreitungstest nach Breddin [44]

Nach diesem Testverfahren wurde die morphologische Struktur der Thrombozyten im plättchenreichen Plasma lichtmikroskopisch untersucht. Die Relation der ausgebreiteten Thrombozyten zu den nichtausgebreiteten Zellformen wird bestimmt und gilt als Maßstab für eine intakte zelluläre Stoffwechselfunktion. Der besondere Wert dieses Testes besteht darin, daß Aussagen über die Thrombozytenfunktion auch noch bei ausgeprägter Thrombopenie, wie man sie vor allem bei massivtransfundierten Patienten beobachtet, möglich werden.

3.2 Diagnostik des Gerinnungssystems

3.2.1 Globale Suchmethoden am Nativblut

3.2.1.1 Blutungszeit nach Duke [67]

Die Blutungszeit bestimmt den zeitlichen Ablauf des Blutstillungsvorganges nach einer definierten Gewebsläsion. Die Methode erfaßt vor allem Störungen im thrombozytären System.

Normalbereich: 1–4 min

3.2.1.2 Gerinnungszeit nach Lee-White [163]

Die Gerinnselbildung von Nativblut wird in einem Reagenzglas beobachtet. Die Methode gibt einen Hinweis auf Störungen im Gerinnungs- oder Fibrinolysesystem.

Normalwerte: 8–12 min

3.2.2 Suchmethoden am thrombozytenarmen Zitratplasma (PPP)

Zur Herstellung von thrombozytenarmem Zitratplasma wird Zitratvollblut bei 3000 U/min für 10 min zentrifugiert. Nach Zusatz eines spezifischen Startreagenzes zu Zitratplasma wird die Ausbildung eines Fibrinfadens zeitlich erfaßt.

3.2.2.1 Rekalcifizierungszeit nach Howell, modifiziert nach Perlick [206]

Nachweisverfahren für Störungen der plasmatischen Gerinnung.

Startreagenz: Kalziumchlorid

Durch Zusatz von Kalziumchlorid zu Zitratplasma werden die physiologischen Bedingungen für die Gerinnung wiederhergestellt.

Normalbereich: 120–210 sec

3.2.2.2 Partielle Thromboplastinzeit (PTT) nach Proctor [210]

Die PTT ist ein Suchtest für das endogene Gerinnungssystem (Abb. 4).

Startreagenz: PTT-Reagenz (Kaolin-Phospholipide)

Im endogenen System wird durch Kaolin (Fremdoberfläche) Faktor XII aktiviert.

Normalbereich: 37–43 sec

3.2.2.3 Thromboplastinzeit nach Quick [211]

Suchtest für das exogene Gerinnungssystem (Abb. 4)

Startreagenz: Gewebsthromboplastin (Faktor III).

Das exogene System wird durch Gewebsthromboplastin über den Faktor VII stimuliert.

Normalbereich: 12–14 sec = 100%.

3.2.2.4 Thrombinzeit (TZ)

Die TZ erfaßt die Hemmwirkung des Heparins und der Fibrinogenspaltprodukte auf die Fibrinbildung [206] (Abb. 4).

Startreagenz: Thrombin

Durch Thrombinzusatz Spaltung des Fibrinogens und Bildung des Fibrins.

Normalbereich: 17–24 sec

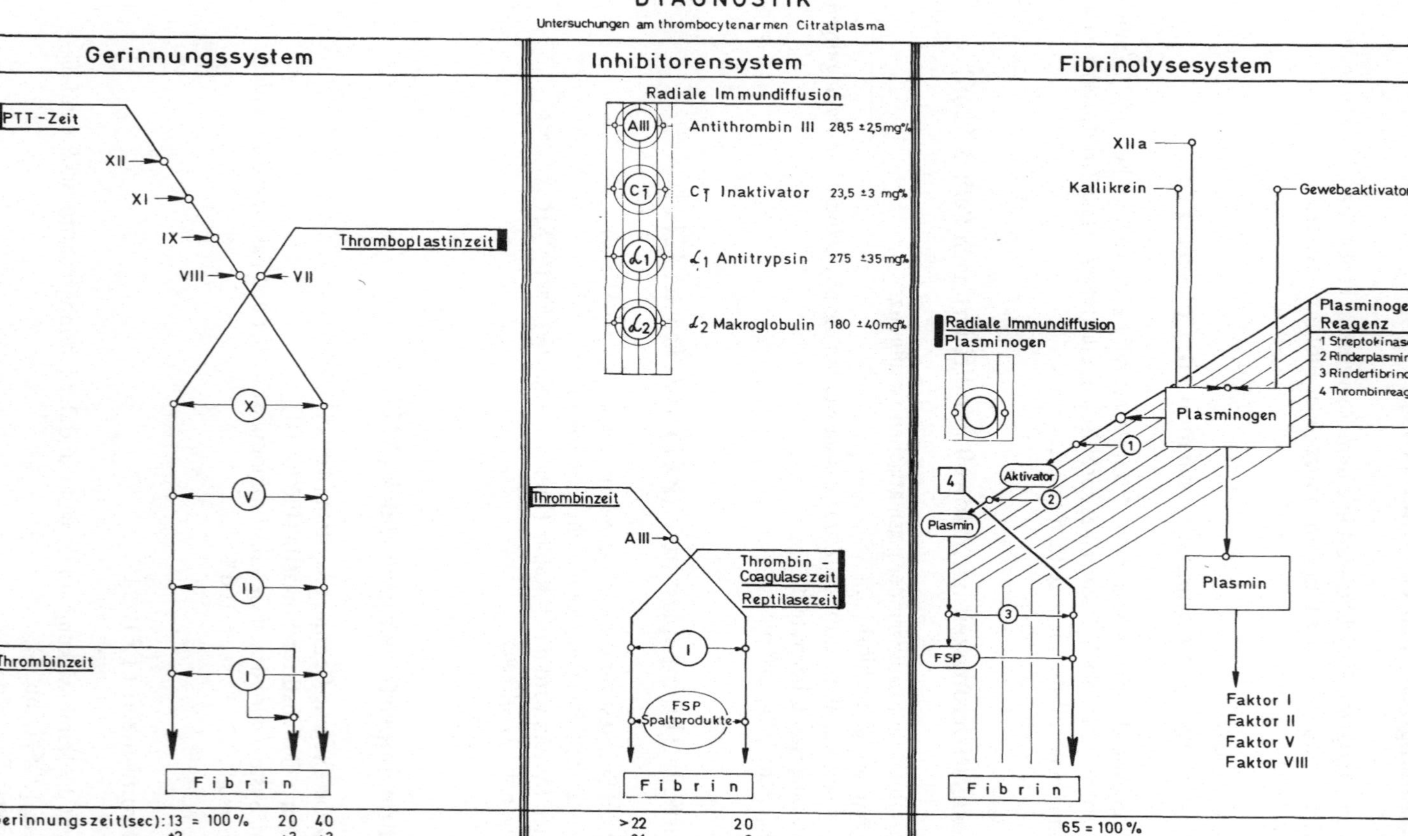

Abb. 4. Schematische Darstellung der Untersuchungsmethoden des Gerinnungs-, Inhibitoren- und Fibrinolysesystems

3.2.2.5 Einzelfaktorenbestimmung

Die Bestimmung der plasmatischen Gerinnungsfaktoren erfolgt nach dem Prinzip der globalen Untersuchungsmethoden und erfaßt die Fibrinbildungszeit. Im Versuchsansatz werden Mangelplasmen verwendet, denen nur ein Gerinnungsfaktor fehlt. Die Aktivität aller anderen Faktoren wird konstant gehalten. Unter diesen Bedingungen ist die Gerinnungszeit umgekehrt proportional zur Konzentration des zu untersuchenden Faktors. Mit Ausnahme von Fibrinogen und Faktor XIII können die Aktivitäten aller anderen Faktoren nach diesem Prinzip bestimmt werden [15, 94, 108, 148, 151, 254].

Das Prinzip der Fibrinogenbestimmung nach der Methode von Clauss [53] ist eine Modifikation der Thrombinzeit und beruht auf der Erkenntnis, daß die Fibrinogen-Konzentration direkt proportional zur thrombininduzierten Gerinnungszeit ist (8 sec = 240 mg% = 100%).

Demgegenüber beruht die Faktor-XIII-Bestimmung auf der Stabilisierung des Fibrins. Durch den Zusatz von Monochloressigsäure zu einer Patienten-Plasma-Verdünnungsreihe bleibt das durch Faktor XIII vernetzte Fibrin ungelöst, während nicht vernetztes Fibrin durch Monochloressigsäure aufgelöst wird. Deshalb ist die Gerinnselstabilität gegenüber der Monochloressigsäure im Testansatz ausschließlich abhängig von der Faktor-XIII-Konzentration [40].

3.3 Diagnostik des Fibrinolysesystems

Nach der thrombotischen Verlegung verletzter Gefäßbezirke im Rahmen der Blutstillung sorgt die Fibrinolyse für die Rekanalisation zur Wiederherstellung der Gefäßkontinuität. Unter pathologischen Bedingungen beobachtet man als Folge einer erhöhten fibrinolytischen Aktivität neben dem Auftreten von Fibrin(ogen)-Spaltprodukten (FSP) Aktivitätsverluste der plasmatischen Gerinnungsfaktoren I, II, V und VIII mit zum Teil unstillbaren Blutungen (Abb. 1). Demzufolge sind die labordiagnostischen Parameter des plasmatischen Gerinnungssystems pathologisch verändert.

3.3.1 Suchmethoden am Nativblut

3.3.1.1 Gerinnungszeit nach Lee-White [163]

Nach Gerinnselbildung kommt es bei Raumtemperatur innerhalb einer Stunde zur Wiederauflösung des Blutgerinnsels. Bei Vorliegen einer extremen Hyperfibrinolyse ist das Blut ungerinnbar.

3.3.2 Suchmethoden am Zitratplasma (PPP)

Fibrin(ogen)-Spaltprodukte blockieren im Zitratplasma die Gerinnselbildung durch Hemmung der Fibrinpolymerisation. Im Testansatz verlängert sich die Gerinnungszeit in Abhängigkeit von der FSP-Konzentration und dem Ausmaß des Fibrinogenverbrauchs.

Startreagenzien sind alle Fermente, welche ausschließlich die Fibrinogen-Fibrin-Reaktion katalysieren [206].

3.3.2.1 Thrombinzeit (TZ)

Die TZ erfaßt die Inhibitorwirkung von Fibrin(ogen)-Spaltprodukten (AT VI) auf die Fibrinpolymerisation und wird außerdem durch den Hemmeffekt des Heparin-Antithrombin-III-Komplexes auf das Thrombin verlängert [206] (Abb. 4).

Startreagenz: Thrombin

Normalwerte: 17–24 sec

Im Gegensatz zur TZ erfassen die nachfolgenden Methoden ausschließlich den Einfluß der Fibrin(ogen)-Spaltprodukte auf die Fibringerinnung. Die Meßwerte werden daher auch in Anwesenheit von Heparin im Testsystem nicht beeinflußt.

3.3.2.2 Reptilasezeit nach Soria [242]

Startreagenz: Reptilase, ein proteolytisches Enzym eines Schlangengiftes (Bothrops Atrox) (Abb 4).

Normalbereich: 18–22 sec

3.3.2.3 Thrombin-Coagulase-Zeit nach Soulier [243]

Startreagenz: Thrombin-Coagulase, ein aktivierter Molekülkomplex aus Staphylocoagulase und Prothrombin (Abb. 4).

Normalbereich: 18–22 sec

3.3.3 Plasminogenbestimmung

Bei einer Fibrinolyse ist der Plasminogen-Plasminumsatz stark erhöht. Die Abnahme der Plasminogen-Konzentration ist daher ein indirekter Parameter, der sich umgekehrt proportional zur fibrinolytischen Aktivität verhält.

Bestimmungsmethoden

1. Koagulometermethode nach Jacobi et al. [156]

Bei diesem Verfahren handelt es sich um eine Schnellmethode zur Bestimmung der Plasminogen-Konzentration.

Startreagenz: Plasminogen-Reagenz (1. Streptokinase, 2. Rinderplasminogen, 3. Rinderfibrinogen, 4. Thrombin) (Abb. 4).

Im Zitratplasma bindet Streptokinase Humanplasminogen und bildet in Abhängigkeit von der Plasminogen-Konzentration Streptokinase-Plasminogen-Aktivator. Sodann spaltet der Aktivator Rinderplasminogen zu Plasmin, welches die Bildung von Fibrinogen-Spaltprodukten aus Rinderfibrinogen bewirkt. Nach Zusatz von Thrombin wird in Abhängigkeit von der Konzentration der gebildeten Fibrinogen-Spaltprodukte die Fibrinbildung verzögert (Abb. 4).

Normalbereich: 65 sec = 100% Plasminogen; 30 sec = 0% Plasminogen

2. Radiale Immundiffusion nach Mancini [173]

Für diese Untersuchung werden Agargel-Platten mit homologem Plasminogen-Antiserum beschichtet. Nach Auftragen der Untersuchungsprobe kommt es nach Diffusion des Plasminogens (Antigen) und Reaktion mit dem korrespondierenden Antiserum zur Bildung von Präzipitat-Ringen, deren Durchmesser zur Plasminogen-Konzentration korreliert (Abb. 4).

Normalbereich: Durchmeser 6–6,5 mm = 10–13 mg% Plasminogen.

3.4 Diagnostik des Inhibitor-Systems

3.4.1 Radiale Immundiffusion nach Mancini [173]

Die Inhibitoren des Gerinnungs-Fibrinolyse-Systems werden immunologisch bestimmt. Zu diesem Zweck werden Agargel-Platten mit dem jeweils spezifischen Antiserum des zu bestimmenden Inhibitors beschichtet. Wie bereits erwähnt, korreliert der Durchmesser der Präzipitat-Ringe zur Konzentration des Inhibitors (Abb. 4).

Normalbereiche:

Inhibitor	Konzentration
1. Antithrombin III	28,5 ± 2,5 mg%
2. C1-Inaktivator	23,5 ± 3 mg%
3. $Alpha_1$-Antitrypsin	275 ± 35 mg%
4. $Alpha_2$-Makroglobulin	180 ± 40 mg%

3.5 Diagnostik der Hämostase durch Thrombelastographie

Die Thrombelastographie nach Hartert [128] gestattet eine graphische Aufzeichnung des Gerinnungs- und Fibrinolysevorganges. Die Untersuchung kann am Zitrat- oder Nativblut durchgeführt werden.

Im einzelnen wird die Blutprobe in eine auf 37 °C temperierte Stahlküvette eingefüllt, die sich konstant um einen definierten Winkel dreht. Bei einsetzender Fibrinbildung übertragen sich die Bewegungen auf einen in die Küvette eintauchenden Metallstift. Die Drehungen des Metallstiftes werden mit Hilfe eines beleuchteten Spiegels in Ablenkungen eines Lichtstrahles umgewandelt und auf Fotopapier registriert. Die Pendelbewegungen des Lichtstrahles führen zur Ausbildung einer charakteristischen Hüllkurve, dem Thrombelastogramm. Erfährt der Lichtstrahl keine Ablenkung, erscheint auf dem Registrierpapier eine Linie (Abb. 5).

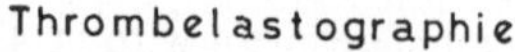

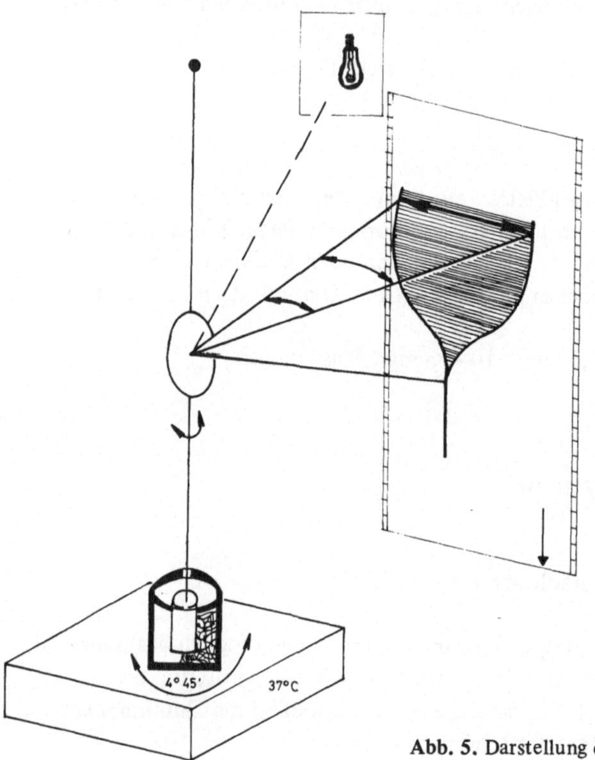

Abb. 5. Darstellung des thrombelastographischen Verfahrens

3.5.1 Auswertungsverfahren

1. Reaktionszeit (R-Zeit): Zeitliche Dauer vom Beginn der Kontaktaktivierung bis zum Eintritt der Gerinnselbildung. Unter physiologischen Bedingungen beträgt die R-Zeit für Zitratblut 8–12 Minuten und für Nativblut 12–16 Minuten. Eine Verkürzung der R-Zeit entspricht einer erhöhten plasmatischen Gerinnungsaktivität (Hyperkoagulabilität), eine Verlängerung weist auf eine herabgesetzte Gerinnungsaktivität hin (Hypokoagulabilität) (Abb. 6).

2. Koagulum-Bildungszeit (K-Zeit): Zeitdauer vom Beginn der Gerinnselbildung bis zum Erreichen einer Gesamtspreizung der Hüllkurve von 20 mm.

Normalbereich: Zitratblut: 3–6 min; Nativblut: 5–7 min

Eine erhöhte Aktivierung des plasmatischen Gerinnungssystems führt zu einer Verkürzung, eine herabgesetzte Gerinnungsaktivität zu einer Verlängerung der Meßwerte (Abb. 6).

3. Maximal-Amplitude (Ma): Dieser Meßgröße entspricht die Maximalbreite des Thrombelastogrammes. Der Normalbereich für Zitrat- und Nativblut beträgt 47–60 mm. Bei Abnahme der Maximal-Amplitude besteht eine Verminderung, bei Zunahme eine Erhöhung der Thrombozytenzahl und der Fibrinogen-Konzentration (Abb. 6).

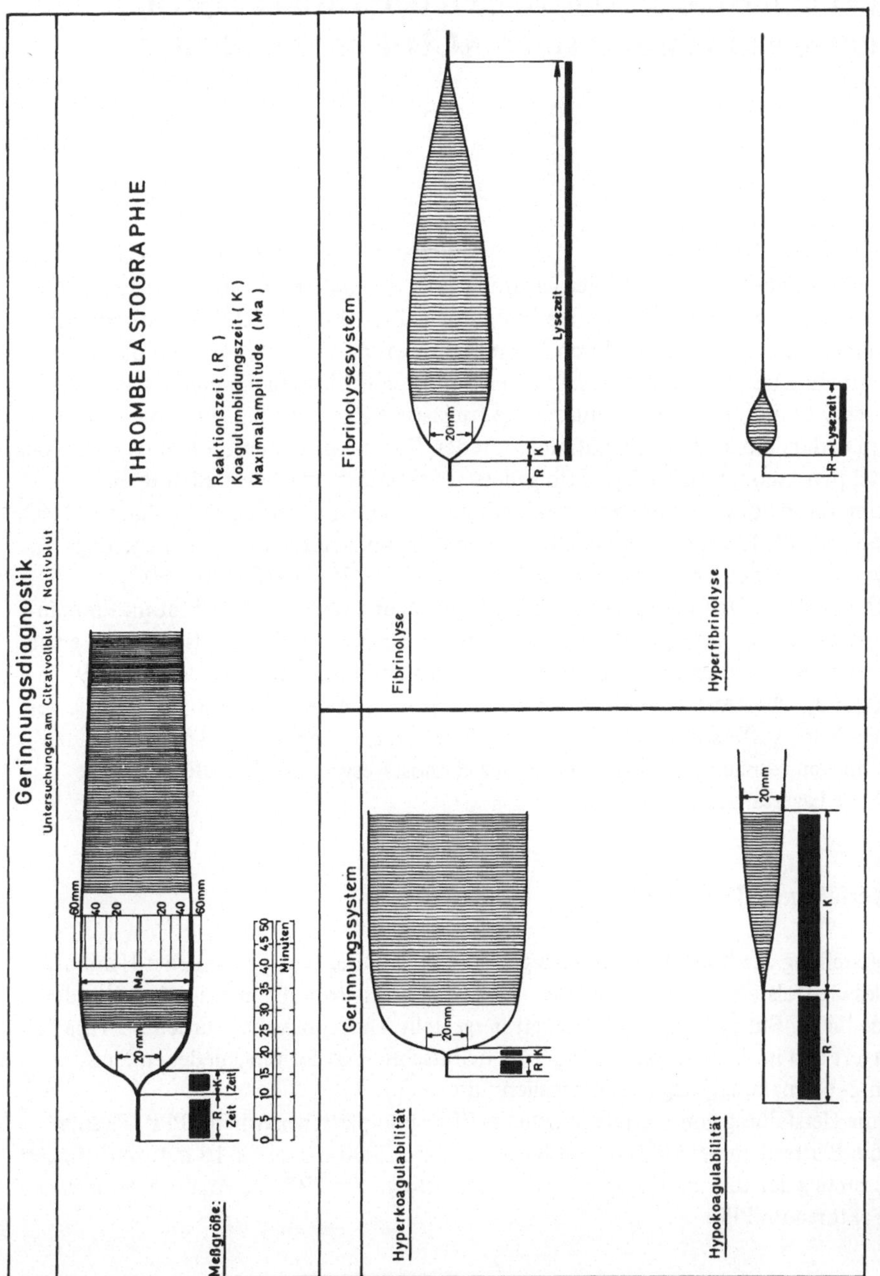

Abb. 6. Darstellung der Auswertung und Aussage verschiedener Thrombelastogramme

4. Lyse-Zeit: Zeitdauer vom Beginn der Gerinnselbildung bis zur Wiederauflösung. Charakteristisch für das Vorliegen einer Fibrinolyse ist die Aufzeichnung eines spindelförmigen Thrombelastogrammes (Abb. 6).

4 Lagerungsbedingte Änderungen der Thrombozyten, Gerinnung und Fibrinolyse im ACD-Konservenblut

Konservenblut unterliegt während der Lagerung einer qualitativen Beeinträchtigung der plasmatischen und zellulären Gerinnungsfunktionen [21, 109, 126, 302]. Bereits bei Herstellung einer Blutkonserve kann durch Kontaktaktivierung ein Verbrauch von plasmatischen Gerinnungsfaktoren und Thrombozyten eintreten [21]. Während die Verluste plasmatischer Gerinnungsfaktoren durch eine frühzeitige Zitrat-Antikoagulation weitgehend zu verhindern sind, ist eine Stimulation der Thrombozyten im Entnahmesystem oder Blutbeutel praktisch unvermeidbar. Infolgedessen beobachtet man zwangsläufig die Ausbildung thrombozytärer Aggregate, die mit zunehmender Lagerung an Umfang und Zahl zunehmen [19, 90, 157, 244]. Darüber hinaus sinkt in Abhängigkeit von der Lagerungsdauer die Aktivität der lagerungslabilen Faktoren V und VIII [21, 109, 207, 302].

Aufgrund dieser Veränderungen muß bei Übertragung von Konservenblut im Empfängerorganismus sowohl mit einer Beeinträchtigung des Hämostasesystems als auch mit einer mikroembolisch bedingten Störung der pulmonalen Ventilation gerechnet werden [59, 76, 100, 150, 190]. Über Ausmaß und Umfang dieser Störungen bestehen jedoch nach wie vor unterschiedliche Auffassungen [54, 109, 131]. Es war daher Gegenstand der vorliegenden Untersuchungen, zunächst die Änderungen des Hämostasesystems in der Blutkonserve während der Lagerung zu analysieren.

4.1 Material und Methodik

Die Bereitstellung der Blutkonserven erfolgte durch den DRK-Blutspendedienst Hamburg und Schleswig-Holstein. Insgesamt wurden 60 ACD-Blutkonserven von gesunden Spendern unterschiedlicher Blutgruppenzugehörigkeit hergestellt. Die Konserven wurden 20 Tage bei 4 °C gelagert und in Abhängigkeit von der Aktivitätsabnahme der verschiedenen Meßgrößen in 2- bis maximal 9tägigen Intervallen untersucht.

Für die Herstellung von plättchenreichem (PRP) und plättchenarmem (PPP) Plasma wurden die Blutproben bei 1000 U/min für 5 min bzw. 3000 U/min für 10 min zentrifugiert. Die Bestimmung der thrombozytären Funktionen erfolgte im PRP, die Analyse der plasmatischen Faktoren im PPP.

4.1.1 Thrombozytäres System

Die Thrombozytenfunktionen Adhäsion und Aggregation wurden nach den folgenden Verfahren untersucht:

1. Thrombozytenadhäsivität nach Wright und Scholar [303]
2. Thrombozytenaggregation nach dem Prinzip von Born und Cross [43]

Thrombozytenaggregation 1. Phase

ADP-induzierte Aggregation, ADP-Konzentration 1 μg/ml PRP (ADP: Boehringer, Mannheim)

Thrombozytenaggregation 2. Phase

Kollagen induzierte Aggregation, Kollagen-Konzentration 5 μg/ml PRP (Kollagen-Reagenz: Hormon-Chemie, München); Adrenalin induzierte Aggregation, Adrenalin-Konzentration 5 μg/ml PRP (Suprarenin: Hoechst)

4.1.2 Plasmatisches Gerinnungssystem

Partielle Thromboplastinzeit (PTT) nach Proctor [210], Fibrinogen (Faktor I) nach Clauss [53], Faktor-II-Aktivität. Methode nach Schultze und Schwick [254],
Faktor-V-Aktivität. Methode nach Schultze und Schwick [254],
Faktor-VII-Aktivität. Methode nach Schultze und Schwick [254],
Faktor-VIII-Aktivität. Methode nach Hardisty [108],
Faktor-IX-Aktivität. Methode nach Geiger et al. [94],
Faktor-X-Aktivität. Methode nach Bachmann et al. [15],
Faktor-XI-Aktivität. Methode nach Kociba et al. [151],
Faktor-XII-Aktivität. Methode nach Kasper [148],
Faktor-XIII-Aktivität. Methode nach Bohn und Haupt [40].

Für die genannten Untersuchungen wurden Reagenzien der Behringwerke, Marburg sowie von Merz und Dade, Bern, verwendet.

4.1.3 Fibrinolysesystem

4.1.3.1 Nachweis von Fibrin(ogen)-Spaltprodukten (FSP)

Thrombin-Coagulase-Zeit nach Soulier [243].
Reagenz: Boehringer, Mannheim.
Hemmagglutinationsinhibitions-Test nach Merskey [187].
Reagenz: FSP Testsystem Wellcome.

Normalwerte: 4,9 ± 2,8 μg/ml

4.1.3.2 Plasminogen M-Partigen

Methode der radialen Immundiffusion nach Mancini [173] mit Behring Partigenplatten.

4.1.4 Inhibitorensystem

Antithrombin III, Alpha$_1$-Antitrypsin und Alpha$_2$-Makroglobulin wurden mit der radialen Immundiffusion nach Mancini [173] auf M-Partigen-Platten der Behringwerke bestimmt.

4.1.5 Thrombelastographie nach Hartert [128]

Im Thrombelastogramm wurden die Reaktionszeit (R-Zeit), die Koagulum-Bildungszeit (K-Zeit) und die Maximal-Amplitude (Ma) ausgewertet.

4.1.6 Siebungsdruck nach Swank [244] als Parameter der Aggregatbildung

Bei diesem Untersuchungsverfahren werden bei 37 °C 2,5 ml Konservenblut innerhalb von 60 sec durch ein Metallsieb von 20 μ Porenweite gepreßt. Der vor dem Sieb entstehende Staudruck, welcher über ein Statham-Element gemessen wird, ist ein Maß für die Zahl der vorhandenen Aggregate.

4.1.7 Statistische Auswertung

Die verschiedenen gerinnungsphysiologischen Parameter wurden in ihrem Verlauf durch eine lineare bzw. nichtlineare Regression beschrieben und die Signifikanz der Änderungen durch Berechnung und Prüfung des Korrelationskoeffizienten ermittelt [226]. Sämtliche Meßwerte wurden auf Normalverteilung geprüft. Soweit die Urwerte nicht normal verteilt waren, wurde die entsprechende Transformation (log-, log-log- oder Wurzeltransformation) durchgeführt [226].

4.2 Ergebnisse

4.2.1 Thrombozytäres System

Die Thrombozytenfunktion im Konservenblut wurde in Analogie zum phasenhaften Ablauf des physiologischen Aggregationsvorganges bestimmt (Abb. 2). Zur Beurteilung der initialen Kontaktphase wurde die Adhäsion und die ADP induzierte Aggregation mit Hilfe der folgenden Methoden untersucht.

4.2.1.1 Thrombozytenadhäsivität nach Wright und Scholar [303]

In Frischblutkonserven zeigen die Thrombozyten eine verminderte Adhäsionsbereitschaft. Mit zunehmender Lagerung wird demgegenüber eine Steigerung des thrombozytären Adhäsionsverhaltens offensichtlich: So steigt der Anteil adhärenter Thrombozyten von im Mittel 15% am ersten Tag auf 40% am 15. Lagerungstag (Abb. 7a).

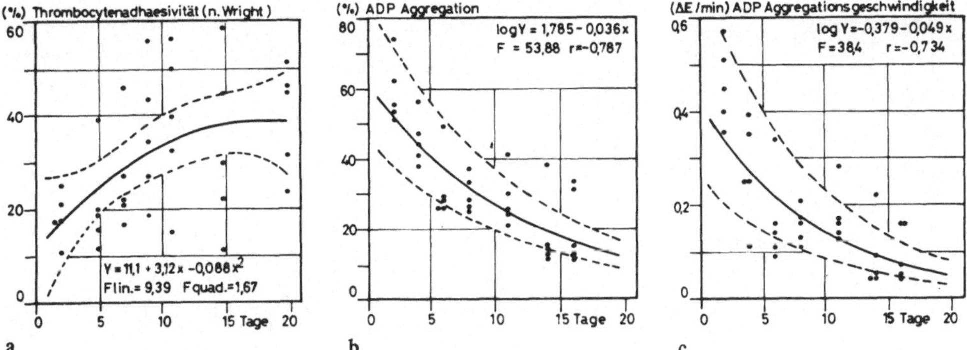

Abb. 7 a–c. Verlauf der Thrombozytenadhäsivität und ADP-induzierten Aggregation im lagernden Konservenblut. Berechnung nach log-Transformation, soweit die Urwerte nicht normal verteilt waren. Dargestellt sind die Regressionskurven mit dem 95%-Vertrauensbereich (links) bzw. mit den Grenzen der Standardabweichung (Sx. y) (rechts)

4.2.1.2 Thrombozytenaggregation nach Born und Cross [43]

1. Phase: ADP-Aggregation

Nach ADP induzierter Aggregation zeigen die Thrombozyten der Frischblutkonserven ein praktisch ungestörtes Reaktionsverhalten. So liegt die Aggregationsrate in einer Größenordnung von nahezu 60% und die Aggregationsgeschwindigkeit bei im Mittel 0,4 ΔE/min (Abb. 7b, c). Im weiteren Verlauf kommt es bei zunehmender Lagerung zu einer konsekutiven Senkung der Meßwerte und schließlich am 16. Tag zu einem völligen Verlust der Funktion (Abb. 7b, c).

Thrombozytenaggregation – 2. Phase

Die thrombozytäre Sekretion von aggregationsinduzierenden Substanzen, wie man sie nach Kollagenkontakt beobachtet, führt u.a. zur Freisetzung von Adrenalin. Deshalb wurden beide Substanzen, Kollagen und Adrenalin, für die Prüfung der zweiten Aggregationsphase verwandt (Abb. 2).

Kollagen-Aggregation

Während der ersten 2 Lagerungstage verbleiben die Meßwerte im Normbereich. So beträgt die Aggregationsrate im Mittel 50%, die Aggregationsgeschwindigkeit durchschnittlich 0,4 ΔE/min (Abb. 8a, b). Mit zunehmender Lagerungsdauer wird ein signifikanter Abfall offensichtlich. Bemerkenswert ist jedoch, daß die Abweichungen bis zum 5. Lagerungstag noch erträglich erscheinen: So beträgt die Aggregationsrate am 5. Lagerungstag immerhin 30% und die Aggregationsgeschwindigkeit 0,25 ΔE/min. Ein Erlöschen der Funktion wird im Mittel nach 10 Tagen beobachtet (Abb. 8a, b).

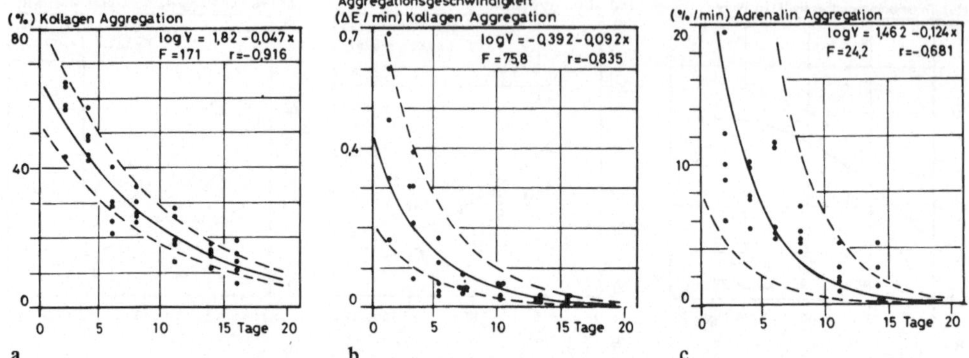

Abb. 8 a–c. Verlauf der Kollagen- und Adrenalin-induzierten Aggregation im lagernden Konservenblut. Normalisierung der Urwerte durch log-Transformation. Dargestellt sind die Regressionskurven mit den Grenzen der Standardabweichung (Sx. y)

Adrenalin-Aggregation

Die Adrenalin-Aggregation beträgt unmittelbar nach Herstellung der Blutkonserve im Mittel 16%/min. Im weiteren Beobachtungsverlauf wird eine konsekutive Senkung der Meßwerte auf 8%/min am 5. Tag und auf 3%/min am 10. Tag offensichtlich (Abb. 8c).

4.2.2 Gerinnungssystem

4.2.2.1 Partielle Thromboplastinzeit (PTT)

Am ersten Lagerungstag zeigt die Blutkonserve als Beweis für eine ungestörte Hämostase eine normale PTT-Zeit von im Mittel 42 sec (Abb. 9). Mit zunehmender Lagerungsdauer

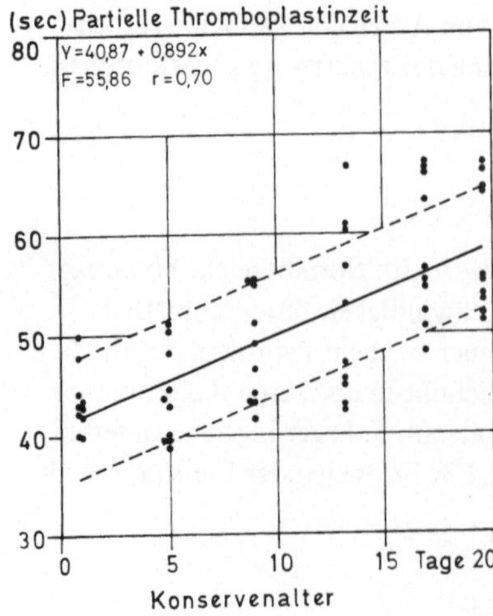

Abb. 9. Verlauf der partiellen Thromboplastinzeit (PTT) im lagernden Konservenblut. Dargestellt sind die Regressionskurve und die Grenzen der Standardabweichung (Sx. y)

kommt es infolge stetiger Aktivitätsverluste zu einem linearen Anstieg der partiellen Thromboplastinzeit. Am 20. Lagerungstag erreichen die Meßwerte im Mittel 58 sec (Abb. 9).

4.2.2.2 Einzelfaktorenanalyse

Die Aktivität der plasmatischen Gerinnungsfaktoren liegt erwartungsgemäß in der Frischblutkonserve im oder über dem Normbereich (Abb. 10 und 11).

Wie der Verlauf der PTT belegt, ergeben sich mit zunehmender Lagerungsdauer unterschiedliche Aktivitätseinschränkungen. Während die lagerungsstabilen Faktoren I, II, VII, IX, XI und XIII am 20. Lagerungstag noch mehr als 80% ihrer Aktivität aufweisen (Abb. 10), zeigen die lagerungslabilen Faktoren V und VIII erhebliche Aktivitätsverluste: So sinkt die Aktivität dieser Faktoren bis zum 8. Tag um ca. 40%, bis zum 20. Tag um mehr als 80% (Abb. 11).

4.2.3 Fibrinolysesystem

Die fibrinolytische Aktivität des Konservenblutes wurde durch Zunahme der Fibrin(ogen)-Spaltprodukte bzw. Abnahme der Plasminogenkonzentration erfaßt. Im wesentlichen ergaben sich infolge einer nur schwachen lytischen Aktivität folgende Beobachtungen: Während die Plasminogenkonzentration während des gesamten Beobachtungszeitraumes um weniger als 1 mg% sinkt, erreichen die Meßwerte der Thrombin-Coagulase-Zeit lediglich den oberen Normbereich von im Mittel 22 sec (Abb. 12a, b). Dieses Ergebnis wird mit dem besonders empfindlichen immunologischen Testverfahren, dem Hämagglutinationshemmtest bestätigt: Zwar zeichnet sich ein diskreter Anstieg der Fibrinogenspaltprodukte von im Mittel 0,4 auf 0,9 μg/ml Serum ab, jedoch liegen diese Meßwerte im unteren Normbereich (Abb. 12c).

4.2.4 Inhibitorensystem

Die Inhibitoren des Gerinnungs- und Fibrinolysesystems, Antithrombin III, Alpha$_1$-Antitrypsin und Alpha$_2$-Makroglobulin, zeigen während der Lagerung ein unterschiedliches Stabilitätsverhalten: Im Gegensatz zum Alpha$_2$-Makroglobulin, welches während der gesamten Lagerungszeit im Normbereich verbleibt (Abb. 13c), zeigt der Plasmininhibitor Alpha$_1$-Antitrypsin eine signifikante Konzentrationsminderung von im Mittel 280 auf 210 mg% (Abb. 13b). Eine ähnliche, jedoch nicht signifikante Abnahme von im Mittel 3 mg% zeigt Antithrombin III (Abb. 13a).

4.2.5 Thrombelastographie

Die thrombelastographische Aufzeichnung der Gerinnselbildung gibt einen umfassenden Überblick über das Zusammenwirken der verschiedenen Hämostasemechanismen im Konservenblut. Insgesamt ergibt sich während der gesamten Beobachtung für die Reaktionszeit (R-Zeit) ein praktisch konstanter Verlauf. Demgegenüber zeigen die Meßwerte der

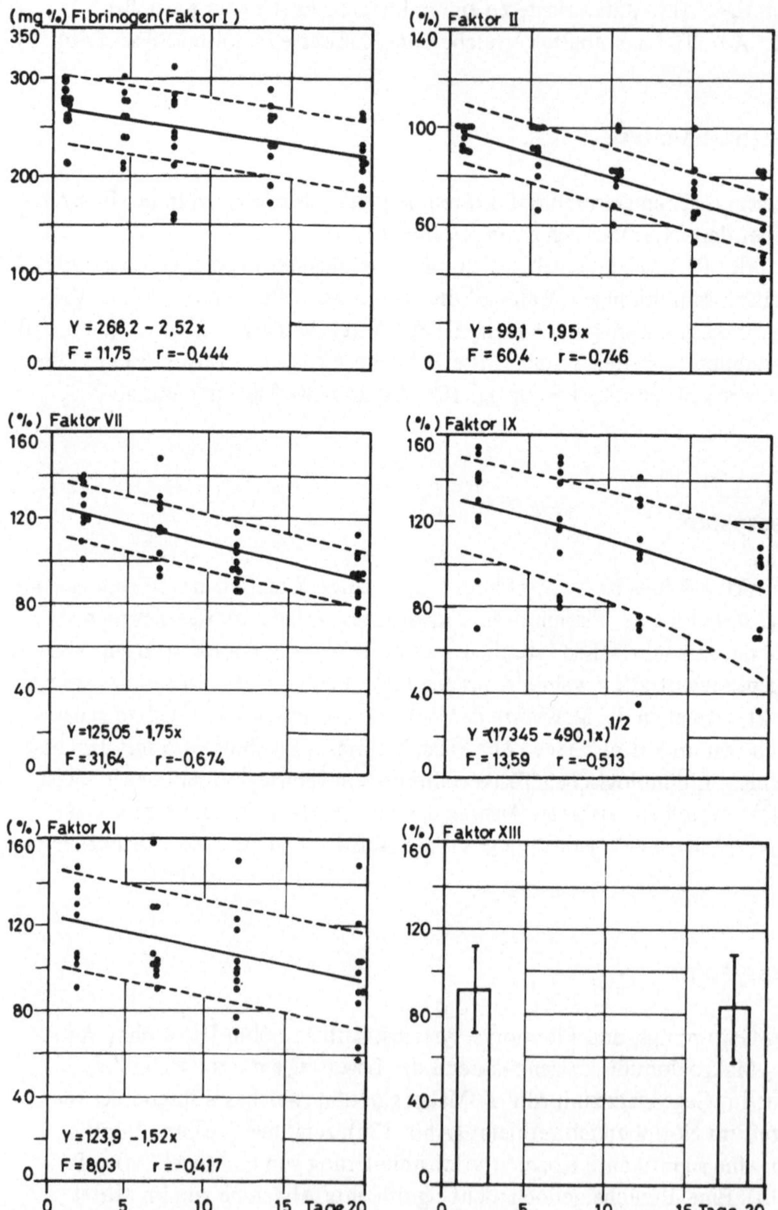

Abb. 10. Verlauf der Faktor I, II, VII, IX, XI und XIII-Aktivität im lagernden Konservenblut. Normalisierung der Urwerte für die F-IX-Aktivität durch Wurzeltransformation. Dargestellt sind die Regressionskurven und die Grenzen der Standardabweichung (Sx. y)

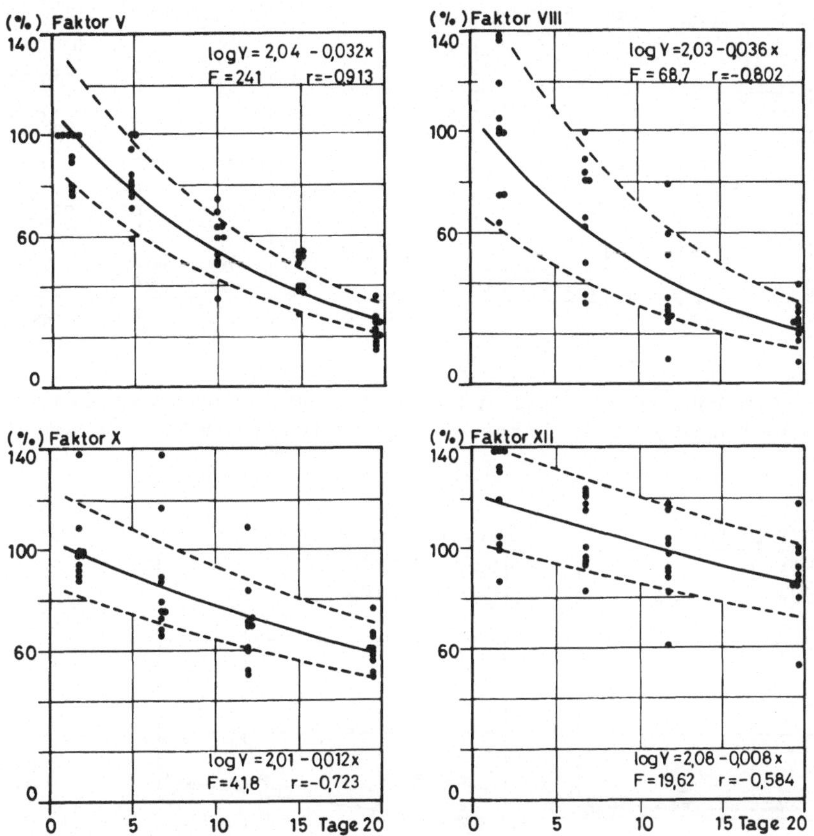

Abb. 11. Verlauf der Faktor V, VIII, X und XII-Aktivität im lagernden Konservenblut. Normalisierung der Urwerte durch log-Transformation. Dargestellt sind die Regressionskurven und die Grenzen der Standardabweichung (Sx. y)

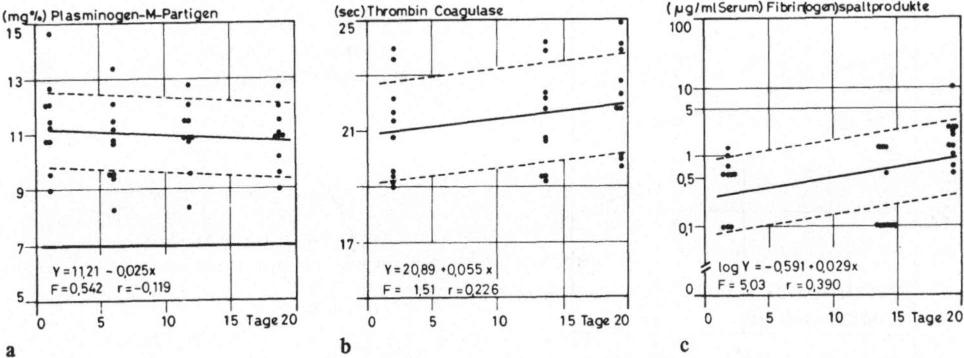

Abb. 12 a–c. Verlauf der FSP- und Plasminogenkonzentration sowie der der Thromin-Coagulase-Zeit im lagernden Konservenblut. Berechnung nach log-Transformation, soweit die Urwerte nicht normal verteilt waren. Dargestellt sind die Regressionskurven und die Grenzen der Standardabweichung (Sx. y)

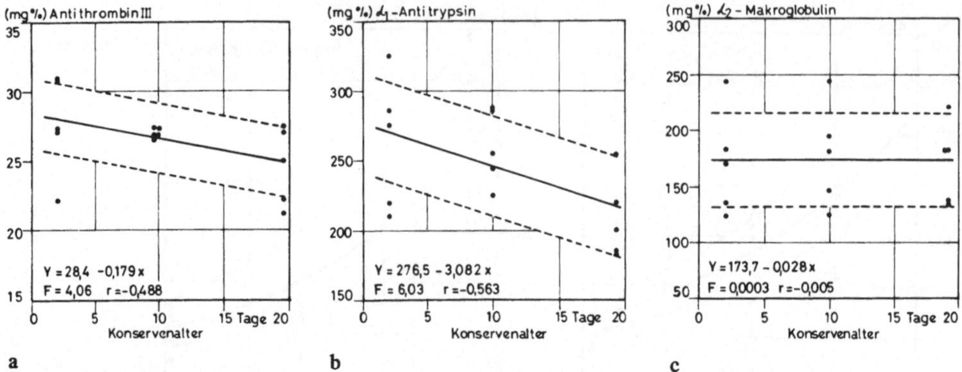

Abb. 13 a–c. Verlauf der Antithrombin III, $Alpha_1$-Antitrypsin, $Alpha_2$-Makroglobulin-Konzentrationen im lagernden Konservenblut. Dargestellt sind die Regressionskurven und die Grenzen der Standardabweichungen (Sx. y)

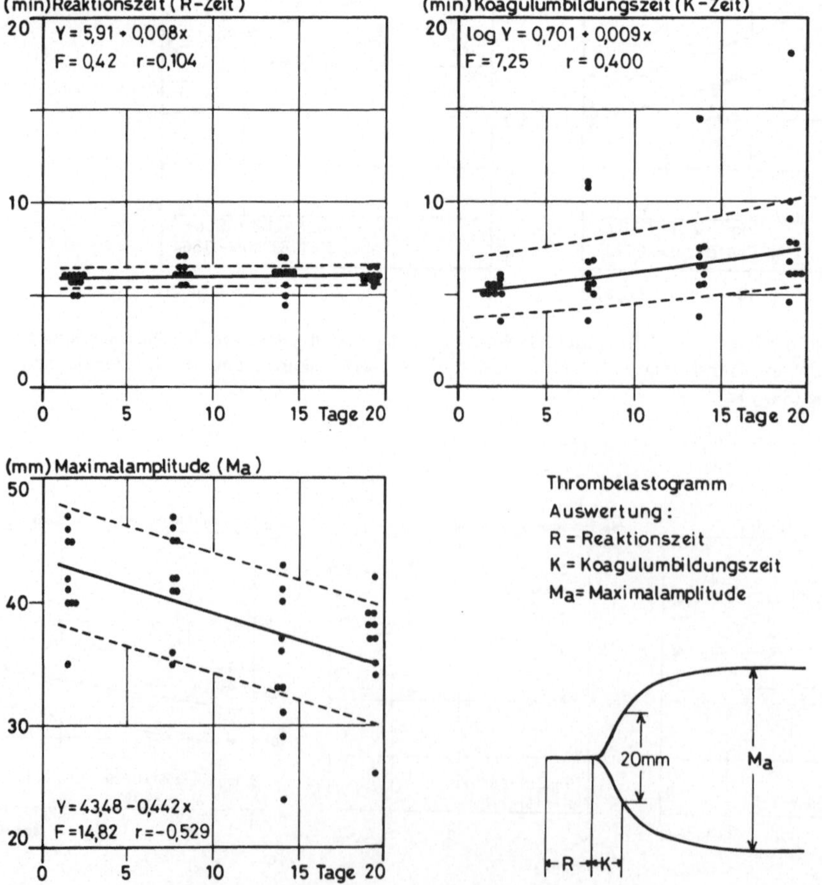

Abb. 14. Verlauf der R-Zeit, K-Zeit und Maximalamplitude (Ma). Berechnung nach log-Transformation, soweit die Urwerte nicht normal verteilt waren. Dargestellt sind die Regressionskurven und die Grenzen der Standardabweichung (Sx. y)

Koagulumbildungszeit (K-Zeit) mit zunehmender Lagerung einen mäßigen Anstieg, und zwar von 5 auf 7,5 min (Abb. 14).

Von klinisch relevanter Bedeutung erscheint allerdings die Verminderung der Maximalamplitude (Ma). Wenngleich die Meßwerte innerhalb der ersten 24 Stunden praktisch im Normbereich liegen, so erfahren sie mit zunehmender Lagerungsdauer eine signifikante Absenkung auf im Mittel 35 mm (Abb. 14). Während das Thrombelastogramm keine Beeinträchtigung der plasmatischen Gerinnung widerspiegelt, zeichnet sich als Folge des zunehmenden Verlustes der Thrombozytenfunktion eine Herabsetzung der Thrombusfestigkeit/Maximalamplitude ab (Abb. 14).

4.2.6 Siebungsdruck nach Swank [244] als Parameter der Aggregatbildung

Bereits wenige Stunden nach der Blutentnahme beobachtet man im Konservenblut einen Anstieg des Siebungsdruckes. Mit zunehmender Lagerungsdauer kommt es bereits am 3. Tag zu einer signifikanten Zunahme der Meßwerte auf im Mittel 40 mmHg. Im weiteren Verlauf beschleunigt sich der Anstieg des Siebungsdruckes und erreicht am 20. Lagerungstag Meßwerte von mehr als 500 mmHg (Abb. 15).

4.3 Diskussion

Die Analyse des Konservenblutes zeigt, daß Störungen der Thrombozytenfunktion ebenso wie Aktivitätsverluste plasmatischer Gerinnungsfaktoren in direkter Abhängigkeit zur Lagerungsdauer stehen [21, 182, 256, 287, 302]. Bereits wenige Tage nach Herstellung der Blutkonserve beobachtet man eine signifikante Abnahme der Thrombozytenfunktion [197, 207, 287]. Bemerkenswert ist jedoch, daß die Thrombozyten nach 5tägiger Lagerungszeit zu einer zwar verzögerten, aber noch ausreichenden Aggregation befähigt sind [23, 194, 207]. Dies wird durch die Kollagen- und Adrenalin induzierte Aggregation zweifelsfrei belegt

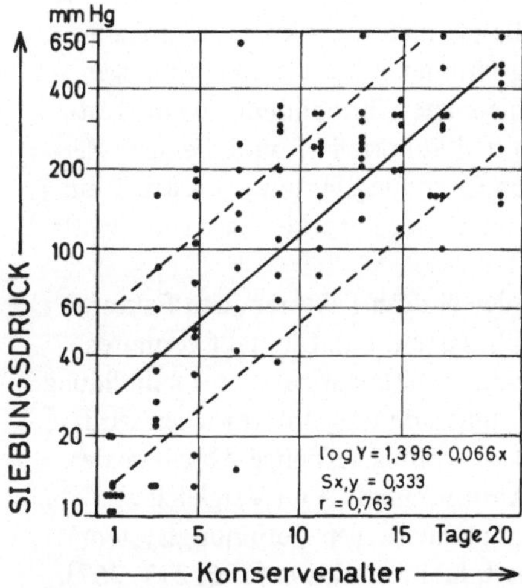

Abb. 15. Verlauf des Siebungsdruckes im lagernden Konservenblut. Normalisierung der Urwerte durch Logarithmierung. Dargestellt sind die Regressionskurve und die Grenzen der Standardabweichung (Sx. y)

(Abb. 8). Insofern verfügen Konserven bis zum 5. Lagerungstag durchaus noch über eine zur Blutstillung ausreichende Thrombozytenfunktion [23, 27, 96, 118, 119, 197].

Von besonderer klinischer Relevanz ist die während der Lagerung stetig zunehmende Adhäsionsbereitschaft der Thrombozyten, die offensichtlich als eine der wesentlichen Ursachen der gesteigerten Aggregatbildung im Konservenblut angesehen werden muß [11, 95, 232, 240]. Diese Annahme wird durch die parallele Zunahme der Thrombozytenadhäsivität und des Siebungsdruckanstieges bestätigt (Abb. 7a und 15). Der Siebungsdruck ist ein Maß für die im strömenden Blut vorhandenen Aggregate. Da an der Aggregatbildung neben Thrombozyten auch Erythrozyten, Fibrinfasern und Zelltrümmer beteiligt sind, ist der vor einem Sieb von 20 μ Porenweite durch Aggregatverlegung entstehende Staudruck ein besonders empfindlicher Parameter zur Beurteilung des multifaktoriellen Aggregationsgeschehens [19, 142, 143, 229, 244]. Wie durch den evidenten Anstieg des Siebungsdruckes in den vorliegenden Untersuchungen belegt wird, setzt bereits nach einer 24stündigen Lagerung eine massive Aggregatbildung ein [111, 113, 126, 191]. Als Folge dieses praktisch unaufhaltsamen Reaktionsablaufes beobachtet man am 20. Lagerungstag im Konservenblut Meßwerte von mehr als 500 mmHg (Abb. 15).

Im Gegensatz zu der frühzeitigen Erschöpfung der Thrombozytenfunktion zeigt die Mehrzahl der plasmatischen Gerinnungsfaktoren auch nach 20tägiger Lagerung eine ausreichende Aktivität [21, 47, 109, 256]. Im Mittel liegen die Meßwerte auch zu diesem Zeitpunkt in einer Größenordnung von mehr als 80% (Abb. 10). Lediglich bei den Faktoren V und VIII treten größere Aktivitätsverluste ein (Abb. 11). Bemerkenswert ist aber die Tatsache, daß die Aktivitäten dieser an sich lagerungslabilen Faktoren während der ersten 10 Tage weit oberhalb jenes Bereiches liegen, der für eine effiziente Blutstillung als ausreichend angesehen wird [21, 47, 109, 256]. Dies unterstreicht die Bedeutung frischer Konserven vor allem bei der Massivtransfusion. Andererseits wird thrombelastographisch belegt, daß auch ältere Blutkonserven durchaus noch über ein wirksames Gerinnungspotential verfügen, so daß keineswegs jede Blutübertragung mit einer transfusionsbedingten Defektkoagulopathie verbunden sein muß [27, 54, 109, 191].

Herauszustellen ist die Tatsache, daß Frischblutkonserven sogar über eine gesteigerte Gerinnungsaktivität verfügen: Infolge einer vermehrten Fremdoberflächenaktivierung im Entnahmesystem und Blutbeutel liegen die Gerinnungsfaktoren der Kontaktphase, die Faktoren XII, XI, IX und VII, im Plasma der Blutkonserve bereits in ihrer aktivierten Form vor [21, 27, 102]. Labortechnisch ist dementsprechend die plasmatische Aktivierungsphase verkürzt: Das erhöhte Potential aktivierter Gerinnungsfaktoren induziert im einphasigen Testsystem der Einzelfaktorenbestimmung eine beschleunigte Fibrinbildung. Da im Testansatz die Fibrinbildungszeit zur Höhe der Faktorenaktivität korreliert, sind die nach Herstellung der Blutkonserve auf im Mittel 120% erhöhten Gerinnungsfaktoren Ausdruck einer verkürzten Fibrinbildungszeit und entsprechen daher lediglich einer scheinbaren Aktivitätssteigerung [21] (Abb. 10).

Ein vergleichbarer Aktivitätszuwachs konnte bei den übrigen Faktoren, den Faktoren XIII, X, VIII, V, II, I, nicht nachgewiesen werden (Abb. 10 und 11). Dies läßt vermuten, daß die initiale Aktivierung des Gerinnungssystems nicht unmittelbar zur Thrombinbildung führt, sondern bereits frühzeitig durch Inhibitoren der Blutgerinnung unterbrochen wird [21]. Für diese Annahme spricht die im Verlauf der Beobachtung auffällige Abnahme der Antithrombin-III-Konzentration [1] (Abb. 13a). Da Antithrombin III im Vergleich zu Alpha$_2$-Makroglobulin über eine größere Affinität zum plasmatischen Gerinnungssystem verfügt, obliegt dem Antithrombin III vornehmlich die Inhibitorfunktion [136, 217, 267].

Dementsprechend wurde keine Konzentrationsminderung des Alpha$_2$-Makroglobulins während der Lagerung festgestellt. Alpha$_2$-Makroglobulin, einer der bedeutendsten Inhibitoren des Plasmins, bleibt im Konservenblut während der gesamten Beobachtungsdauer praktisch unverändert [302] (Abb. 13c). Ein Reaktionsverhalten, das durch eine geringgradige an der Grenze der Nachweisbarkeit liegende fibrinolytische Aktivität bestätigt wird [27, 174, 207, 302] (Abb. 12).

Von besonderem Interesse ist der kontinuierliche Abfall des Alpha$_1$-Antitrypsin im Konservenblut (Abb. 13b). Dieser Inhibitor verfügt neben seiner Plasminspezifität vor allem über eine polyvalente Inhibition leukozytärer Proteasen [266]. Da aufgrund der fehlenden Stimulation des fibrinolytischen Systems eine Plasmininhibition nicht in Frage kommt, muß die signifikante Konzentrationsminderung vor allem auf eine erhöhte Bindung freigesetzter, leukozytärer Proteasen zurückgeführt werden [266].

Wenngleich insgesamt mit zunehmender Lagerungszeit gewisse Aktivitätsverluste plasmatischer Gerinnungsfaktoren zu erkennen sind, so erscheint dieser Nachteil im Vergleich zu der massiven thrombozytären Aggregatbildung verhältnismäßig unbedeutend. Aus klinischer Sicht ist daher die Mikroembolisation der pulmonalen Endstrombahn mit Ausbildung einer respiratorischen Insuffizienz nach Transfusion gelagerter Blutkonserven eine der gefürchtetsten postoperativen oder posttraumatischen Komplikationen [59, 84, 184, 295].

5 Reaktionen des Hämostasesystems nach Massivtransfusionen

Massivtransfusionen können das Hämostasesystem des Empfängerorganismus durch Ausbildung einer Thrombopenie sowie durch Aktivitätsverluste plasmatischer Gerinnungsfaktoren beeinflussen und ggf. eine bereits bestehende Gerinnungsstörung verstärken. Traditionsgemäß wird der Massivtransfusion die Ausbildung einer hämorrhagischen Diathese nahezu zwangsläufig angelastet [85, 131, 133, 189, 204]. Eine hämostyptische Wirkung des transfundierten Blutes erscheint bislang als völlig unwahrscheinlich, wenngleich aufgrund klinischer Einzelbeobachtungen ersichtlich ist, daß keineswegs jede Massivtransfusion mit einer Defektkoagulopathie oder Blutungskomplikation verbunden ist [27, 28, 54, 109, 118].

Zwar zeichnet sich in direkter Abhängigkeit zur Lagerungsdauer des Konservenblutes eine Beeinträchtigung der zellulären und plasmatischen Funktionen ab, jedoch wird das zur Blutstillung erforderliche Potential erst nach mehr als 14tägiger Lagerung unterschritten [21, 47, 109, 256]. Selbstverständlich wird eine ausschließliche Transfusion älterer Blutkonserven beim Empfänger zur Ausbildung einer Thrombozytopenie und Defektkoagulopathie führen [131]. Dies ist jedoch in der Transfusionspraxis kaum denkbar, da eine Überalterung der Blutkontingente durch eine frühzeitige Selektion alter Konserven verhindert wird.

In der Regel verfügt deshalb Transfusionsblut über ein ausreichendes Hämostasepotential, so daß transfusionsbedingte Störungen des Hämostasesystems an sich nicht unbedingt zu erwarten sind. Darüber hinaus zeigen die Untersuchungen von Collins [54], daß beim frühzeitigen, verlustadaptierten Blutersatz dem Patienten ein bis zu 50% größerer Eigenblutanteil verbleibt als dies bei einem verspäteten Transfusionsbeginn der Fall ist. Außerdem sollte die Ausbildung schockinduzierter Hämostasestörungen bei einem zeit- und volumengerechten Blutersatz verhindert werden.

Die Wechselwirkung von Transfusion und Schock auf die Hämostase ist nach wie vor ungeklärt [160]. Ebenfalls unbekannt ist die Erwartungswahrscheinlichkeit von Gerinnungsstörungen nach Massivtransfusionen [54, 118, 133, 189, 302]. Dementsprechend bestehen über Therapie und Prophylaxe unterschiedliche Auffassungen [73, 118, 131]. Es erschien daher von besonderem Interesse, die aufgezeigte Problematik am Beispiel des klinischen Krankengutes in einer prospektiven Studie zu analysieren. Dabei sollten vor allem transfusionsbedingte Änderungen und schockinduzierte Störungen der Hämostase erfaßt und wenn möglich voneinander abgegrenzt werden.

5.1 Methodik

5.1.1 Krankengut

Bei 36 konsekutiven Patienten, bei denen infolge massiver Blutungen in der Mehrzahl der Fälle im prä- und intraoperativen Verlauf eine unvermeidbare Volumenmangelsituation auftrat, wurde die Wechselwirkung zwischen Hypovolämie und Hämostasestörung untersucht. Unvermeidbare Volumenmangelsituationen mit protrahierten Schocksituationen entstehen z.B. nach plötzlicher Aneurysma-, Oesophagusvaricen- oder Leberruptur (Tabelle 1). Je nach der Dauer der hypovolämischen Schocksituation wurden die Patienten in fünf Gruppen eingeteilt (Tabelle 1). Bei den Patienten der Gruppe 1 konnte eine unverzüglicher Volumenersatz durchgeführt werden. Die restlichen 28 Patienten wurden in Abhängigkeit von der Schockdauer unter Zugrundelegung eines Schockindexes [5] $\geqslant 1$ in vier Gruppen zu je sieben Patienten eingeteilt (Tabelle 1). Im Mittel bestanden die folgenden Schocksituationen:

Tabelle 1. Darstellung des chirurgischen Krankengutes unter Berücksichtigung der Schockdauer

				Krankheitsursache MASSIVBLUTUNG				SCHOCK DAUER SCHOCKINDEX >1 (min.)					LETALITÄT		TRANSFUSION					
Patienten	Alter (J.)	♂	♀	Gastrointestinal	Vasculär	Intraabdominal	Traumatisch	0	10–30	40–90	100–170	200–380	*	+	Konservenalter (Tage)	x̄ Sx	Volumen (l.)	x̄ Sx	Dauer (Std.)	x̄ Sx
GRUPPE I																				
1 B.,G	47		■			●		■					□		5,7		12,5		8	
2 M.,G	38	■					●	■					□		3,3		9		8	
3 B.,W	45	■			●			■					□		11		12		16	
4 P.,M	15		■				●	■					□		4,7	7,1	15	11,5	7	10,4
5 B.,H	70	■		●				■					□		10,4	±2,8	11	±2,2	21	±5,3
6 Z.,W	73	■		●				■						■	6		12		6	
7 N.,E	84		■			●		■						■	6,3		12,5		10	
8 H.,M	60		■		●			■						■	9,3		8		7	
GRUPPE II																				
9 I.,W	23	■					●		■				□		7,2		10		8	
10 G.,M	60		■		●				■				□		11,7		13,5		5	
11 K.,M	59		■		●				■				□		10		13		8	
12 S.,H	62	■			●				■					■	12,7	10,5	16,5	12,6	6	7,6
13 E.,E	55	■		●					■					■	11,4	±1,8	10	±3,5	10	±1,7
14 B.,H	66	■		●					■					■	11		17,3		7	
15 B.,K	70	■			●				■					■	9,5		8		9	
GRUPPE III																				
16 T.,E	36		■			●				■			□		8,2		10		8	
17 L.,K	57		■	●						■			□		8,5		11		6	
18 P.,S	29		■		●					■			□		5,7		8,5		6	
19 M.,E	76		■			●				■				■	6,4	8,0	14	10,9	8	10,7
20 H.,K	18	■			●					■				■	12,2	±2,5	10,5	±1,7	24	±6,3
21 R.,W	74	■		●						■				■	5		10,5		12	
22 L.,K	58	■		●						■				■	9,9		12		11	
GRUPPE IV																				
23 W.,G	53	■		●							■		□		4,3		10,5		12	
24 H.,H	58		■		●						■		□		7,1		10,5		6	
25 H.,G	75		■	●							■			■	6,7		14,5		10	
26 P.,G	33	■			●						■			■	8,9	8,1	15	12,8	24	11,7
27 R.,I	36		■			●					■			■	9,3	±2,4	13	±2,1	9	±7,2
28 W.,H	34	■					●				■			■	8		11		3	
29 D.,K	66	■		●							■			■	12,1		15,5		18	
GRUPPE V																				
30 W.,I	61		■	●								■	□		11		12,5		10	
31 F.,F	54	■					●					■		■	9,3		15,5		6	
32 S.,F	58	■			●							■		■	10,4		18,5		20	
33 M.,E	25	■					●					■		■	6,4	8,7	14	13,7	3	10,8
34 E.,H	65	■				●						■		■	7,7	±2,1	11	±2,5	18	±6,1
35 N.,H	65	■		●								■		■	10,6		12		10	
36 W.,H	44	■					●					■		■	5,8		13		9	

Gruppe 1 (n = 8) = 0 min; Gruppe 2 (n = 7) = 23 min; Gruppe 3 (n = 7) = 65 min; Gruppe 4 (n = 7) = 150 min; Gruppe 5 (n = 7) = 300 min.

Aufgrund der Massivblutung erhielten alle Patienten zur Volumensubstitution ausschließlich ACD-Blut. Das durchschnittliche Blutvolumen, die Transfusionsdauer und das Konservenalter war in allen Gruppen vergleichbar (Tabelle 1). Die Transfusionsdauer erstreckte sich über die Intensivbehandlungs- und Operationsphase und betrug im Durchschnitt 10,25 Stunden. Während dieser Behandlungsphase wurde die übliche Infusionstherapie mit Elektrolyt-, Glucose- und Aminosäurelösungen in einer Menge von 1,5 ml/kg/h durchgeführt.

Bei allen Patienten wurden unmittelbar nach dem Operationsende gerinnungsphysiologische Untersuchungen vorgenommen.

5.1.1.1 Narkoseführung

Die Operations- und Narkosedauer betrug im Mittel 5,2 Stunden. Als Prämedikation wurde Atropin intravenös oder intramuskulär in einer Dosierung von 0,25–0,5 mg verabreicht. Zur Narkoseeinleitung wurden 30–80 mg Methohexital-Natrium sowie 50–100 mg Succinylcholin intravenös appliziert. Im weiteren Verlauf wurde eine Neuroleptanalgesie mit Thalamonal und Fentanyl durchgeführt. Während des operativen Eingriffs erhielt jeder Patient im Mittel 1–3 ml Thalamonal sowie 0,15 mg Fentanyl. Je nach Bedarf wurden 0,2–0,5 Vol% Halothan zugemischt. Zur Muskelrelaxation wurde Tubocurarinchlorid verwendet. Die Initialdosis betrug 21–30 mg, die Erhaltungsdosis 6–9 mg pro Stunde. Alle Patienten wurden mit einem Lachgas-Sauerstoff-Gemisch im Verhältnis 3 : 1 kontinuierlich beatmet.

In kritischen Phasen des Operationsablaufs wurde zur Vermeidung myocarddepressiver Einflüsse der Inhalationsnarkotika ausschließlich Sauerstoff appliziert.

5.1.1.2 Postoperativer Blutverlust

Zur klinischen Beurteilung der Hämostaseveränderungen wurde unmittelbar postoperativ der Blutverlust aus Drainagen und Saugungen für 24 Stunden gemessen. In jedem Kollektiv wurde die Anzahl der Patienten mit einem Blutverlust von mehr als 1000 ml/24 h registriert (Abb. 21).

5.1.1.3 Letalität

Die klinische Prognose nach Massivtransfusionen und Schock ergibt sich im vorliegenden Krankengut durch die Bestimmung der Letalität (Tabelle 1).

5.1.2 Laboruntersuchungen

Bei allen Patienten wurden die Laboranalysen unmittelbar nach Transfusions- bzw. Operationsende durchgeführt. Die Blutentnahmen erfolgten über einen Katheter der Vena jugularis oder der Vena basilica.

Die Änderungen der Thrombozytenfunktion, des plasmatischen Gerinnungssystems, der Inhibitoren und der Fibrinolyse wurden nach den angegebenen Untersuchungsmethoden analysiert (S. 6 ff).

5.1.3 Statistik

Für jede Meßgröße wurden Mittelwert und Standardabweichungen aus den einzelnen Werten errechnet und der Verlauf graphisch dargestellt. Die Unterschiede zwischen den einzelnen Gruppen wurden mit dem verteilungsunabhängigen Test von Kruskal und Wallis auf Signifikanz geprüft [226]. Für die Beurteilung der Letalität wurde der χ^2-Test (Prüfung einer k · 2-Feldertafel auf Trend) angewandt [226]. In der Regel wurde eine Irrtumswahrscheinlichkeit von 5% oder 1% gewählt. Bei der Bewertung der Transfusionsvolumina kam es demgegenüber darauf an, daß nicht fälschlicherweise die Null-Hypothese verworfen wurde. Deshalb wurde das Signifikanzniveau auf 10% gesetzt.

Zum Nachweis schockinduzierter Gerinnungsänderungen ist im vorliegenden Krankengut die Vergleichbarkeit der Transfusionsvolumina eine unabdingbare Voraussetzung.

5.2 Ergebnisse

Die Analyse des Operations- und Narkoseverlaufs zeigt (Abb. 16), daß Hämostasestörungen auch nach Massivtransfusionen offensichtlich dann vermeidbar sind, wenn Blutverluste zeit- und volumengerecht substituiert werden.

Wenn es jedoch zur Ausbildung hypovolämischer Schocksituationen kommt, wächst die Gefahr der intravasalen Gerinnung mit Ausbildung einer diffusen Blutungsneigung. Diese klinische Problematik und ihr Verlauf sei zunächst an zwei ausgewählten Beispielen des vorliegenden Krankengutes erläutert.

Kasuistiken

Fall 1: B. H., 70 J. – Kr.-Bl. Nr. C 0940/75 (Patient Nr. 5, Tabelle 1)

Bei einem 70jährigen Patienten mußten aufgrund einer massiven gastrointestinalen Blutung vor und während einer ausgedehnten Operation insgesamt 22 Blutkonserven transfundiert werden. Zu keinem Zeitpunkt des operativen Eingriffes bestand ein nennenswertes Volumendefizit (Abb. 16). Demzufolge lag der Schockindex [5] bei praktisch konstanter Blutdruckamplitude und Pulsfrequenz in einer Größenordnung von < 1. Obwohl die verwendeten Blutkonserven bereits länger als 10 Tage gelagert waren, konnten klinisch relevante Störungen der Hämostase nicht nachgewiesen werden.

Bemerkenswert erscheint, daß auch nach praktisch zweifacher Austauschtransfusion 30% der Thrombozyten bei Kollagen induzierter Aggregation noch funktionsfähig waren (Abb. 16).

Gleichzeitig war der Gerinnungsstatus des Patienten am Ende der Operation, ohne daß eine spezifische Faktorensubstitution durchgeführt wurde, praktisch normal. Insgesamt war der klinische Verlauf komplikationslos.

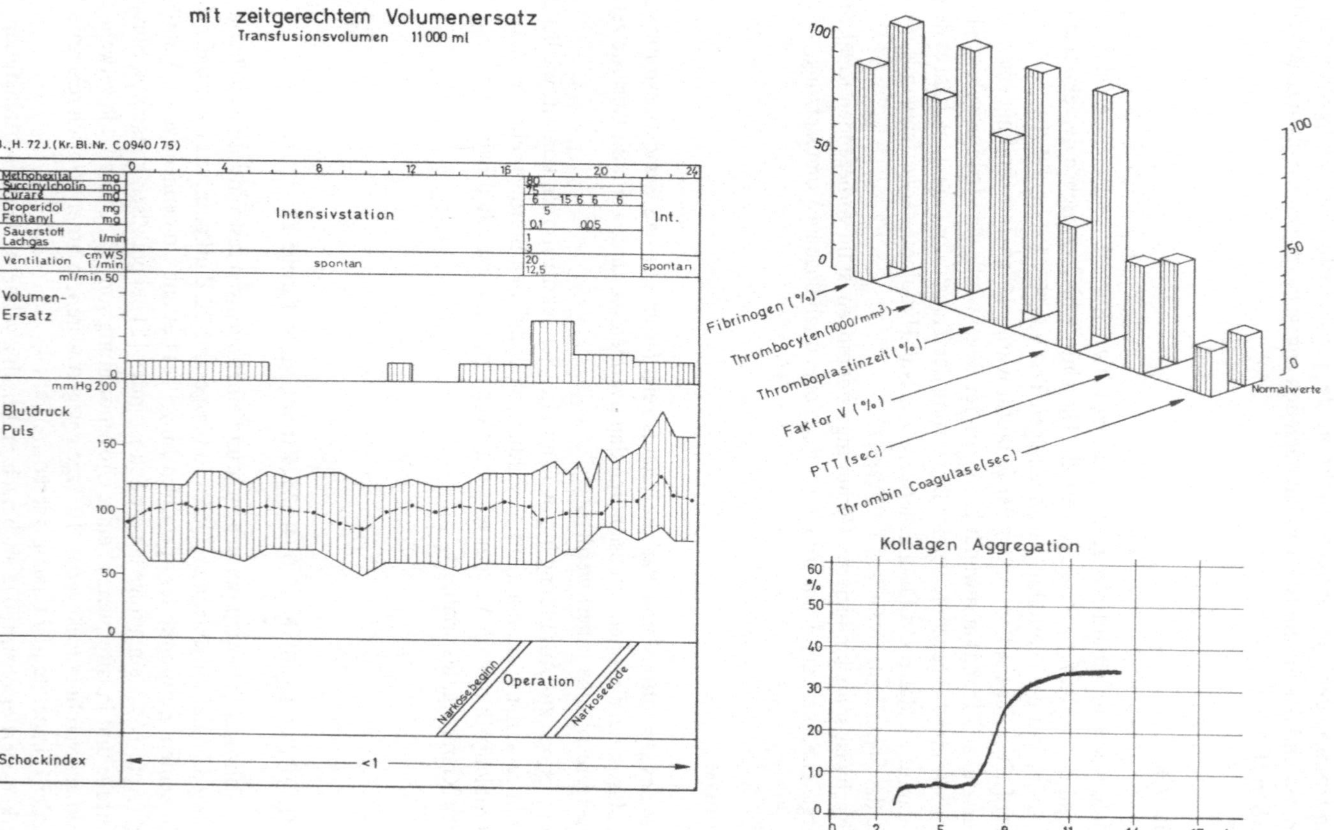

Abb. 16. Massivtransfusion nach Gastrointestinalblutung. Hämostase nach zeitgerechtem Volumenersatz

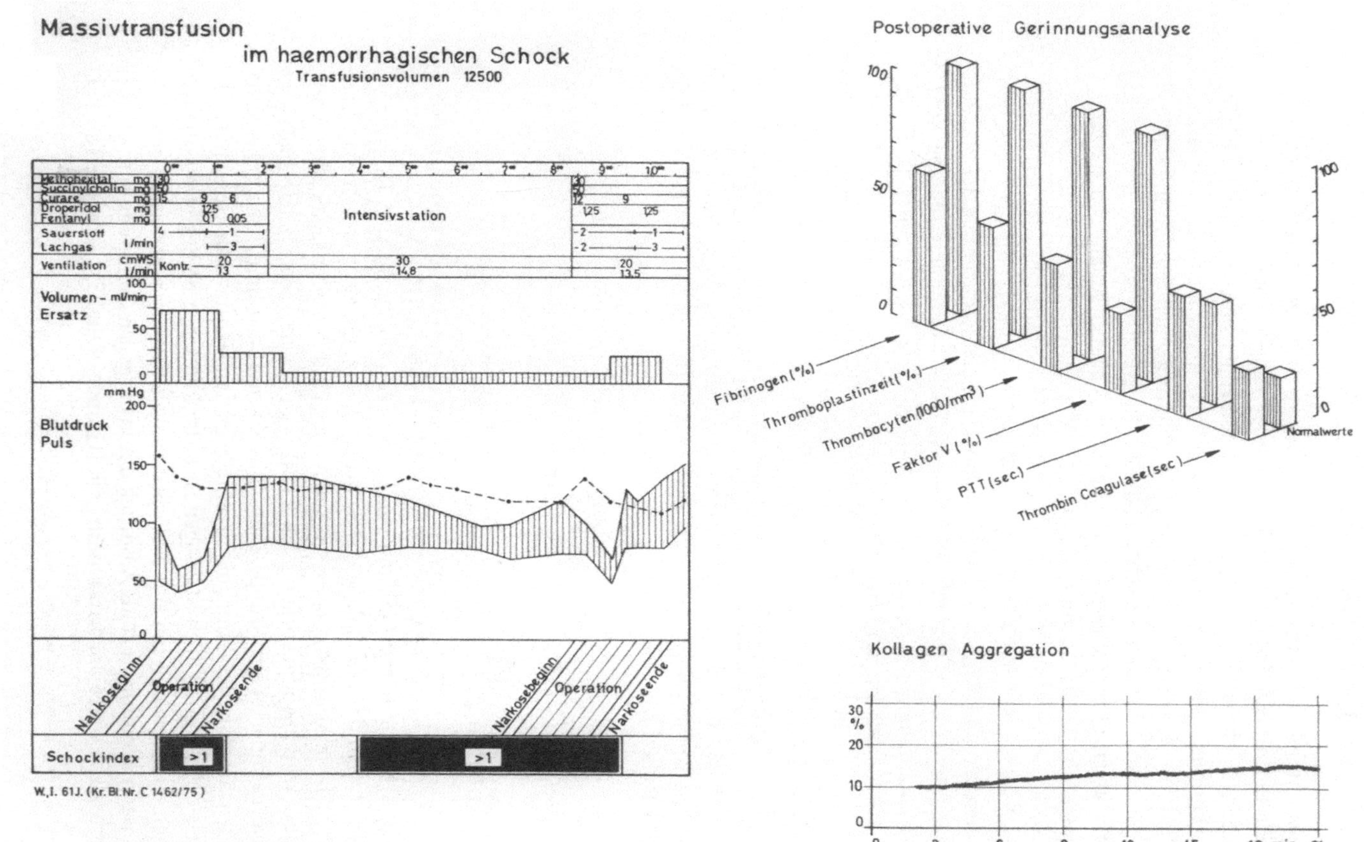

Abb. 17. Massivtransfusion nach Ruptur eines Aortenaneurysmas. Hämostase nach protrahierter Volumenmangelsituation

Fall 2: W. I., 61 J. – Kr.-Bl. Nr. C 1462/75 (Patient Nr. 30 – Tabelle 1)

Wenn es hingegen im prä- oder intraoperativen Verlauf zu einem vorübergehenden oder länger dauernden Blutdruckabfall infolge eines Volumenmangels kommt, muß mit der Ausbildung einer klinisch relevanten Gerinnungsstörung gerechnet werden. Bei einer 61jährigen Patientin kam es intraoperativ nach Ruptur eines Gefäßaneurysmas zu einem unvermeidlichen Blutverlust von mehr als 5 Litern (Abb. 17). Aufgrund einer rein chirurgischen Nachblutung trat in einer späteren, dramatischen Phase ein Blutverlust von mehr als 7 Litern ein. Trotz unverzüglicher Volumensubstitution bestand in beiden Situationen zunächst für 1 Stunde, später für die Dauer von 5 Stunden, ein Volumenmangelzustand, der sich klinisch vor allem in einem Blutdruckabfall bei mäßigem Pulsanstieg manifestierte (Abb. 17).

Gerinnungsphysiologisch zeigte sich in der postoperativen Phase eine massive Senkung der Thrombozytenzahl und -funktion sowie eine beträchtliche Reduzierung der plasmatischen Gerinnungsaktivitäten. Durch Einsatz einer spezifischen Gerinnungstherapie konnten diese Störungen kurzfristig beseitigt werden. Der weitere Verlauf war unauffällig, die Patientin konnte später entlassen werden.

Gesamtergebnis

In allen Gruppen war das Transfusionsvolumen, die Transfusionsdauer und das Konservenalter praktisch vergleichbar. Infolgedessen können die Änderungen des Hämostasesystems ausschließlich auf Schweregrad und Dauer des hypovolämischen Schockzustandes zurückgeführt werden (Tabelle 1).

5.2.1 Thrombozytäres System

5.2.1.1 Thrombozytenzahl

Nach Transfusion von im Mittel 24 Blutkonserven liegen bei adäquatem Volumenersatz in der Gruppe 1 die Meßwerte mit 95 000/mm^3 im unteren Normbereich (Abb. 18). Erfahrungsgemäß kommt es in der Initialphase des Schocks zu einer gesteigerten intravasalen Gerinnbarkeit, welche in Mikrozirkulationsgebieten eine Thrombozytenaggregation induziert. Dieser Effekt wird auch im vorliegenden Krankengut nachweisbar: bereits nach kurzfristigen Schocksituationen in der Gruppe 2 und 3 beobachtet man eine diskrete Senkung der Thrombozytenzahl. Eine Reaktion, die für eine beginnende intravasale Gerinnung charakteristisch ist. Mit gravierenden Störungen ist unter klinischen Bedingungen offensichtlich erst dann zu rechnen, wenn eine Volumenmangelsituation länger als 60 min angehalten hat. Dann allerdings tritt als Ausdruck der intravasalen Gerinnung ein Thrombozytensturz auf Werte um 40 000/mm^3 ein (Gruppe 4 und 5) (Abb. 18, Tabelle 5).

5.2.1.2 Thrombozytenfunktion

Beurteilung der Kollagenaggregation: Neben einer ausreichenden Thrombozytenzahl bleibt nach zeitgerechten Austauschtransfusionen bei den Patienten der Gruppe 1 zu-

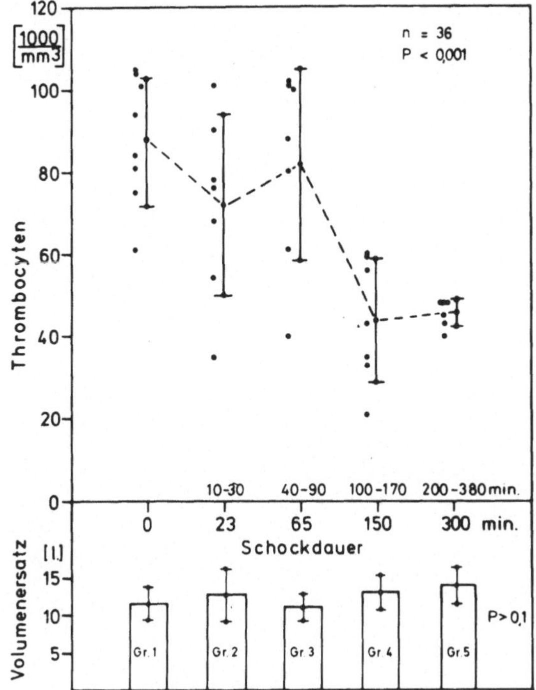

Abb. 18. Änderungen der Thrombozytenzahl in Abhängigkeit von der Dauer des Volumenmangels. Darstellung der Mittelwerte und Standardabweichungen

gleich auch die Thrombozytenfunktion befriedigend. Zwar liegen die Meßwerte mit 0,38 ΔE/min unter der Norm, jedoch ist die Funktion zur Blutstillung ausreichend. Eine Erschöpfung der Thrombozytenfunktion tritt erst in protrahierten Schocksituationen, wie sie bei den Patienten der Gruppe 4 und 5 vorlagen, ein (Abb. 19, Tabelle 5).

5.2.2 Plasmatisches Gerinnungssystem

5.2.2.1 Partielle Thromboplastinzeit (PTT)

Die Patienten der Gruppe 1 zeigen auch nach einem Volumenersatz von mehr als 24 Blutkonserven eine praktisch normale PTT-Zeit (Abb. 20). Demgegenüber beobachtet man nach kurzzeitigen Volumenmangelsituationen im 2. Kollektiv als Ausdruck einer erhöhten Gerinnungsbereitschaft eine Verkürzung der Meßwerte. Andererseits kommt es mit zunehmender Dauer der Schocksituation, im Mittel nach mehr als 65 min, zu einer deutlichen Verlängerung der PTT-Zeit, wie dies in den Gruppen 4 und 5 ersichtlich ist (Abb. 20, Tabelle 5).

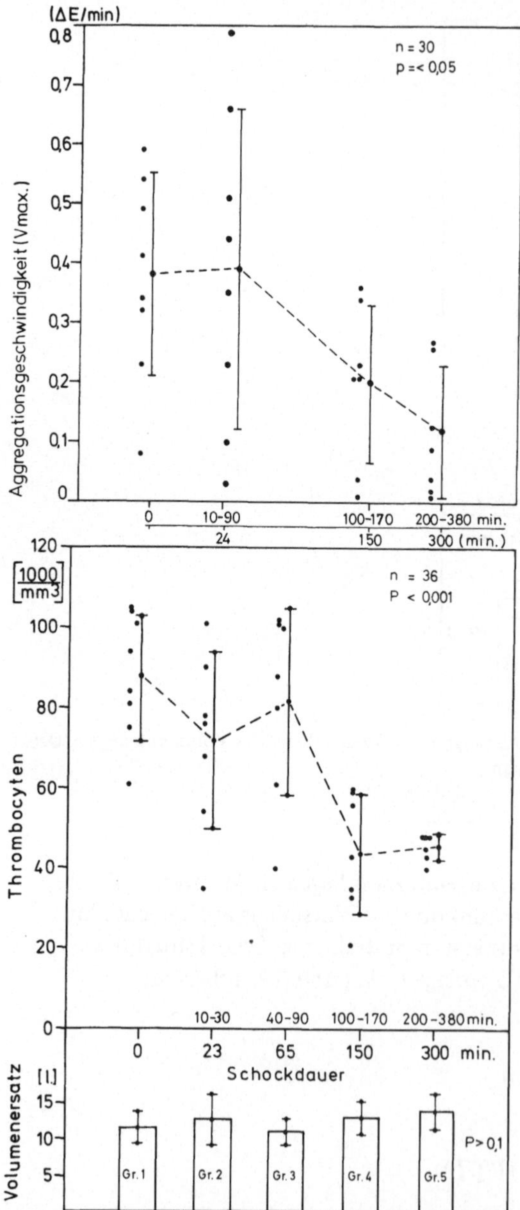

Abb. 19. Änderung der Thrombozytenzahl und -funktion in Abhängigkeit von der Dauer des Volumenmangels. Darstellung der Mittelwerte und Standardabweichungen

5.2.2.2 Thromboplastinzeit (Quickwert)

Nach Massivblutersatz bewegen sich die Meßwerte der Gruppe 1 in einer Größenordnung von 100%. Auch nach kurzzeitigen Volumenmangelsituationen, wie in Gruppe 2 und 3, ist eine Änderung der Werte nicht nachweisbar. Demgegenüber ist mit zunehmender Schockdauer in den Gruppen 4 und 5 eine Senkung des Quickwertes auf ca. 45% auffällig (Abb. 21, Tabelle 5).

5.2.2.3 Fibrinogenkonzentration

Erwartungsgemäß liegt die Fibrinogenkonzentration nach Massivtransfusionen mit durchschnittlich 80% im Normalbereich. Demgegenüber korreliert die Abnahme der Fibrinogenkonzentration mit einer Zunahme der Schockdauer: im Mittel beträgt die Abnahme des Fibrinogens nach einer Schockdauer von mehr als 300 min in der Gruppe 5 mehr als 50% (Abb. 21, Tabelle 5).

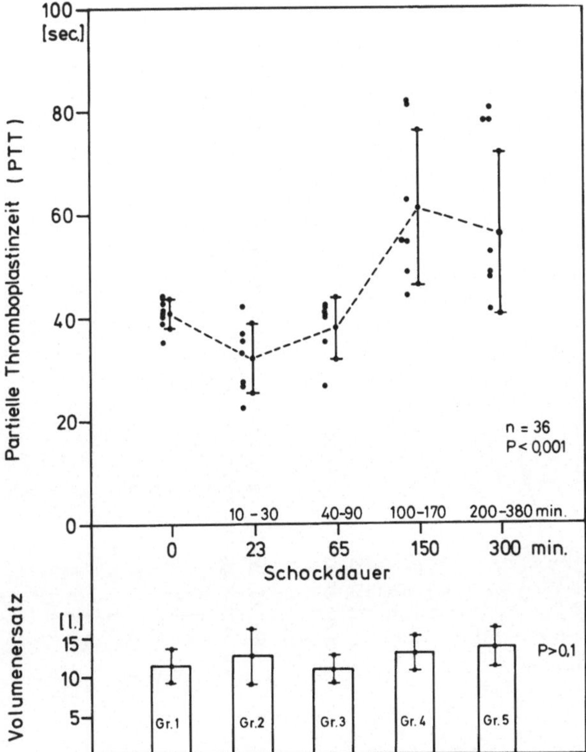

Abb. 20. Änderungen der partiellen Thromboplastinzeit (PTT) in Abhängigkeit von der Dauer des Volumenmangels. Darstellung der Mittelwerte und Standardabweichungen

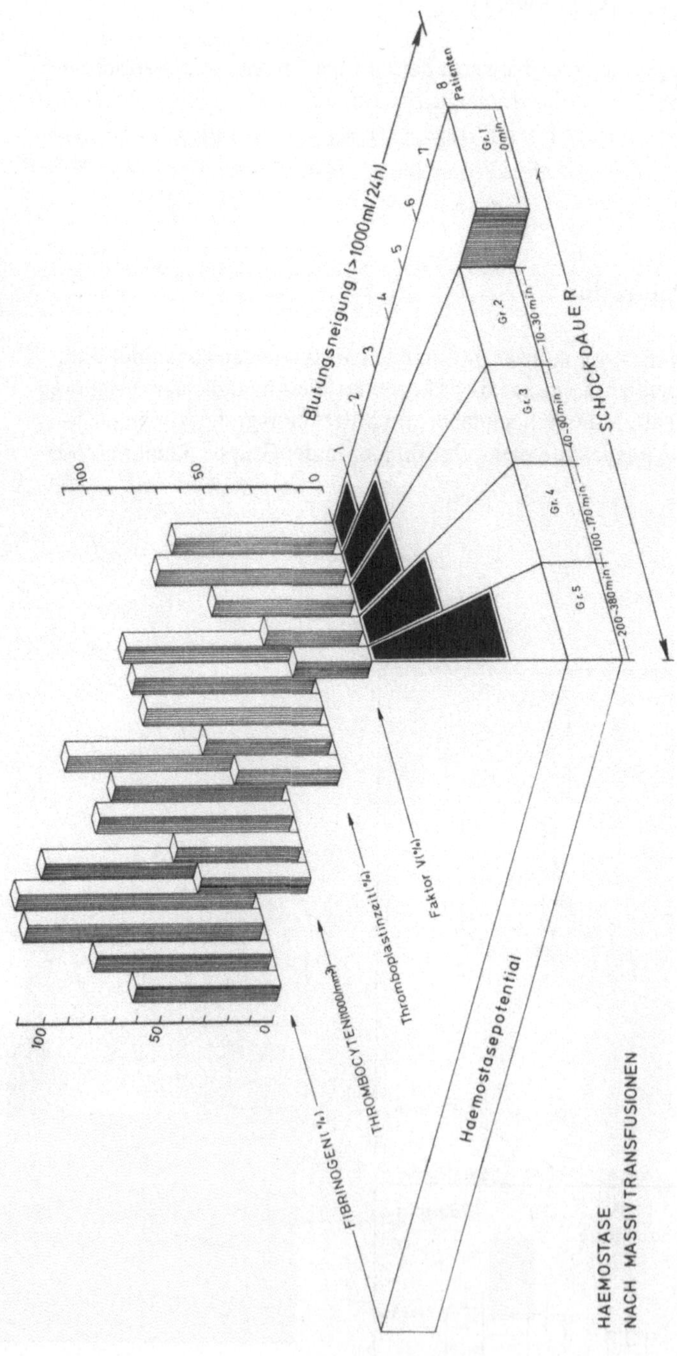

Abb. 21. Änderungen der Fibrinogenkonzentration, der Thrombozytenzahl, der Thromboplastinzeit (Quickwert) und der Faktor-V-Aktivität in Abhängigkeit von der Dauer des Volumenmangels. Darstellung der Mittelwerte

5.2.2.4 Faktor II und Faktor V

Ein analoges Reaktionsverhalten zeigt die Faktor-II- und Faktor-V-Aktivität. So werden transfusionsbedingte Einschränkungen der Faktoren-Aktivität bei zeit- und volumengerechtem Blutersatz nicht beobachtet (Abb. 22). Mit Eintritt einer Volumenmangelsituation kommt es, wie der Verlauf der PTT-Zeit belegt, zu einer Aktivierung des plasmatischen Gerinnungssystems. Dementsprechend ist im einphasigen Testsystem die Faktor-V-Aktivität erhöht.

Als Folge der anhaltenden Stimulation des Gerinnungssystems kommt es zu einer vermehrten Umwandlung von Prothrombin zu Thrombin. Demzufolge ist die Prothrombin-Konzentration (Faktor II) bereits geringfügig herabgesetzt (Abb. 22). Mit zunehmender Schockdauer bewirkt die konsekutive Aktivierung des Gerinnungssystems einen steigenden Verbrauch der plasmatischen Gerinnungsfaktoren. Nach einer 5stündigen Schocksituation beträgt die Faktor-II-Aktivität noch 50%, die Faktor-V-Aktivität lediglich 30% (Abb. 22, Tabelle 5).

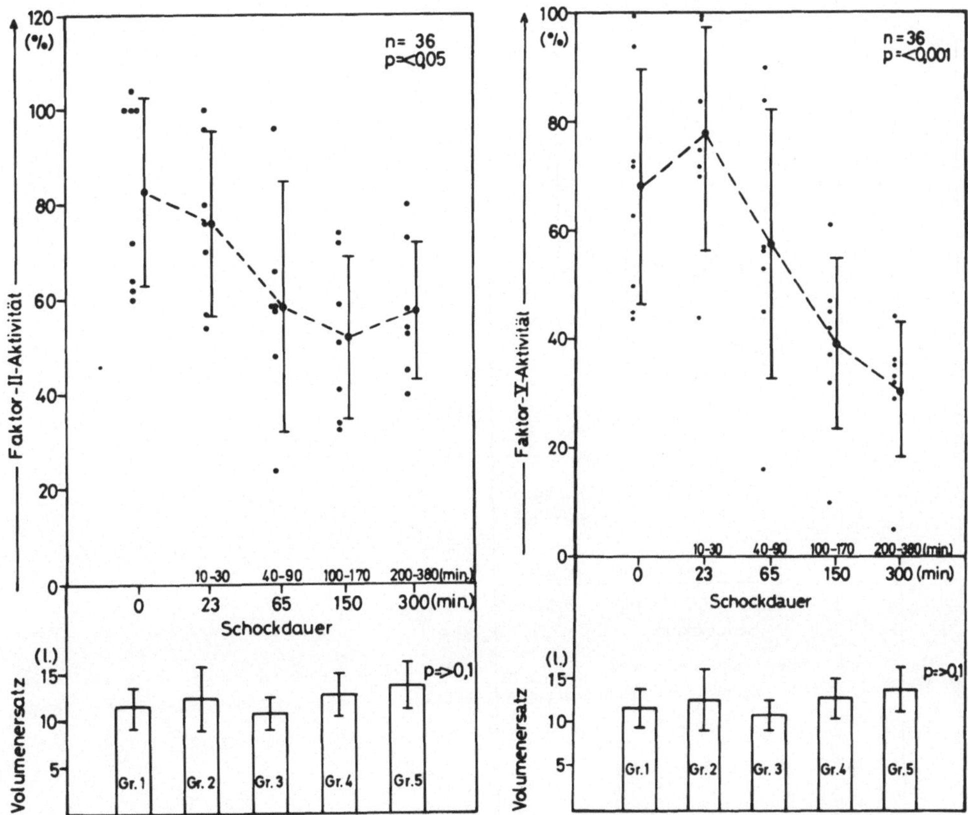

Abb. 22. Änderungen der Faktor-II- und Faktor-V-Aktivität in Abhängigkeit von der Dauer des Volumenmangels. Darstellung der Mittelwerte und Standardabweichungen

5.2.3 Fibrinolytisches System

Als Ausdruck einer erhöhten fibrinolytischen Aktivität kommt es nach Massivtransfusionen zum Auftreten von Fibrin(ogen)spaltprodukten, die sich labortechnisch durch einen Anstieg der Thrombin-Coagulase-Zeit nachweisen lassen. In der Regel zeigen massivtransfundierte Patienten unter normalen Kreislaufverhältnissen (Gruppe 1) keine meßbare fibrinolytische Aktivität (Abb. 23). Die Meßwerte liegen mit 20 sec praktisch im Normbereich. Mit zunehmender Schockdauer hingegen beobachtet man einen konsekutiven Anstieg auf im Mittel mehr als 30 sec (Gruppe 4 und 5). Es besteht demnach eine direkte Korrelation zwischen der Schockdauer und dem Anstieg der fibrinolytischen Aktivität (Abb. 23, Tabelle 5).

5.2.4 Inhibitorensystem

Eine unter Schocksituationen erhöhte Reaktionsbereitschaft des Gerinnungs- und Fibrinolysesystems muß zwangsläufig die Kapazität des Inhibitorensystems beeinflussen. Die Analyse der wichtigsten Inhibitoren, dem Antithrombin III, dem Alpha$_1$-Antitrypsin, dem Alpha$_2$-Makroglobulin, zeigte folgendes Ergebnis:

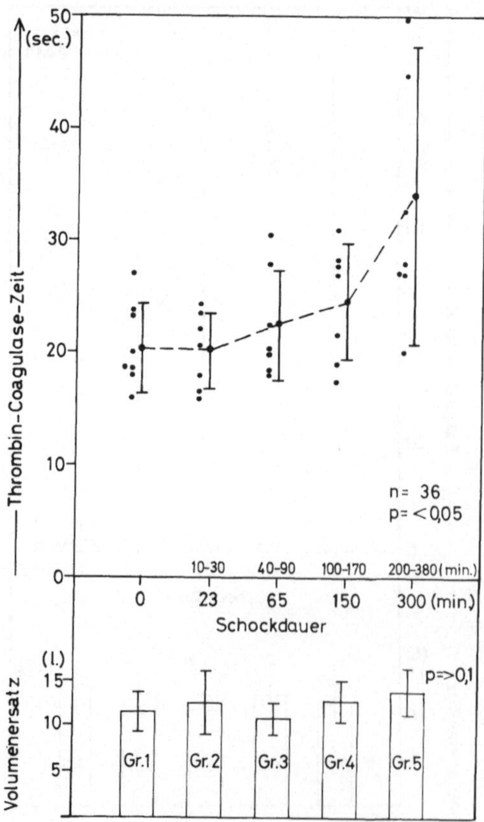

Abb. 23. Änderungen der Thrombin-Coagulase-Zeit in Abhängigkeit von der Dauer des Volumenmangels. Darstellung der Mittelwerte und Standardabweichungen

Antithrombin III, Alpha$_1$-Antitrypsin, Alpha$_2$-Makroglobulin

Bei zeitgerechter Massivtransfusion beobachtet man keine Beeinträchtigung des Inhibitorenpotentials. So liegen in den Gruppen 1 und 2 die Meßwerte im Normbereich (Abb. 24).

Wenn hingegen eine protrahierte Volumenmangelsituation besteht, wie dies bei den Patienten der Gruppe 4 und 5 der Fall war, kommt es als Ausdruck einer ablaufenden intravasalen Gerinnung zu einem signifikanten Abfall der Alpha$_2$-Makroglobulin- und Antithrombin-III-Konzentration (Abb. 24a, c; Tabelle 5). Der langsam wirkende Inhibitor Alpha$_1$-Antitrypsin zeigt demgegenüber keine relevante Konzentrationsänderung (Abb. 24b; Tabelle 5).

5.2.5 Postoperativer Blutverlust

Bei ausgeglichenem Hämostasepotential kam es in der Gruppe 1 lediglich bei einem Patienten und in den Gruppen 2 und 3 in zwei Fällen zu stärkeren Nachblutungen. Demgegenüber bestand nach protrahierten Schocksituationen in der Gruppe 4 und 5 bei 3 bzw. 5 Patienten eine diffuse Blutungsneigung (Abb. 21).

5.2.6 Letalität

Massivbluttransfusionen sind mit einer erhöhten Letalität behaftet. Auch bei zeit- und volumengerechtem Blutersatz beträgt die Letalität in der Gruppe 1 bereits 35,7%. Mit zunehmender Schockdauer wird die Prognose des massivtransfundierten Patienten nahezu infaust. Nach einer mehr als 5stündigen Volumenmangelsituation verstarben in Gruppe 5 6 von 7 Patienten, das sind 85% (Abb. 25, Tabelle 6).

5.3 Diskussion

Massivbluttransfusionen sind in der Tat oftmals mit Blutungskomplikationen vergesellschaftet [86, 204]. Lange Zeit wurde als Hauptursache der Hämostasestörung die Minderwertig-

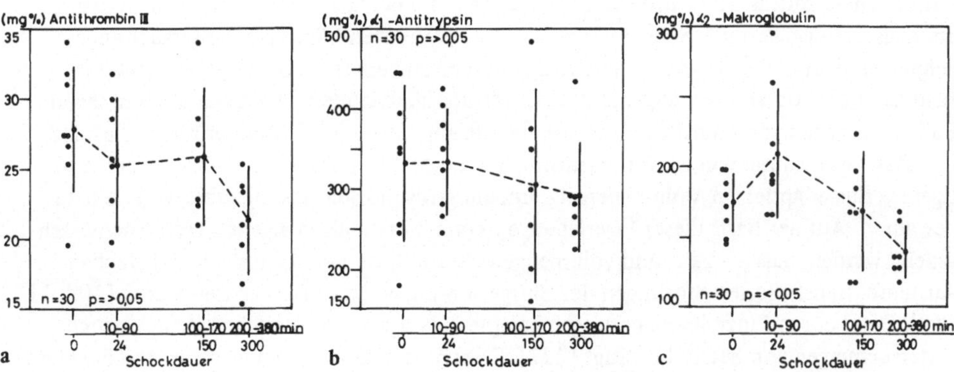

Abb. 24 a–c. Änderungen der Antithrombin III-, Alpha$_1$-Antitrypsin- und Alpha$_2$-Makroglobulin-Konzentration in Abhängigkeit von der Dauer des Volumenmangels. Darstellung der Mittelwerte und Standardabweichungen

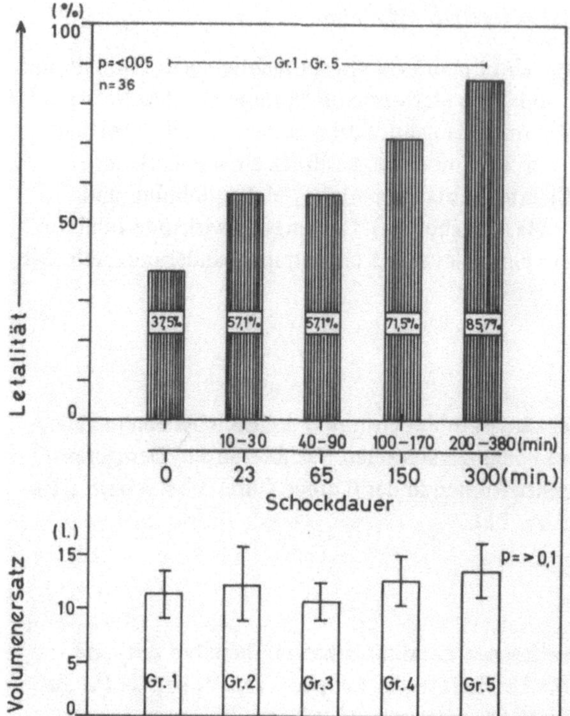

Abb. 25. Letalität nach Massivtransfusionen in Abhängigkeit von der Schockdauer

keit des Konservenblutes diskutiert [20, 131, 263, 287]. Diese Auffassung wurde durch Untersuchungen von Miller et al. [189] gestützt, der bereits nach Transfusion von mehr als 15 Blutkonserven regelmäßig das Auftreten einer hämorrhagischen Diathese beobachtet hatte. Insofern war nach Ansicht vieler Autoren das Auftreten von Gerinnungsstörungen im Zusammenhang mit Massivbluttransfusionen zwangsläufig eine unabdingbare Komplikation. Diese Auffassung wurde von Collins [54] in Übereinstimmung mit Wilson [301] erstmals in Frage gestellt. Seine in Vietnam durchgeführten klinischen Untersuchungen zeigten eindeutig, daß viele der massivtransfundierten verletzten Soldaten Massivtransfusionen unter Umständen sogar komplikationslos überstanden. Und zwar auch in jenen Fällen, in denen vor Transfusionsbeginn bereits eine Störung der Blutgerinnung bestand.

Zur Vermeidung von Gerinnungsstörungen empfahl Collins [54] einen möglichst sofortigen, verlustadaptierten Volumenersatz, um ein größtmöglichstes Eigenblutvolumen zu bewahren. Auf der Basis dieser Überlegungen konnte erstmals in eigenen Untersuchungen gezeigt werden, daß bei zeit- und volumengerechtem Blutersatz auch nach mehrfachen Austauschtransfusionen Störungen der Blutgerinnung nicht zu beobachten waren [109, 118, 119]. Diese durch Einzelbeobachtungen belegte Aussage wurde zwischenzeitlich durch Untersuchungen von Sefrin bestätigt [227]. Es konnte nachgewiesen werden, daß die Manifestation von Hämostasestörungen bei Schwerverletzten unabhängig von der Anzahl der Blutkonserven erfolgte. Es lag daher die Vermutung nahe, daß die Ursache der Hämostasestörungen weniger auf die Bluttransfusion an sich, als vielmehr auf die Schwere und Dauer des hämorrhagischen Schocks zurückzuführen ist [54, 109, 123, 227]. An diesem Punkt setzt die vorliegende Untersuchung ein.

Während bei den Patienten der Gruppe 1 mit zeit- und volumengerechtem Blutersatz sämtliche Parameter des Gerinnungs-, Fibrinolyse- und Inhibitorensystems im Normbereich lagen, zeigte lediglich das thrombozytäre System eine reduzierte, jedoch zur Blutstillung ausreichende Thrombozytenfunktion (Abb. 18–24). Bemerkenswert ist, daß auch mit durchschnittlich 9 Tage alten Blutkonserven ein ausreichender hämostyptischer Effekt nach Massivtransfusionen zu erzielen ist [23, 27, 96]. Von 8 Patienten war lediglich in einem Fall aufgrund einer stark verminderten Thrombozytenfunktion eine verstärkte Nachblutung auffällig (Abb. 21). Wie die vorliegenden Untersuchungen demonstrieren, müssen Massivtransfusionen nicht unbedingt mit einer verstärkten Blutungsneigung kombiniert sein. Demgegenüber beobachtet man eine enge Korrelation zwischen Schockdauer und dem Auftreten einer diffusen Blutungsneigung. Erwähnenswert ist vor allem die kurze Zeitspanne vom Beginn des akuten Schockereignisses bis zur Entwicklung der Hämostasestörung: Bereits nach einer zweistündigen Volumenmangelsituation beobachtet man das charakteristische Bild einer beginnenden intravasalen Gerinnung mit Thrombopenie, Faktorenabfall und einer Fibrinolysesteigerung (Abb. 18–24, Tabelle 5).

Ein praktisch vergleichbares Ergebnis hatten tierexperimentelle Bobachtungen von Garcia et al. [91]. Im hypovolämischen Schockmodell an Hunden kam es 120 Minuten nach Beginn der Volumenmangelsituation zur Manifestation einer dissiminierten intravasalen Gerinnung (DIC). Aus klinischer Sicht ist daher die Schlußfolgerung gestattet, daß bereits nach einer zweistündigen Volumenmangelsituation mit dem Eintritt einer intravasalen Gerinnung gerechnet werden muß. Die Ausbildung von Hämostasestörungen korreliert demnach ausschließlich zur Schwere und Dauer des Schockzustandes und erfolgt konservenunabhängig (Abb. 18–24). Insofern ist bei massivtransfundierten Patienten zur Vermeidung schockinduzierter Komplikationen vor allem ein zeit- und volumengerechter Blutersatz anzustreben.

Diese Tatsache wird um so bedeutungsvoller, als die nach Massivtransfusionen ohnehin hohe Letalität durch die Folgen des hämorrhagischen Schocks geradezu auffallend potentiert wird. So steigt die Letalität nach Volumenmangelsituationen von mehr als 5 Stunden auf mehr als 85% (Abb. 25). Damit bestätigen die eigenen Beobachtungen die Untersuchungen von Wilson [301], der über eine Letalität von 93% berichtete.

Insgesamt limitiert also vor allem die Schockdauer Prognose und Verlauf des massivtransfundierten Patienten. Dennoch fällt auf, daß die Massivtransfusion an sich bereits mit einer Letalität von 35,7% (Gruppe 1) behaftet ist [301]. Dies kann einerseits durch eine bereits prädisponierende Grunderkrankung vorgegeben sein [71, 278]. Andererseits werden als Folge transfusionsbedingter Mikroembolisationen des Empfängerorganismus in der Posttransfusionsphase letale Störungen der Organfunktion beobachtet [59, 143, 146, 265]. Die klinische Relevanz dieser Aussage wurde in zahlreichen klinischen Untersuchungen analysiert. Beispielsweise fanden Simmons et al. [235], McNamara et al. [184] sowie Reul et al. [219] eine enge Korrelation zwischen dem Transfusionsvolumen und der Ausbildung des Atemnotsyndroms. Demgegenüber konnten Snyder et al. [238], Durtschi et al. [68] sowie Collins [56] diese Wechselwirkung nicht zweifelsfrei bestätigen.

Während aufgrund der vorliegenden Untersuchungen eine Störung der Hämostase als Folge der Massivtransfusion ausgeschlossen werden kann, muß man eine Beeinträchtigung der Organfunktion vermuten [29, 30, 97, 143, 150, 305].

6 Der Einfluß aggregatbedingter Perfusionsstörungen der Lunge auf den Gasstoffwechsel

Aggregatbedingte Störungen der pulmonalen Mikrozirkulation werden seit langem als eine der wesentlichen Ursachen für die Ausbildung einer respiratorischen Insuffizienz nach Massivtransfusionen angesehen. Eingeschwemmte Mikroaggregate, welche vorwiegend aus Thrombozyten, Leukozyten und Fibrinfasern bestehen, wurden in der Kapillarstrombahn der Lunge wiederholt nachgewiesen [37, 58, 184, 219, 239, 241].

Endothelläsionen, interstitielle und intraalveoläre Ödeme, vorwiegend leukozytäre, vereinzelt thrombozytäre intravasale Zellaggregate sind das dominierende gemeinsame pathomorphologische Substrat [221, 249, 250, 253, 277]. Aufgrund einer Übereinstimmung von Morphologie und klinischem Krankheitsbild werden die genannten Veränderungen unter dem Begriff des Atemnotsyndroms, der Schock-, Transfusions- und/oder Postperfusionslunge zusammengefaßt [223, 265, 292, 304].

Es besteht Einigkeit darüber, daß weniger eine mechanisch bedingte Okklusion des Gefäßsystems, als vielmehr die Freisetzung (Release Reaction) vasoaktiver Substanzen, vornehmlich aus Thrombozyten und Leukozyten, eine massive Endothel- und Gewebsschädigung des Lungenparenchyms verursacht [93, 212, 262, 264, 285]. Wenngleich bei der Entstehung der Schocklunge die dargelegten Auffassungen weitgehend bestätigt wurden, so bestehen über transfusionsbedingte Einflüsse auf den Gasstoffwechsel widersprüchliche Auffassungen [55, 178, 219, 265, 276]. Insbesondere deshalb, weil unter klinischen Bedingungen schockbedingte Einflüsse von transfusionsbedingten Rückwirkungen nicht zu trennen sind. Bislang liegen weder klinische noch tierexperimentelle Studien vor, welche eine Wechselwirkung zwischen der Bluttransfusion und der Ausbildung von Gasstoffwechselstörungen zweifelsfrei belegen. Insofern wird von verschiedenen Autoren ein kausaler Zusammenhang zwischen Transfusion und pulmonaler Gasstoffwechselstörung in Frage gestellt [55, 68, 238]. Zur Klärung dieser Frage wurde die Bedeutung der Bluttransfusion für die Entstehung der Schocklunge am Modell der extracorporalen Zirkulation geprüft.

Bereits während der cardiopulmonalen Perfusion kommt es infolge gesteigerter Blutzelltraumatisation zu einer massiven Aggregatbildung [4, 49, 69, 299, 300]. Wenngleich eine pulmonale Aggregateinschwemmung durch den Einsatz spezieller Blutmikrofiltrationssysteme weitgehend vermieden wird, so ist jedoch der Einfluß humoraltoxischer Faktoren durch diese Maßnahme generell nicht zu verhindern [13, 72, 93, 285]. Es sei denn, daß durch eine Herabsetzung der Gesamt-Thrombozytenzahl während der Zirkulation Ausmaß und Umfang der „Release Reaction“ limitiert werden [72, 114, 116, 179].

Zur Abgrenzung und Objektivierung dieser Effekte wurde zunächst bei 34 cardiochirurgischen Patienten im Rahmen einer prospektiv randomisierten Studie mit Hilfe der Blutzellseparation eine präoperative Thrombozytenelimination durchgeführt.

6.1 Material und Methodik

6.1.1 Krankengut

Es handelt sich um 34 konsekutive Patienten, die sich einer Herzoperation unter extracorporaler Zirkulation unterziehen mußten. Das Patienten-Kollektiv bestand aus 17 Männern und Frauen im Alter von 16–62 Jahren. In der Mehrzahl der Fälle, bei 21 Patienten, wurde die Mitralklappe, bei 8 Patienten die Aortenklappe und bei 5 Patienten beide Klappen ersetzt (Tabelle 2). Der Randomisierung folgend wurde bei 17 Patienten eine präoperative Blutzellseparation mit dem Hämonetics-Blutzellseparator Modell 30 durchgeführt [42, 195, 280, 281].

Tabelle 2. Klinische Daten des chirurgischen Krankengutes

Krankengut				Operativer Herzklappenersatz													
				Gasstoffwechsel -praeoperativ-		Vitium			Blutzell-separation			ECC Dauer		Blutverlust / bedarf postoperativ			
Patienten	Alter(J.)	♂	♀	PaO_2/FiO_2	$\bar{x}$ Sx	Aortenklappe	Mitralklappe	Aorten-Mitralklappe	Dauer (min)	Gesamtentnahme (Thromboc. · 10^{11})	$\bar{x}$ Sx	(min)	$\bar{x}$ Sx	Verlust (ml)	$\bar{x}$ Sx	Bedarf (ml)	$\bar{x}$ Sx
1. Separationsgruppe																	
P.,C	46		I	543			●		115	2,60		98		350		1600	
W.,A	41	I		219			●		105	2,65		87		370		500	
L.,A	42		I	536			●		140	1,70		55		490		2000	
S.,K	61		I	230			●		110	2,40		90		1120		2000	
K.,N	16	I		653		●			140	4,28		83		460		1000	
L.,U	55	I		132			●		125	2,54		49		300		1500	
M.,O	62	I		340		●			160	3,74		85		420		500	
K.,P	26	I		373	386 ±152	●			200	2,40	2,53 ±0,82	93		290		1500	
O.,M	16	I		388		●			200	1,70		195	91 ±37	380	464 ±248	500	1352 ±693
H.,H	50		I	440			●		145	2,50		108		240		2500	
K.,H	52	I		566		●			120	3,10		75		340		1500	
G.,R	50		I	302			●		140	2,75		52		210		2000	
P.,J	50	I		488				●	120	1,40		148		650		2400	
S.,H	51	I		478			●		140	2,98		65		440		1500	
R.,A	50		I	153			●		120	1,58		59		1000		1000	
B.,G	39	I		265			●		120	1,40		77		490		500	
G.,M	44		I	466				●	140	3,33		129		345		500	
2. Kontrollgruppe																	
B.,W	60	I		282			●					47		660		3000	
G.,M	50		I	242			●					54		1000		2000	
M.,G	47		I	472			●					50		1090		2500	
S.,M	52		I	444			●					81		840		2500	
H.,H	42		I	308			●					144		2090		4000	
H.,H	52		I	512		●						71		950		2000	
P.,B	50		I	620			●					58		550		1400	
M.,W	30	I		378		●						79		720		1000	
S.,M	55		I	348				●				127		1550		4500	
K.,F	51	I		415	392 ±99	●						125	85 ±35	410	1095 ±761	1500	2403 ±1237
G.,K	50	I		420				●				140		3190		4850	
H.,J	53	I		360			●					64		840		1000	
M.,M	27	I		536			●					63		620		2500	
S.,M	48		I	333			●					67		460		2000	
H.,K	49		I	385			●					74		1270		2100	
K.,K	46		I	320			●					68		250		500	
W.,A	62		I	300				●				148		2120		3500	

Narkoseführung

Als Prämedikation wurden 0,5 mg Atropin und 2 ml lytische Mischung intramuskulär verabreicht. Bei Patienten mit Vorhofflimmern wurde von einer Atropingabe Abstand genommen. Zur Narkoseeinleitung wurden 40–90 mg Methohexital-Natrium sowie 50–100 mg Succinylcholin intravenös appliziert. Im weiteren Verlauf wurde eine Neuroleptanalgesie mit Dehydrobenzperidol (DHB) und Fentanyl durchgeführt. Während des im Mittel 5stündigen Eingriffes erhielt jeder Patient durchschnittlich 8 mg DHB sowie 0,5 mg Fentanyl. Zur Muskelrelaxation wurde Tubocurarinchlorid verwendet. Die Initialdosis betrug 21–30 mg, die Erhaltungsdosis 9–12 mg pro Stunde. Vor Beginn und nach Ende der extrakorporalen Zirkulation wurden alle Patienten mit einem Lachgas-Sauerstoff-Gemisch im Verhältnis 2 : 1 kontinuierlich beatmet. Während der cardiopulmonalen Zirkulation erfolgte eine kontinuierliche Sauerstoffinsufflation. Postoperativ wurden alle Patienten für die Dauer von 24 Stunden kontrolliert beatmet (PEEP = 10 cm WS; $F_{I_{O_2}}$ = 0,3).

Extrakorporale Zirkulation

Das Perfusionssystem der Herz-Lungen-Maschine wurde mit 750 ml Ringer Lactat, 750 ml 5%ige Glucose und einer Frischblutkonserve gefüllt. Zur Heparinisierung der Perfusionssysteme wurden den Patienten unmittelbar vor der Kanülierung der großen Gefäße 3 mg/kg KG Heparin appliziert.

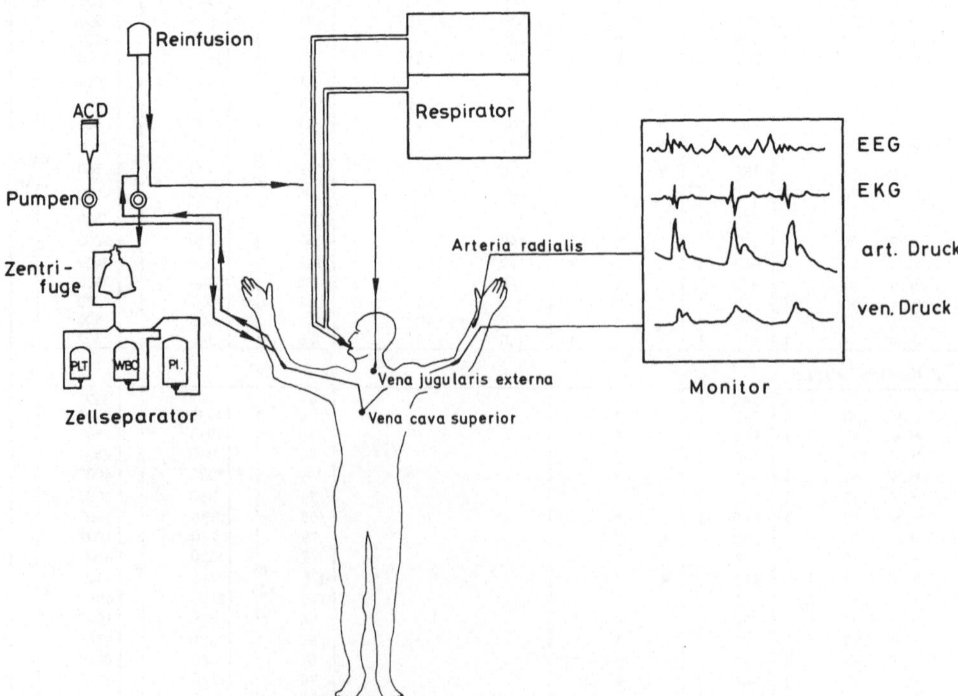

Abb. 26. Schematische Darstellung der Versuchsanordnung zur präoperativen Thrombozytenseparation

Es wurden die Bentley-Oxygenatoren Temptrol Q 200a verwendet. Zur Elimination von Mikroaggregaten wurden Bentley-Polyfilter PF 427 sowohl hinter dem Cardiotomiereservoir, als auch in der arteriellen Linie eingeschaltet. Effektive Porengröße: 150/73/27 Mikron.

Die Dauer der extrakorporalen Zirkulation betrug:
a) Kontrollgruppe: 85 ± 35 min
b) Separationsgruppe: 91 ± 37 min (Tabelle 2).
Alle Patienten wurden in Hypothermie bei 28 °C operiert.

Zellseparation

Zunächst wurden den Patienten unmittelbar vor Narkosebeginn 1000 ml 5,5%ige Oxypolygelatine und 250 ml Plasmaproteinlösung innerhalb von 20 Minuten appliziert. Sodann wurden 6mal 800–1000 ml Blut über einen Hohlvenenkatheter zur Blutzellseparation entnommen (Abb. 26).

Es wurde der Hämonetics-Blutzellseparator Modell 30 verwendet. Die Antikoagulation des Patientenblutes erfolgte mit dem ACD-B-Stabilisator im Verhältnis 8 : 1. Die Zellseparation wurde noch vor Beginn der extracorporalen Zirkulation beendet. Das Thrombozytenkonzentrat, welches im Mittel 2,5mal 10^{11} Thrombozyten enthielt (Tabelle 2), wurde bei Raumtemperatur gelagert und nach Beendigung der ECC retransfundiert [23]. Während der Separation wurde der arterielle und der venöse Blutdruck sowie das Elektrocardiogramm und Elektroenzephalogramm kontinuierlich registriert (Abb. 26).

6.1.2 Labordiagnostische Untersuchungsverfahren

6.1.2.1 Thrombozytäres System

Thrombozytenzahl, Thrombozytenfunktion im Ausbreitungstest nach Breddin [44].

6.1.2.2 Plasmatisches Gerinnungssystem

Partielle Thromboplastinzeit (PTT), Thrombinzeit, Thromboplastinzeit (Quick), Fibrinogen.

Die Bestimmung der gerinnungsphysiologischen Parameter erfolgte nach den angegebenen Methoden (S. 8 ff.).

6.1.2.3 Siebungsdruck nach Swank [244] als Parameter der Aggregatbildung

2,5 ml Zitratblut werden bei 37 °C unter gleichmäßigem Vorschub innerhalb von 60 sec durch ein Metallsieb von 20 μ Porenweite gepreßt. Der vor dem Sieb entstehende Staudruck korreliert zur Zahl der Aggregate. Die Entnahme der Blutproben erfolgte aus der Arteria Radialis.

6.1.2.4 Lungenfunktionsprüfung

Arterieller Sauerstoffpartialdruck – Pa_{O_2}: Bestimmung mit dem Bloodgasanalyser 413 (Instrumentation Laboratories)

Arterieller Kohlendioxydpartialdruck – Pa_{CO_2}: Bestimmung mit dem Bloodgasanalyser 413 (Instrumentation Laboratories)

Atemminutenvolumen (AMV): Messung mit dem Wright-Respirometer.

6.1.2.5 Untersuchungsablauf

Die Mehrzahl der oben angegebenen Untersuchungen erfolgte: 10 Minuten nach Heparinapplikation, jedoch noch vor ECC-Beginn. Sodann jeweils 15 min, 1 h, 2 h, 4 h, 8 h, 24 h, 48 h, 72 h, 96 h und 120 h nach Ende der extracorporalen Zirkulation. Die Lungenfunktionsprüfung wurde 1 h, 4 h, 8 h und 16 h nach Ende der extracorporalen Zirkulation durchgeführt.

6.1.2.6 Postoperativer Blutverlust

Der postoperative Blutverlust wurde über Thoraxdrainagen abgeleitet und gemessen (Tabelle 2).

6.1.2.7 Statistische Auswertung

Die Unterschiede zwischen den beiden Patientenkollektiven wurden durch doppelte Varianzanalyse auf Signifikanz geprüft [226].

6.2 Ergebnisse

Bei den Separationspatienten verlief die Zellseparation aufgrund einer ausgewogenen präoperativen Volumensubstitution komplikationslos. Im wesentlichen zeigten sich folgende Befunde:

6.2.1 Thrombozytäres System

Thrombozytenzahl: Bereits zu Beginn der extracorporalen Zirkulation erfolgt bei allen Patienten – vor allem als Folge der präoperativen Hämodilution – ein signifikanter Thrombozytensturz von 180 000 auf 83 000/mm^3. Diese Tendenz wird durch den Einsatz der präoperativen Thrombozytenseparation noch verstärkt. Demzufolge sind die Meßwerte bei den Patienten der Separationsgruppe auf im Mittel 55 000/mm^3 herabgesetzt (Abb. 27; Tabelle 19a, b). Nach Thrombozytenretransfusion beobachtet man in der unmittelbaren

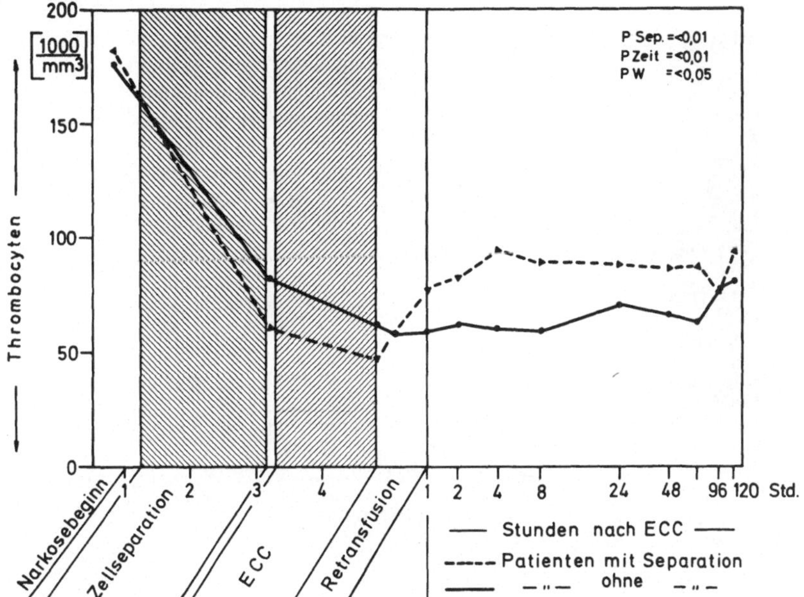

Abb. 27. Verlauf der Thrombozytenzahl nach präoperativer Thrombozytenseparation bei Eingriffen mit ECC. Auffällig ist der signifikante Anstieg der Thrombozytenzahl nach Thrombozytenretransfusion. Darstellung der Mittelwerte. Normalisierung der Urwerte durch Logarithmierung

Postperfusionsphase einen signifikanten Anstieg der Thrombozytenzahl auf mehr als 90 000/mm^3 (Tabelle 7). Demgegenüber verbleiben die Meßwerte in der Kontrollgruppe bis zum Ende der Beobachtungszeit in der Größenordnung von lediglich 50 000/mm^3 (Abb. 27; Tabelle 19a, b).

Thrombozytenausbreitungstest nach Breddin [44]

Die morphologische Analyse der Thrombozyten nach dem Breddin'schen Ausbreitungstest bestätigt den günstigen Effekt der Thrombozytenautotransfusion bei den Patienten der Separationsgruppe. Danach sind in der Postperfusionsphase nach Thrombozytenretransfusion mehr als 60 000/mm^3 ausgebreitete funktionsfähige Thrombozyten intravasal verfügbar (Abb. 28; Tabelle 20a, b). Demgegenüber ist das Plättchenpotential bei den Kontrollpatienten im Durchschnitt auf 30 000–35 000 signifikant erniedrigt (Abb. 28; Tabelle 7).

Postoperativer Blutverlust

Nach Retransfusion der separierten funktionsfähigen Thrombozyten konnte der postoperative Blutverlust von 1095 ml/24 h im Kontrollkollektiv auf 464 ml/24 h in der Separationsgruppe gesenkt werden (Tabelle 2).

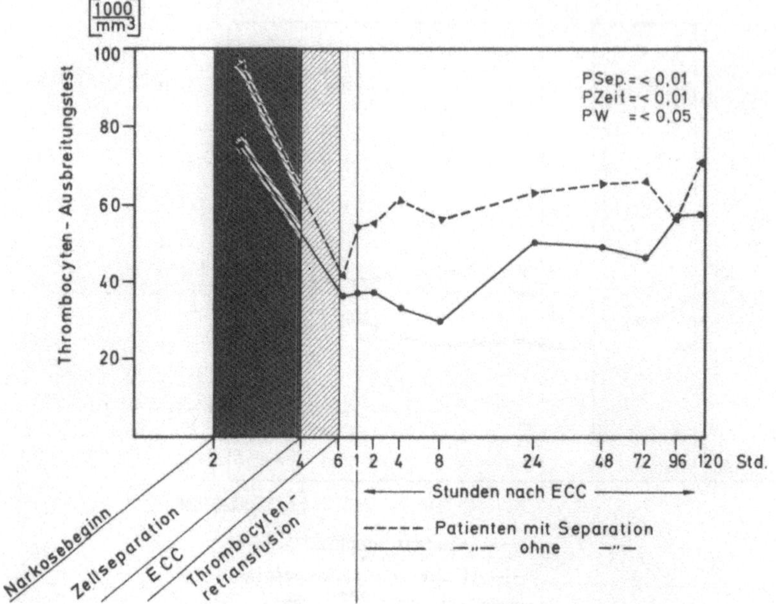

Abb. 28. Verlauf der Thrombozytenzahl im Ausbreitungsbild nach Breddin [44] bei präoperativer Thrombozytenseparation. Nach Retransfusion der Thrombozytenkonzentrate erfolgt ein evidenter Anstieg funktionsfähiger ausgebreiteter Thrombozyten. Darstellung der Mittelwerte. Normalisierung der Urwerte durch Logarithmierung

6.2.2 Plasmatisches Gerinnungssystem

Die partielle Thromboplastinzeit, die Thrombinzeit, die Thromboplastinzeit (Quick) und die Fibrinogenkonzentration zeigen in beiden Patientenkollektiven unmittelbar postoperativ keine Unterschiede und liegen im Normbereich (Abb. 29).

6.2.3 Siebungsdruck nach Swank [244] als Parameter der Aggregatbildung

Die kontinuierliche Messung des Siebungsdruckes zeigt bei den Patienten der Kontrollgruppe in der unmittelbaren Postperfusionsphase einen kurzzeitigen Anstieg der Meßwerte auf mehr als 30 mmHg. Bereits zwei Stunden nach Beendigung der Zirkulation ist diese Reaktion rückläufig, und im weiteren Verlauf der Beobachtungen bewegen sich die Meßwerte im Normbereich (Abb. 30; Tabelle 21a, b). Demnach werden vermutlich die während der Zirkulation gebildeten Aggregate im Kapillarbett der Lunge abgefiltert und unmittelbar postoperativ in das arterielle System ausgeschwemmt. Ein ähnliches Reaktionsverhalten beobachtet man auch bei den Patienten der Separationsgruppe, jedoch in einem wesentlich geringeren Umfang. Lediglich in der ersten postoperativen Stunde kommt es zu einem geringgradigen Anstieg der Meßwerte auf im Mittel 16 mmHg (Abb. 30; Tabelle 21a, b). Eine präoperative Thrombozytenseparation von etwa 30% des Gesamtbestandes trägt demnach zu einer signifikanten Verminderung der Aggregatbildung bei und läßt eine günstige Beeinflussung der pulmonalen Perfusion erwarten (Tabelle 7).

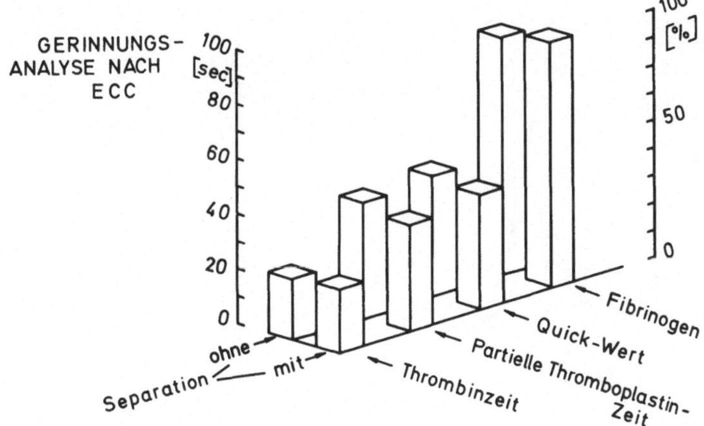

Abb. 29. Vergleichende Gegenüberstellung der Gerinnungsanalysen nach ECC bei Patienten mit und ohne Thrombozytenseparation. Darstellung der Mittelwerte

6.2.4 Lungenfunktion

Arterieller Sauerstoffpartialdruck – Pa_{O_2}

Bei allen Patienten wurden präoperativ vergleichbare Sauerstoffpartialdrücke bestimmt (Tabelle 2). Nach Beendigung der extracorporalen Zirkulation zeigen die Patienten der Separationsgruppe im Vergleich zur Kontrolle signifikant höhere Sauerstoffpartialdrücke. Die Meßwerte liegen in einer Größenordnung von mehr als 100 mmHg (Abb. 31; Tabelle 22). Demgegenüber erreichen die Patienten der Kontrollgruppe, obwohl sie sogar mit einem signifikant größeren Atemminutenvolumen ventiliert wurden, einen arteriellen Sauerstoffpartialdruck von lediglich 80 mmHg. Dieser Unterschied bleibt auch im weiteren Verlauf der Beobachtung bestehen (Abb. 31; Tabelle 7).

Arterieller Kohlendioxydpartialdruck – Pa_{CO_2}

Der Kohlendioxydpartialdruck liegt in der unmittelbaren postoperativen Phase in beiden Kollektiven in einer Größenordnung von 30 mmHg (Abb. 31; Tabelle 23). Bei praktisch vergleichbaren Kohlendioxydpartialdrücken ist die in der Kontrollgruppe nachweisbare, signifikante Herabsetzung der Sauerstoffaufnahme nicht nur Ausdruck einer gestörten Diffusion, sondern auch gleichzeitig ein Hinweis auf eine Erhöhung des funktionellen Totraumes (Abb. 31; Tabelle 7).

Atemminutenvolumen (AMV)

Das Atemminutenvolumen lag bei den Patienten der Separationsgruppe während der gesamten Beobachtungsdauer mit im Mittel 13,8 l signifikant niedriger als bei den Kontrollpatienten (Abb. 31; Tabelle 7). Um vergleichbare Kohlendioxydpartialdrücke zu erreichen, benötigten die Patienten des Kontrollkollektivs ein um 2,1 l größeres Atemminutenvolumen, im Mittel 16,9 l (Abb. 31; Tabelle 24).

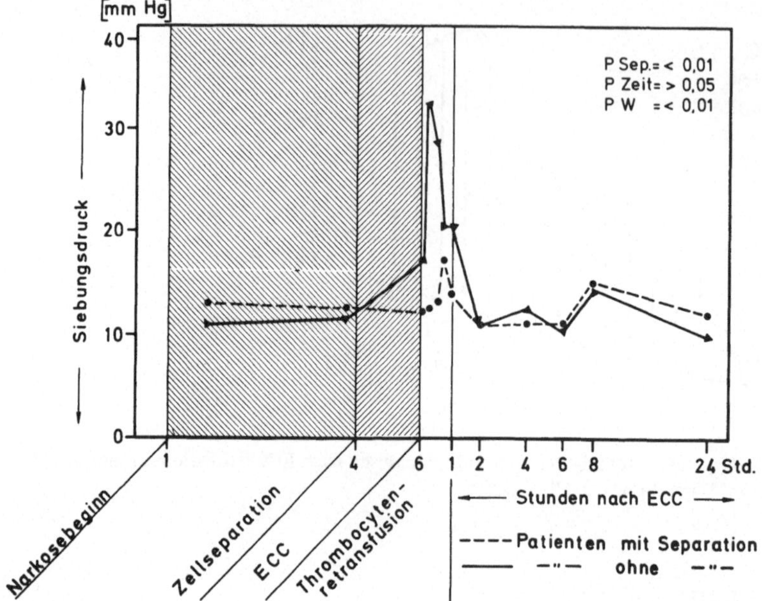

Abb. 30. Verlauf des Siebungsdruckes nach präoperativer Thrombozytenseparation bei Eingriffen mit ECC. Darstellung der Mittelwerte

6.3 Diskussion

Wenngleich durch den Einsatz spezieller Blutmikrofilter eine intrapulmonale Aggregateinschwemmung weitgehend vermieden werden kann, so ist die Ausbildung transfusionsbedingter Gasstoffwechselstörungen letztlich nicht zu verhindern [246]. Ebenso wird nach Eingriffen mit extrakorporaler Zirkulation trotz optimaler und effektiver Mikrofiltersysteme eine Abnahme des arteriellen Sauerstoffpartialdruckes, ein Anstieg des arterio-venösen Shuntvolumens sowie eine Zunahme der arterio-alveolären Sauerstoffdifferenz nahezu regelmäßig beobachtet [51, 82, 97, 180, 218, 282]. Als wesentliche Ursache der intrapulmonalen Gasaustauschstörung wird nach jüngsten Untersuchungen weniger eine Aggregateinschwemmung als vielmehr die Freisetzung vasoaktiver, cytotoxischer Substanzen aus thrombozytären Zellaggregaten vermutet (Release Reaction) [13, 93, 246, 262, 269, 299]. Bereits nach einer einmaligen Lungenpassage der thrombozytären Mediatoren resultiert eine Störung des Kapillarendothels und es droht infolge einer Permeabilitätssteigerung die Ausbildung eines interstitiellen und alveolären Ödems (Abb. 78) [104, 172].

Da bereits im Konservenblut durch gesteigerte Aggregationsvorgänge eine übermäßige Liberation cytotoxischer Mediatoren nachweisbar wird, ist durch Blutmikrofiltration ein pulmonal protektiver Effekt sehr wahrscheinlich nicht mehr zu erreichen [214, 269, 306]. So konnte bei massivtransfundierten Patienten trotz Einsatz von Mikrofiltern die Ausbildung einer akuten respiratorischen Insuffizienz nicht verhindert werden [56, 68, 238, 288].

Ebenso fanden Hissen und Swank [143] keine Korrelation zwischen dem Ausmaß pulmonaler Mikroembolisationen und der Schwere der hämodynamisch nachweisbaren Lungenveränderungen.

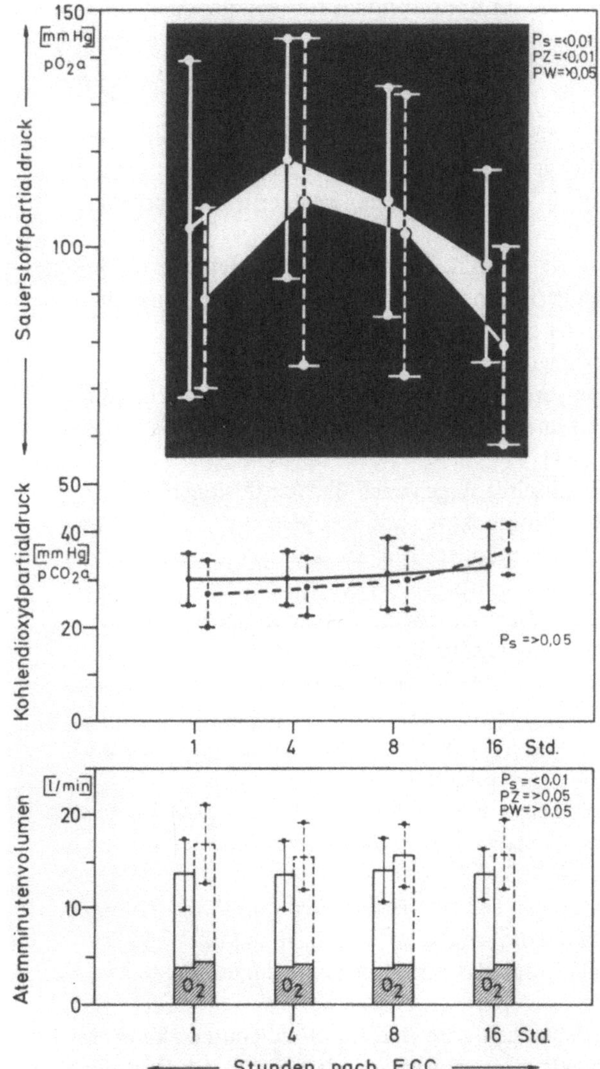

Abb. 31. Verlauf des arteriellen Sauerstoffpartialdruckes, Kohlendioxydpartialdruckes und des Atemminutenvolumens bei Patienten mit (durchgezogene Kurve) und ohne (gestrichelte Kurve) präoperative Thrombozytenseparation nach Eingriffen mit ECC. Darstellung der Mittelwerte und Standardabweichungen

Tierexperimentelle Untersuchungen von Geelhoed [93] und Berman [33] bestätigen die obengenannte Annahme, daß die aus Thrombozyten und Leukozyten freigesetzten Mediatoren, vor allem Serotonin, Histamin sowie eine Vielzahl unspezifischer Proteasen durch Auslösung verschiedenster Pathomechanismen die Ausbildung der transfusionsbedingten Gasstoffwechselstörung induzieren [306]. Die gelegentlich histologisch nachweisbaren intrapulmonalen Aggregatbildungen stehen nicht im Widerspruch zu dieser These, sondern befinden sich in direkter Übereinstimmung mit dem pathophysiologischen Geschehen: Die aus aggregierenden oder zerfallenden Thrombozyten im Konservenblut freigesetzten Mediatoren stimulieren unter Transfusionsbedingungen in der Kapillarregion der Lunge eine gesteigerte Aggregatbildung und unterhalten die Freisetzung der cytotoxischen Mediatoren [245, 246].

Die Richtigkeit dieser Hypothese wird in den vorliegenden klinischen Untersuchungen bestätigt: So steigt als Ausdruck der gesteigerten intrapulmonalen Aggregatbildung der Siebungsdruck im Kontrollkollektiv in der unmittelbaren Postperfusionsphase signifikant an (Abb. 30; Tabelle 7).

Dieses Ergebnis läßt sich nur dadurch erklären, daß in den Kapillargebieten der Lunge, welche während der cardiopulmonalen Perfusion über die Bronchialarterien perfundiert werden, unter dem Einfluß zirkulierender cytotoxischer Mediatoren eine gesteigerte Aggregatbildung stattfindet. Nach Beendigung der extracorporalen Zirkulation und Wiederherstellung der regulären Lungenperfusion kommt es infolge einer Ausschwemmung der locker assoziierten Zellaggregate zu einem signifikanten Anstieg des Siebungsdruckes (Abb. 30; Tabelle 7) [114, 115, 142, 181].

Für die Entstehung von Gasstoffwechselstörungen nach Bluttransfusionen und extracorporaler Zirkulation haben daher die Thrombozyten und ihre Mediatoren eine zentrale Bedeutung. Erwartungsgemäß ist nach einer präoperativen Thrombozytenseparation von einem Drittel des Gesamtbestandes mit einer entsprechend herabgesetzten Mediatorenwirkung zu rechnen. Dementsprechend beobachtet man eine verminderte Aggregatbildung, einen signifikant geringeren Anstieg des Siebungsdruckes bzw. eine klinisch relevante Steigerung des Gasstoffwechsels (Abb. 31; Tabelle 7). Obwohl die Patienten der Separationsgruppe mit einem geringeren Atemminutenvolumen ventiliert wurden, erreichen sie bei vergleichbaren arteriellen Kohlendioxydpartialdrücken eine signifikante Steigerung des arteriellen Sauerstoffpartialdruckes (Abb. 31; Tabelle 7).

Der Bedarf eines Atemminutenvolumens von mehr als 2,9 l zur Erlangung übereinstimmender arterieller Kohlendioxydpartialdrücke ist nur durch eine Zunahme der alveolären Totraumventilation zu erklären (Abb. 31).

Zu erwähnen ist, daß nach Retransfusion der separierten funktionsfähigen Thrombozyten der postoperative Blutbedarf signifikant gesenkt wird (Tabelle 2) [107]. Dies ist ein weiterer wesentlicher Vorteil bei der Prophylaxe transfusionsbedingter Gasstoffwechselstörungen.

Aufgrund der vorliegenden Untersuchungen wäre eine effektive Schutzwirkung der Lunge vor transfusionsbedingten Gasaustauschstörungen vor allem durch eine Hemmung des „Release-Syndroms" zu erzielen. Erste positive Erfahrungen konnten bereits durch den Einsatz von membranstabilisierenden Prostacyclinen bei Eingriffen mit extracorporaler Zirkulation und nach Zusatz von Blutkonserven beobachtet werden, wenngleich ein befriedigender klinischer Effekt bislang nicht erzielt werden konnte [41, 125, 261]. Eine Optimierung dieses membranstabilisierenden Effektes sollte daher das Ziel des therapeutischen Bemühens werden.

7 Beeinflussung der Mikroaggregation in lagernden Blutkonserven

Im Konservenblut kommt es mit zunehmender Lagerung zu einer gesteigerten Bildung von Mikroaggregaten aus Thrombozyten, Leukozyten, Zellfragmenten und Fibrinfasern [126, 157, 230, 239, 244]. Während die Thrombozyten naturgemäß den Aggregationsvorgang induzieren, werden Leukozyten, Zellfragmente und Fibrinfasern erst im weiteren Verlauf der Mikroaggregatbildung beteiligt [11]. Die Thrombozyten sind damit der auslösende Faktor bei der Aggregatbildung [95, 240]. Während unter physiologischen Bedingungen die thrombozytäre Aggregation vor allem durch Kollagenkontakt eingeleitet wird, kommt es unter Lagerungsbedingungen sowohl durch die unphysiologischen Oberflächen im Entnahmesystem und Blutbeutel als auch durch eine spontane Freisetzung von ADP aus alternden Erythrozyten zu einer konsekutiven thrombozytären Stimulation (Abb. 2) [21, 87]. Nach Induktion des Aggregationsvorganges erfolgt in einer enzymatisch gesteuerten Freisetzungsreaktion die Sekretion von ADP, Serotonin und Adrenalin aus den Thrombozyten [293]. Unter dem Einfluß dieser aggregationsinduzierenden Substanzen kommt es zur irreversiblen Plättchenaggregation. Diese fortwährende Aktivierung der Thrombozyten ist während der Lagerung durch die derzeit verfügbaren Antikoagulantien, wie z.B. ACD, CPD oder Heparin, nicht zu beeinflussen [176, 228, 229]. Da jedoch das thrombozytäre Aggregationsverhalten durch eine Vielzahl enzymatischer Regelkreise gesteuert wird, erscheint eine Inhibition dieser Reaktionen erfolgversprechend [110, 117, 193]. Aufgrund enzymkinetischer Überlegungen sollte es möglich sein, die enzymatisch gesteuerte Reaktionskette des thrombozytären Aggregationsablaufes zu unterbrechen und die Freisetzungsreaktion zu hemmen. Die Hemmwirkung des Enzyminhibitors sollte dabei möglichst reversibel sein, um unter Transfusionsbedingungen eine Wiederkehr der Thrombozytenfunktion zu ermöglichen. In den vorliegenden Untersuchungen wurde daher der initiale Zusatz des polyvalenten Proteinaseninhibitors Aprotinin zu lagernden Blutkonserven analysiert.

7.1 Material und Methodik

7.1.1 Der Einfluß von Aprotinin[1] auf die Aggregatbildung im Konservenblut

Insgesamt wurden 40 ACD-Blutkonserven von gesunden Spendern unterschiedlicher Blutgruppenzugehörigkeit entnommen. Jeder zweiten Konserve wurden unmittelbar vor der Blutentnahme 200 000 KIE Aprotinin zugesetzt. Die Konserven wurden 20 Tage bei 4 °C gelagert.

[1] Trasylol, Bayer AG, Leverkusen

Während der Lagerung wurden die qualitativen und quantitativen Veränderungen der Thrombozytenfunktion in 1- bis 2tägigen Abständen mit spezifischen Untersuchungsverfahren objektiviert.

1. Quantitativer Nachweis von Mikroaggregaten im modifizierten Fasertest nach Jacobi [155]

Die quantitative Bestimmung von Zellaggregaten erfolgte im ACD-Blut nach eigener Modifikation des Jacobi'schen Fasertestes. Im Gegensatz zum ursprünglichen Verfahren wurde der gesamte Meßvorgang sowie das zu untersuchende Blut bei 37 °C temperiert. Dabei kommt es nicht nur zur Adhäsion von Thrombozyten, sondern auch zur Haftung von Zellaggregaten (Abb. 32). Aufgrund der hohen Aggregat-Proteingewichte wurde mit Hilfe von lyophilisierten Thrombozyten eine neue Eichkurve mit einem Meßbereich von 0 bis 750 μg erstellt (Abb. 33).

2. Beurteilung der Aggregatbildung im Thrombozytenausbreitungstest nach Breddin [44]

Die Untersuchungsproben wurden mit Hilfe eines Venenkatheters aus dem plättchenreichen Plasmasaum der Blutkonserve entnommen. Zur Beurteilung der Aggregatbildung wurde im mikroskopischen Ausbreitungsbild der prozentuale Anteil irreversibler Plättchenaggregate von 1000 ausgezählten Zellen ermittelt.

7.1.2 Dosis-Wirkungs-Beziehung des Aprotinins auf die Hemmung der Aggregatbildung in lagernden Blutkonserven

Zur Beurteilung eines dosisabhängigen Hemmeffektes auf die Aggregatbildung wurden 40 Blutkonserven unmittelbar nach der Entnahme streng zufällig mit unterschiedlichen Aprotinindosen gemischt. Insgesamt wurden folgende Aprotinindosen (Kallikreininhibitoreinheit – KIE) gewählt:

100 000 KIE Aprotinin
150 000 KIE Aprotinin
200 000 KIE Aprotinin
300 000 KIE Aprotinin.

Die Blutkonserven wurden anschließend 20 Tage bei 4 °C gelagert.

7.1.2.1 Siebungsdruck nach Swank [244]

Zur Bestimmung des Siebungsdruckes wurde den Konserven 2,5 ml Blut in 1–2tägigen Intervallen entnommen. Die Messung erfolgte in der auf 37 °C temperierten Siebungsdruckmeßkammer.

7.1.3 Statistische Auswertung

Der Verlauf der verschiedenen Parameter der Aggregatbildung wurde durch Regressionsanalysen beschrieben (S. 18) [226].

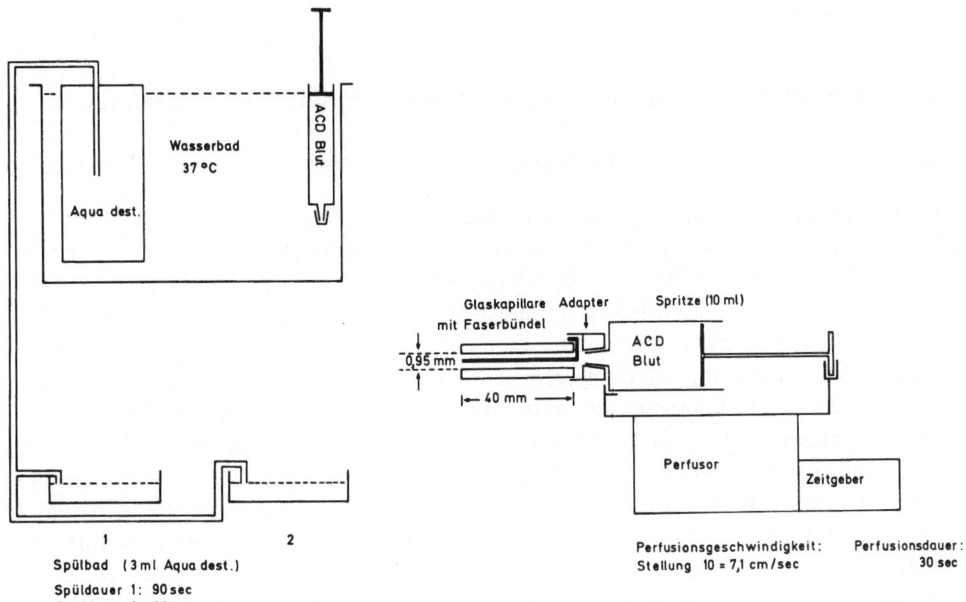

Abb. 32. Schematische Darstellung der Versuchsanordnung zur Aggregatbestimmung nach einer Modifikation des Jacobi'schen Fasertestes [155]

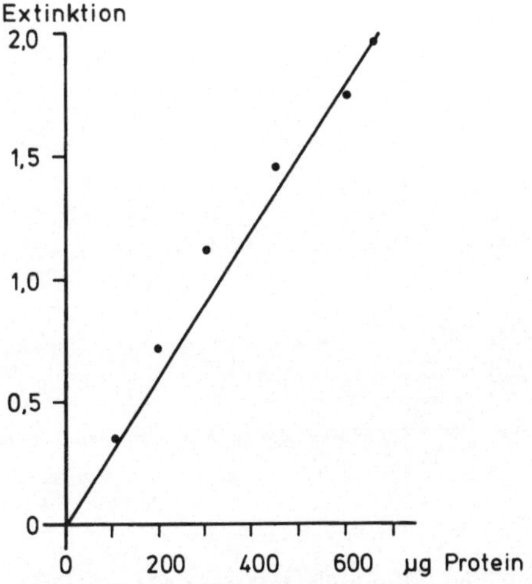

Abb. 33. Eichkurve zur Bestimmung der Aggregat-Proteingewichte nach Lowry [169]. Die Extinktion der Farbreaktionen wurde nach Zusatz des Folin-Reagenzes bei 578 nm im Eppendorf-Photometer gemessen

7.2 Ergebnisse

7.2.1 Der Einfluß von Aprotinin auf die Aggregatbildung im Konservenblut

Quantitativer Nachweis von Mikroaggregaten im modifizierten Fasertest nach Jacobi [155]

Das ACD-Blut zeigt unmittelbar nach der Entnahme zunächst eine normale Thrombozytenadhäsion. Das Proteingewicht der anhaftenden Thrombozyten beträgt zu diesem Zeitpunkt im Mittel 50 μg. Erst im weiteren Verlauf der Lagerung wird eine zeitabhängige Steigerung der Proteingewichte offensichtlich. Am Ende des Untersuchungszeitraumes liegen die Meßwerte infolge einer massiven Abscheidung grobscholliger Aggregate in einer Größenordnung von mehr als 500 μg (Abb. 34). Demgegenüber bewirkt der initiale Zusatz von 200 000 KIE Aprotinin zu ACD-Blutkonserven eine auffällige Unterbrechung der Aggregatbildung. So liegen die Proteingewichte auch nach einer mehr als 20tägigen Lagerung im Mittel unter 100 μg (Abb. 34), einem Meßbereich, der in herkömmlichen Blutkonserven bereits am 3. Tag überschritten wird. Die Wirksamkeit der Aprotinin induzierten Hemmung der Aggregatbildung wird durch die anfangs geringe Streubreite der Meßwerte bestätigt. Der divergente Verlauf der Regressionskurven und der enge Bereich ihrer Vertrauensgrenzen sichert die statistische Signifikanz zwischen der Kontrolle und dem Aprotininkollektiv (Abb. 34).

Morphologischer Nachweis von Mikroaggregaten im Thrombozytenausbreitungstest nach Breddin [44]

Das Thrombozytenausbreitungsbild nach Breddin gestattet aufgrund einer morphologischen Beurteilung der Thrombozytenstruktur eine Aussage über die Thrombozytenfunktion und das Ausmaß der Aggregatbildung. Als Ausdruck einer zunehmenden Beeinträchtigung der thrombozytären Funktionen findet man im Konvervenblut mit zunehmender Lagerung eine erhebliche Abweichung von den in der Regel runden thrombozytären Ausbreitungsformen. Nicht selten beobachtet man bei einem Verlust der typischen Zellstrukturen das Auftreten von Thrombozytenaggregaten (Abb. 35).

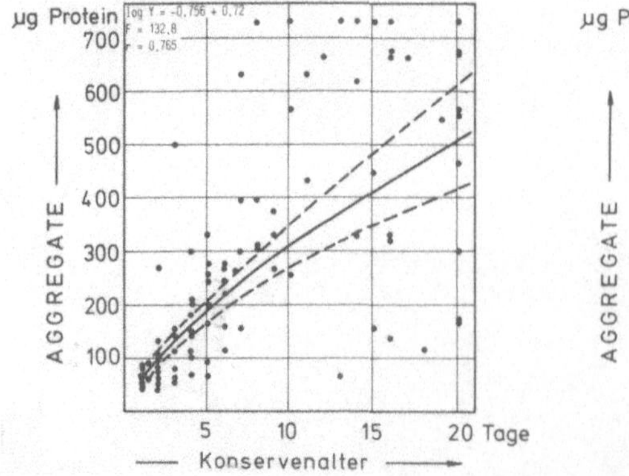

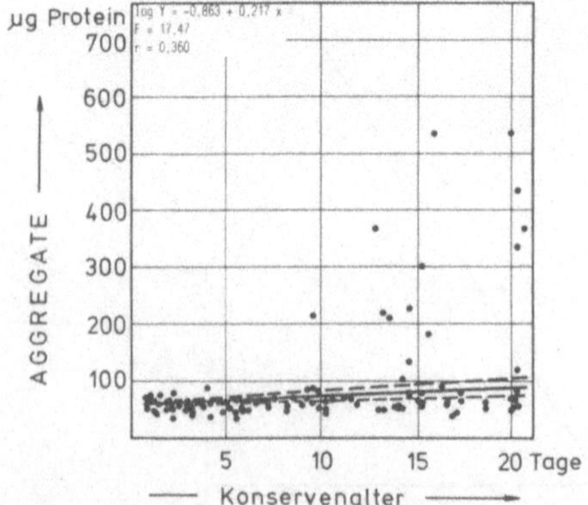

Abb. 34. Verlauf der Aggregatbildung in ACD-Blutkonserven. Links: Kontrolle; rechts: nach Aprotininzusatz. Normalisierung der Urwerte durch Logarithmierung. Dargestellt sind die Regressionskurven mit dem 95%-Vertrauensbereich. Modifizierter Fasertest nach Jacobi [155]

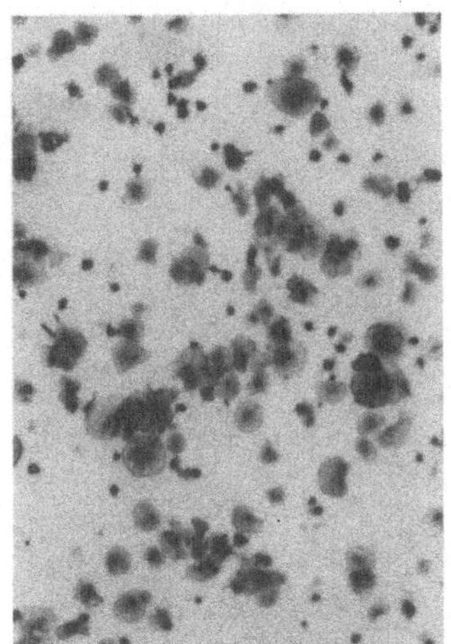

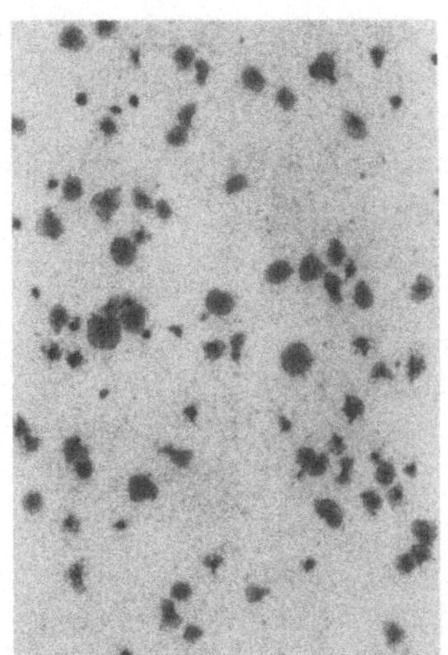

Abb. 35 und 36. Morphologische Darstellung der Plättchenaggregation im Ausbreitungsbild nach Breddin [44] 6 Tage nach Herstellung der Blutkonserve (Vergr. 560fach). Links: irreversible Plättchenaggregate (Kontrolle). Rechts: Hemmung der Aggregatbildung nach initialem Zusatz von Aprotinin

Während in Frischblutkonserven lediglich 5% der Thrombozyten aggregiert sind, kommt es bereits wenige Tage nach Herstellung der Blutkonserve zu einer signifikanten Steigerung der Aggregatbildung. Eine besonders auffällige Häufung thrombozytärer Aggregate wird zwischen dem 4. und 9. Tag offensichtlich. Nicht selten liegen bis zu 30% der Thrombozyten als Aggregate vor (Abb. 37).

Im weiteren Verlauf der Beobachtung, vor allem nach dem 10.–12. Tag, ist eine objektive Auswertung mit diesem Untersuchungsverfahren nicht mehr möglich, weil aus älteren Blutkonserven infolge erhöhter Sedimentation aggregierender Thrombozyten die Entnahme plättchenreicher Plasmen undurchführbar wird.

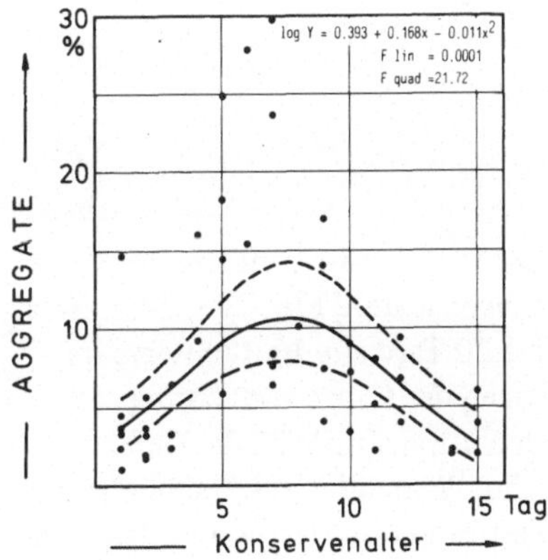

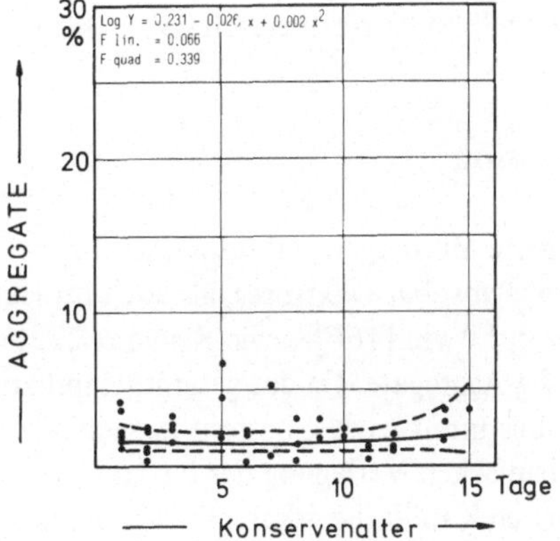

Abb. 37. Thrombozytenausbreitungstest nach Breddin [44]. Verlauf der Aggregatbildung in ACD-Blutkonserven. Links: Kontrolle. Rechts: Nach Aprotininzusatz. Normalisierung der Urwerte durch Logarithmierung. Dargestellt sind die Regressionskurven mit dem 95%-Vertrauensbereich

Ein völlig anderes Aggregationsverhalten ist nach initialem Zusatz von Aprotinin zu ACD-Blut zu beobachten. Im Ausbreitungsbild überwiegen bei weitem freiliegende, ausgebreitete Zellformen. Aggregate werden nicht oder kaum nachweisbar (Abb. 36). Während der gesamten Lagerungsphase beträgt der Aggregatanteil an der Gesamtthrombozytenzahl im Mittel nur 2% (Abb. 37).

7.2.2 Dosis-Wirkungs-Beziehung des Aprotinins auf die Hemmung der Aggregatbildung im Konservenblut

Die Siebungsdruckmessung nach Swank [*244*]

Die Siebungsdruckmessungen bestätigen die bisherigen Befunde. Infolge der frühzeitig einsetzenden Aggregatbildung kommt es im Konservenblut bereits wenige Tage nach Herstellung der Blutkonserven zu einem signifikanten Anstieg des Siebungsdruckes (Abb. 15 und 38a). Am 5. Lagerungstag liegen die Meßwerte bereits über 50 mmHg. Diese Tendenz verstärkt sich auch im weiteren Verlauf, so daß die Meßwerte nach 20 Tagen im Mittel mehr als 500 mmHg erreichen (Abb. 15 und 38a). Demgegenüber zeigen die Meßwerte nach Aprotinin-Zusatz eine dosisabhängige Senkung des Siebungsdruckes. Bereits ein Zusatz von 100 000 KIE Aprotinin zu ACD-Blut bewirkt eine signifikante Herabsetzung der Aggregatbildung. Hier liegen die Meßwerte nach 20tägiger Lagerung bei lediglich 140 mmHg (Abb. 38b).

Diese evidente Hemmung der Aggregatbildung ist nach einer Erhöhung der initialen Aprotinindosis auf 150 000 KIE noch stärker ausgeprägt. Wie der Verlauf der Regressionskurve demonstriert, kommt es nahezu zu einer völligen Unterbrechung der Aggregatbildung. Nach 20tägiger Lagerung liegen die Siebungsdruckmeßwerte in einer Größenordnung von lediglich 30 mmHg (Abb. 38b).

Eine analoge Wirkung wird auch nach Zusatz von 200 000 KIE Aprotinin beobachtet. Der Verlauf der Regressionsanalyse ist praktisch vergleichbar, jedoch ist bei dieser Dosierung die Streuung der Einzelwerte deutlich geringer (Abb. 38b).

Nach Zusatz von 300 000 KIE Aprotinin zu ACD-Blut ist ein Anstieg des Siebungsdruckes kaum nachweisbar. Am Ende der Lagerungszeit bewegen sich die Meßwerte mit 20 mmHg noch im Normalbereich (Abb. 38b).

7.3 Diskussion

Die gesteigerte Mikroaggregatbildung wird sowohl im ACD-(Acidum-Citricum-Dextrose), im CPD-(Citrat-Phosphat-Dextrose), als auch im Heparin-Blut beobachtet [176, 228, 244]. Nach Angaben von Litwin [166] sowie Risberg [222] enthält eine 20 Tage alte Blutkonserve im Mittel 6–7 g Aggregate. Da das gesamte kapillare Blutvolumen der Lunge von Staub [258] mit 90 ml bestimmt wurde, besteht tatsächlich nach Massivbluttransfusionen die Gefahr einer mechanischen Verlegung der terminalen Endstrombahn. Während in mikroembolisch verschlossenen Kapillarbezirken eine Unterbrechung der Perfusion resultiert, droht den nicht betroffenen Teilen eine Volumenüberlastung. Nach West [296] kommt es daher nach Massivbluttransfusionen zu einer Störung des Perfusions-Ventilationsgleichgewichtes. Klinisch resultiert ein Anstieg des physiologischen Totraumes sowie eine Zunahme des pulmonalvas-

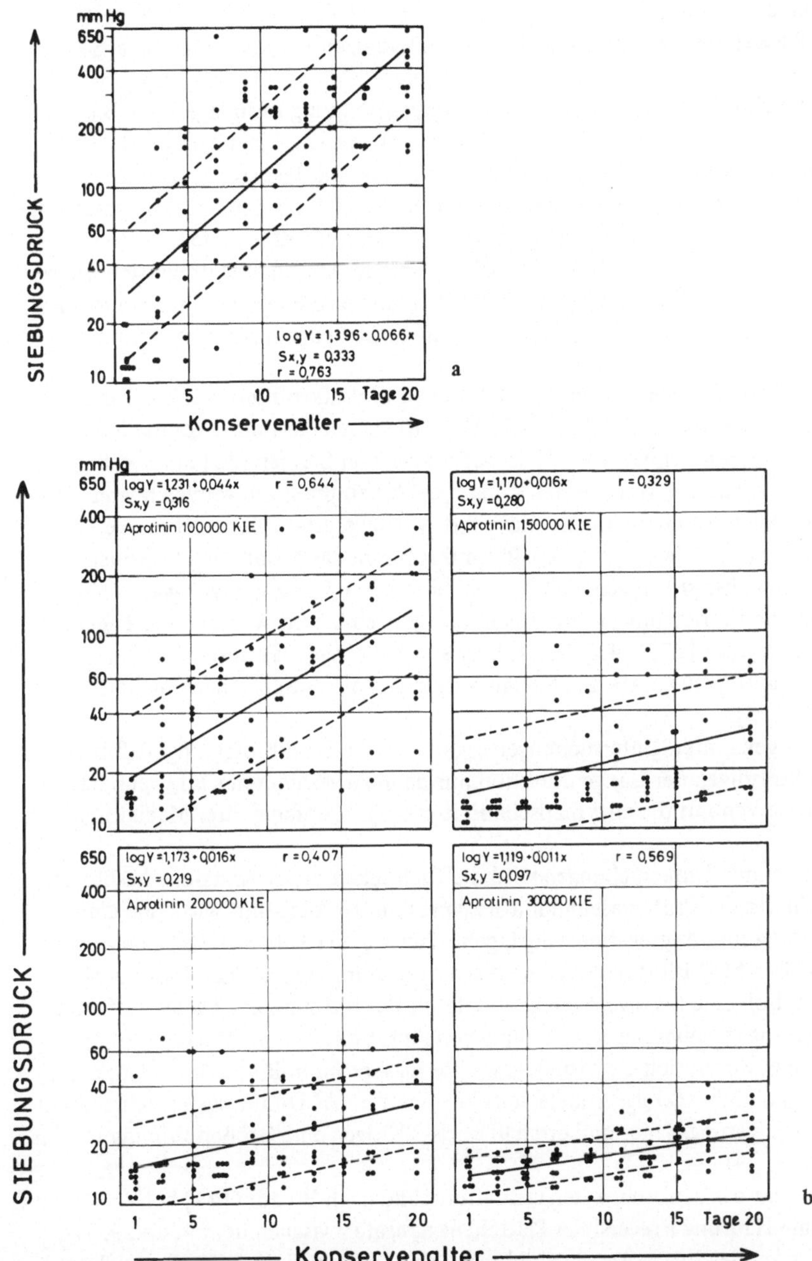

Abb. 38. Anstieg des Siebungsdruckes im lagernden ACD-Blut (**a**). Normalisierung des Siebungsdruckes nach initialem Zusatz steigender Aprotininkonzentrationen (**b**). Normalisierung der Urwerte durch Logarithmierung. Dargestellt sind die Regressionskurven mit den Grenzen der Standardabweichungen (Sx. y)

culären Widerstandes. Darüberhinaus wird in den mikroembolisch verlegten Regionen des pulmonalen Gefäßsystems eine Zunahme des intrapulmonalen Shunts beobachtet [51, 124, 304].

Eine Unterbrechung oder Beeinflussung der Aggregatbildung ist in lagernden Blutkonserven bislang mit unterschiedlichem Erfolg versucht worden. Einerseits wurde die Herstellung thrombozytenfreier Blutkonserven angestrebt oder die Transfusion gewaschener Erythrozyten empfohlen [90, 99]. Andererseits wurde durch Aspirin- oder Urokinasezusatz zum Konservenblut eine Verminderung der Aggregatbildung erzielt [12, 95]. Beide Verfahren sind jedoch bislang klinisch nicht praktikabel: Während Aspirin eine irreversible Hemmung der Plättchenaggregation bewirkt, induziert Urokinase eine massive Fibrinolyse [149, 193]. In beiden Fällen kann unter Transfusionsbedingungen eine unstillbare Blutungsneigung auftreten.

Als einzige Alternative wird daher der Einsatz von Blutmikrofiltern zur mechanischen Aggregatelimination diskutiert [30, 165, 177, 219]. Wie bereits erwähnt, konnte jedoch zwischenzeitlich in tierexperimentellen Untersuchungen von Berman [33] und Geelhoed [93] nachgewiesen werden, daß gefiltertes Konservenblut zu praktisch vergleichbaren Störungen der pulmonalen Kapillarpermeabilität führt wie ungefiltertes Blut. Klinische Untersuchungen bestätigen, daß der Einsatz von Blutmikrofiltern die Ausbildung transfusionsbedingter Gasstoffwechselstörungen nicht zu senken vermag, und zwar sehr wahrscheinlich deshalb, weil die Freisetzung cytotoxischer Substanzen bereits während der Lagerung im Konservenblut beginnt [27, 174, 269, 306]. Es ist naheliegend, daß durch den Einsatz von Blutmikrofiltern die transfusionsbedingten Auswirkungen dieser Substanzen nicht zu verhindern sind [68, 285].

Aufgrund der genannten Untersuchungen ergibt sich die Schlußfolgerung, daß transfusionsbedingte Störungen der Lungenfunktion nur dann zu verhindern sind, wenn bereits im lagernden Konservenblut die enzymatische Freisetzung thrombozytärer Mediatoren unterbunden wird.

In den vorliegenden Untersuchungen wird die Richtigkeit dieser Annahme bestätigt: Nach initialem Zusatz des Proteinaseninhibitors Aprotinin zu ACD-Blut wird eine Unterbrechung der gesteigerten Aggregationsvorgänge nachgewiesen (Abb. 34–38). Bei Verwendung herkömmlicher ACD-Blutkonserven beobachtet man im Jacobi'schen Fasertest [155] bereits makroskopisch eine massive Aggregatbesetzung der Nylonfasern. Dieses auffällige Phänomen wird demgegenüber bei Verwendung von Aprotinin-Blut nicht nachweisbar. Dementsprechend bewegen sich die Proteingewichte für Aprotinin-Blut in einer Größenordnung von lediglich 50–100 μg. Andererseits korreliert im ACD-Blut das Proteingewicht der Aggregate zur Lagerungsdauer und erreicht nach 20 Tagen eine Größenordnung von im Mittel 500 μg (Abb. 34).

In Analogie zeigt das Thrombozytenausbreitungsbild nach Breddin [44] bei Verwendung von ACD-Blut eine Häufung irreversibler Plättchenaggregate zwischen dem 4. und 9. Tag (Abb. 35 und 37); vergleichbare Aggregatbildungen sind im Aprotinin-ACD-Blut nicht zu beobachten (Abb. 37). Im Ausbreitungsbild überwiegen vorwiegend funktionsfähige, nicht aggregierte Zellformen (Abb. 36). Dieser Sachverhalt läßt vermuten, daß im Aprotinin-ACD-Blut infolge der Aggregationshemmung eine größere Anzahl funktionsfähiger Thrombozyten bereitgestellt wird.

Die Hemmung der Mikroaggregatbildung wird mit dem Siebungsdruckmeßverfahren nach Swank [244] bestätigt. Wie in Untersuchungen von Harp [126] und Swank [244] nachgewiesen werden konnte, steigt der Siebungsdruck während der Lagerung auf mehr als

500 mmHg an. Ein vergleichbares Reaktionsverhalten wird in den eigenen Untersuchungen bestätigt. Demgegenüber verbleiben die Meßwerte im Aprotinin-ACD-Blut während der gesamten Lagerungsdauer mit durchschnittlich 30 mmHg im Ausgangsbereich (Abb. 38).

Insgesamt belegen die vorliegenden Untersuchungen, daß der Zusatz von 200 000 KIE Aprotinin zu einer ACD-Vollblutkonserve eine gesteigerte Aggregatbildung nahezu vollkommen verhindert.

8 Experimentelle Untersuchungen über den Einfluß von Aprotinin auf die plasmatische und thrombozytäre Gerinnung

Die Thrombozyten verfügen über zahlreiche Enzymsysteme, die unter anderem der Steuerung ihrer Funktionen dienen. Die wesentliche biologische Aufgabe der Thrombozyten besteht vor allem darin, verletzte Blutkapillaren durch Adhäsion und Aggregation zu verschließen (Abb. 2). Die Wechselwirkungen zwischen Thrombozyten und Gefäßwand werden durch komplizierte enzymatische Regelkreise gesteuert (Abb. 39). Während die *endothelialen* Prostacycline durch eine Membranstabilisierung der thrombozytären Aggregation entgegenwirken, bewirkt die Bildung *thrombozytärer* Endoperoxide und Thromboxane nach Kollagen, Adrenalin oder ADP-Kontakt eine Aggregation (Abb. 39). Vergleichsweise kompliziert sind die enzymatischen Reaktionen des plasmatischen Gerinnungssystems, die mit der Fibrinbildung den thrombozytären Kapillarverschluß unterstützen [193, 293].

Es war im vorliegenden Zusammenhang auch zu untersuchen, inwieweit Aprotinin auf die plasmatischen und thrombozytären Enzymsysteme wirkt und – im Hinblick auf eine künftige klinische Anwendbarkeit von Aprotinin-ACD-Blut – waren Einflüsse und Rückwirkungen auf den Ablauf der Hämostase zu überprüfen.

8.1 Material und Methodik

8.1.1 Dosis-Wirkungs-Beziehung des Aprotinins auf die Hemmung des plasmatischen und thrombozytären Gerinnungssystems

Die folgenden Untersuchungen wurden sowohl am plättchenarmen (PPP) als auch am plättchenreichen Citrat-Plasma (PRP) gesunder Spender durchgeführt. Dabei wurden Änderungen der plasmatischen Gerinnung und der Thrombozytenfunktion in Abhängigkeit von der Aprotininkonzentration (KIE/ml) gemessen.

Im einzelnen wurden die folgenden Parameter bestimmt:

1. *Plasmatisches System:*
   Partielle Thromboplastinzeit (PTT)
   Fibrinogen (Faktor I)
   Faktor II, V, VII, VIII, IX, X, XI, XII, XIII – Aktivität
   Fibrin(ogen)spaltprodukte: Thrombin-Coagulase-Zeit (T.C.)
2. *Thrombozytäres System:*
   Thrombozytenadhäsivität
   Thrombozytenfunktion
   Thrombozytenaggregation 1. Phase
   ADP-induzierte Aggregation
   Thrombozytenaggregation 2. Phase

Kollagen-induzierte Aggregation

Adrenalin-induzierte Aggregation

Die Bestimmung der genannten Gerinnungsparameter erfolgte nach den angegebenen Methoden (S. 6 ff.).

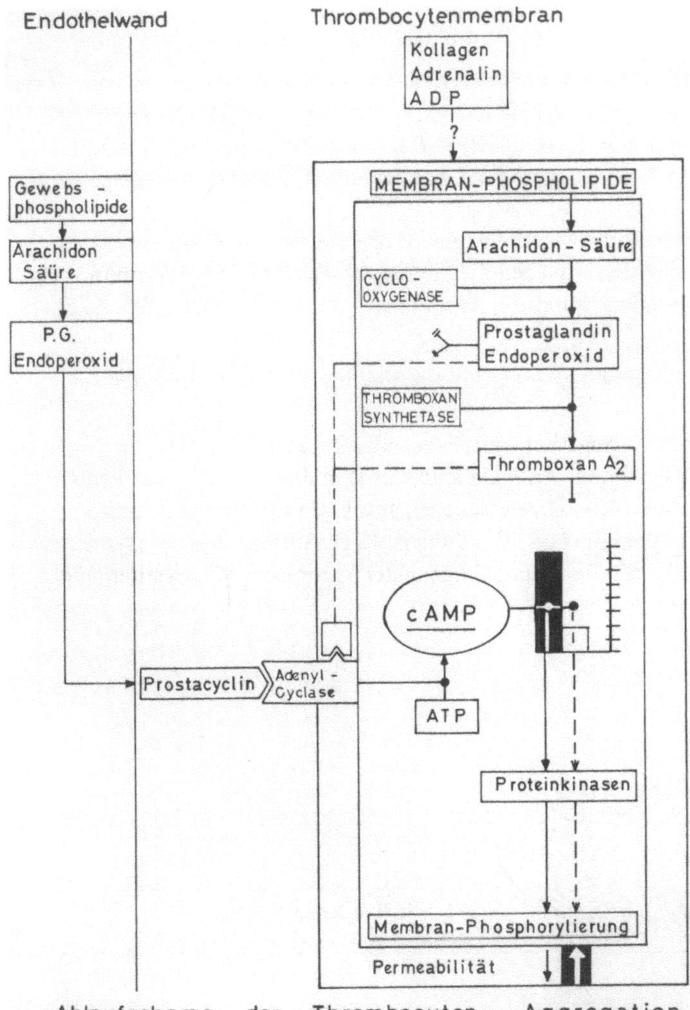

Abb. 39. Ablauf und Regulation der thrombozytären Aggregation über das cyclische Adenosinmonophosphat (cAMP). Verschiedene Reaktionswege führen über eine Absenkung oder Steigerung der cAMP-Konzentration zu einer wechselseitigen Beeinflussung der Membranpermeabilität: Während der enzymatische Abbau der Arachidonsäure eine Steigerung der Permeabilität und damit die Aggregation induziert (gestrichelte Linie), bewirken die blut- und gewebeständigen Prostacycline über einen erhöhten cAMP-Umsatz eine Stabilisierung der Zellmembran und dadurch eine Hemmung der Aggregation (durchgezogene Linie). Ungeklärt sind die bei der Startreaktion ablaufenden Wechselwirkungen zwischen aggregationsinduzierenden Substanzen wie Kollagen, Adrenalin, ADP und der Thrombozytenmembran

8.1.2 Reversibilität der plasmatischen und thrombozytären Aprotinin-Bindung am Beispiel verschiedener experimenteller Modelle

1. Thrombozytäres System

Modell 1: Beeinflussung der Thrombozyten-Aprotinin-Bindung durch Plasmin (Streptokinase[2]-induziertes Plasmin)

Versuchsansatz: Die Thrombozytenfunktion bei Adrenalin-Aggregation wurde vor und 30 sec nach Zusatz von 1200 KIE Aprotinin/ml PRP bei 37 °C gemessen. In einem analogen Versuchsansatz wurde plättchenreichem Plasma (PRP) 30 sec nach Aprotininzusatz 250 I.E. Streptokinase zugemischt. Nach 60 sec wurde die Aggregation im Eppendorf-Aggregometer registriert.

Die SK-induzierte Plasminaktivität wurde in einem getrennten Testansatz durch den Anstieg der TC belegt. Folgerichtig verblieben die Meßwerte nach initialem Aprotininzusatz – als Ausdruck der Plasminaffinität des Aprotinins – im Normbereich (Tabelle 3).

Modell 2: Beeinflussung der Thrombozyten-Aprotinin-Bindung durch Erythrozyten

Versuchsansatz: Die Adrenalin-Aggregation wurde vor und 30 sec nach Zusatz von 1200 KIE Aprotinin/ml PRP bestimmt. Anschließend wurde in drei analogen Versuchsansätzen jeweils 1 ml PR-Plasma mit 1 ml gewaschenen autologen Erythrozyten [206] für die Dauer von 1, 20 bzw. 40 min bei 37 °C inkubiert. Nach Ablauf der Kontaktzeit und Zentrifugation bei 1000 U/min für 5 min Abheben der Thrombozyten. Bestimmung der Adrenalinaggregation.

Tabelle 3. Thrombin-Coagulase-Zeit (TC) (sec)

Versuchsansatz	Kontaktzeit		
	0 sec	30 sec	60 sec
I. Kontrolle			
1 ml PPP	24,4	96,2	139,3
250 I.E. SK	± 4,2	±72,2	± 66,1
II. Testansatz			
1 ml PPP	24,4	25,3	25,8
1200 KIE Aprot.	± 4,2	± 3,5	± 3,8
250 I.E. SK			

[2] Streptase, Behringwerke, Marburg

2. Plasmatisches Gerinnungssystem

Modell 3: Beeinflussung der Aprotinin-Bindung zu plasmatischen Gerinnungsfaktoren durch Erythrozyten

Versuchsansatz: Analyse der partiellen Thromboplastinzeit (PTT) vor und 30 sec nach Zusatz von 2400 KIE Aprotinin/ml PPP. In drei Versuchsansätzen wurden jeweils 2,5 ml PPP für 1, 20 und 40 min mit 2,5 ml gewaschenen, autologen Erythrozyten bei 37 °C inkubiert. In einem analogen Versuchsansatz wurden jeweils 5 ml Erythrozyten mit 2,5 ml PPP bei vergleichbaren Kontaktzeiten inkubiert. Nach Ablauf der Inkubation, Zentrifugation bei 3000 U/min für 10 min. Anschließend Bestimmung der partiellen Thromboplastinzeit (PTT).

3. Fibrinolytisches System

Modell 4: Beeinflussung der Plasmin-Aprotinin-Bindung durch Erythrozyten (SK-induziertes Plasmin)

Versuchsansatz: In zwei Versuchsansätzen wurde jeweils 1 ml PPP mit
a) 250 I.E. SK
b) 250 I.E. SK und 200 KIE Aprotinin
versetzt.
In einem dritten Ansatz wurde 1 ml PPP nach Zusatz von 250 I.E. SK und 200 KIE Aprotinin mit 1,5 ml gewaschenen autologen Erythrozyten resuspendiert. Die Thrombin-Coagulase wurde vor sowie nach einer Kontaktzeit von 0,5/1,5/20 und 40 min bei 37 °C bestimmt.

8.1.3 Statistische Auswertung

Die Aprotinin-induzierten Änderungen im plasmatischen und thrombozytären Gerinnungssystem wurden durch Regressionsanalysen berechnet. Bei der vergleichenden Gegenüberstellung der Aprotinineffekte wurde entsprechend dem Modell die Signifikanz durch eine einfache oder doppelte Varianzanalyse ermittelt [226].

8.2 Ergebnisse

8.2.1 Dosis-Wirkungs-Beziehung des Aprotinins auf die Hemmung des plasmatischen und thrombozytären Gerinnungssystems

8.2.1.1 Plasmatisches System

Zur Feststellung eines möglichen Aprotinin-Einflusses auf die plasmatische Gerinnung wurde eine Analyse der partiellen Thromboplastinzeit (PTT) durchgeführt. Es kam bereits nach Zusatz von 400 KIE/ml PPP zu einer deutlichen Verlängerung der PTT-Zeit, die bei weiterer Erhöhung der Aprotinin-Konzentration nahezu linear zunahm (Abb. 40).

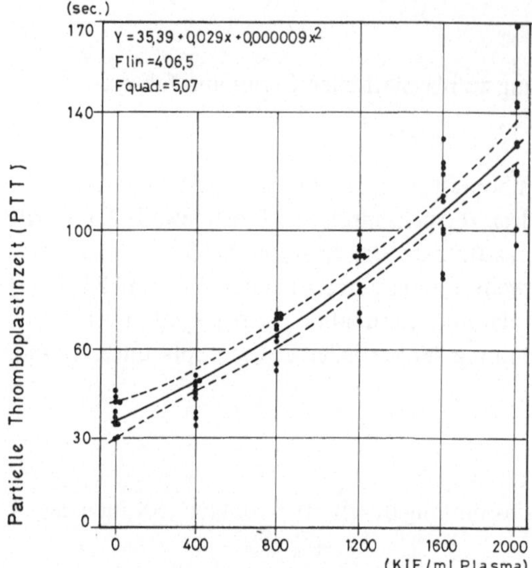

Abb. 40. Dosis-Wirkungs-Beziehung des Aprotinins auf die Hemmung des plasmatischen Gerinnungssystems, dargestellt am Verlauf der partiellen Thromboplastinzeit (PTT). Dargestellt ist die Regressionskurve mit dem 95%-Vertrauensbereich

Die Analyse der Einzelfaktoren ergibt vor allem eine Aktivitätsminderung der Faktoren IX und XII, die bei 400 KIE/ml PPP mehr als 50% beträgt und bei 2000 KIE/ml nahezu völlig blockiert ist (Abb. 41).

Des weiteren zeigen auch die Faktoren VIII und XI, wenn auch mit graduellen Unterschieden, eine dosisabhängige Aktivitätseinschränkung (Abb. 41). Die Faktoren I, II, V, VII, X und XIII erweisen sich als Aprotinin-unempfindlich (Abb. 42).

8.2.1.2 Thrombozytäres System

1. Thrombozyten-Adhäsion

Die Adhäsion der Thrombozyten wird bis zu einer Aprotinin-Konzentration von 3000 KIE/ml PRP nicht beeinflußt. Erst nach massiver Dosiserhöhung auf 5000 KIE/ml wird eine Absenkung der Plättchenadhäsivität nachgewiesen (Abb. 43a).

2. Thrombozytenaggregation – 1. Phase

Die primäre ADP-induzierte Aggregation ist durch Aprotinin nur unwesentlich zu beeinflussen: bei 2000 KIE/ml PRP wird die Aggregation um lediglich 8% und die Aggregationsgeschwindigkeit von 1,2 auf 1,1 ΔE/min abgesenkt. Relevante Funktionsverluste sind erst ab 8000 KIE/ml PRP zu beobachten (Abb. 43b, c).

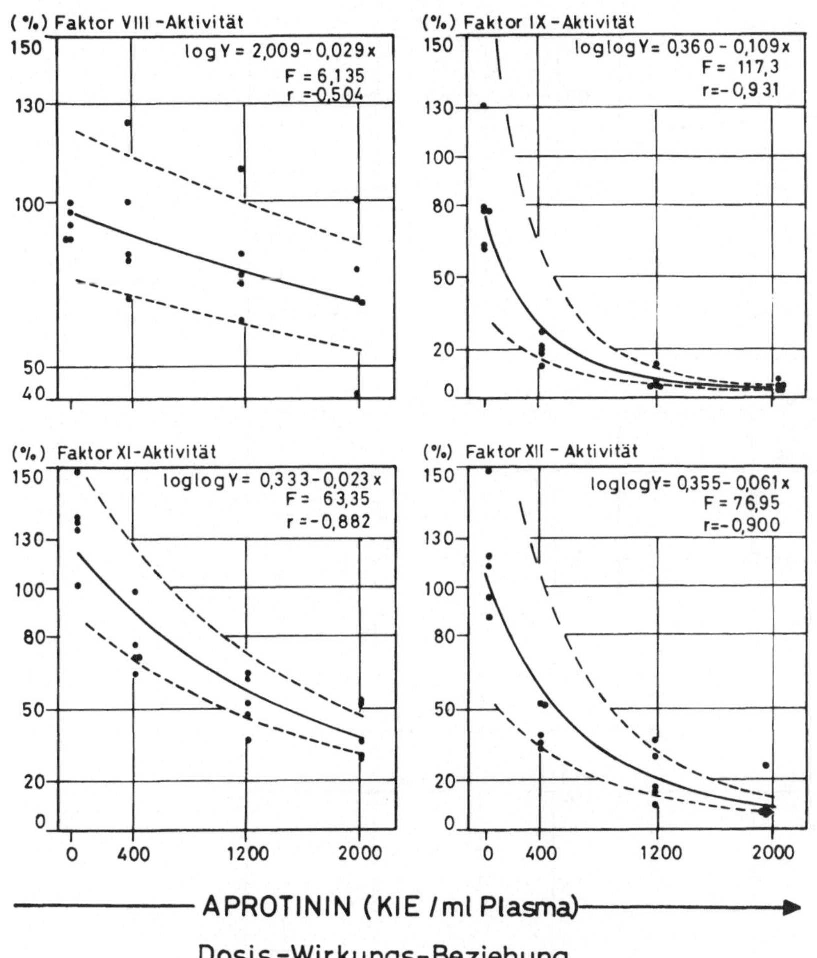

Abb. 41. Dosis-Wirkungs-Beziehung des Aprotinins auf die Hemmung der Faktor-VIII-, Faktor-IX-, Faktor-XI- und Faktor-XII-Aktivität. Normalisierung der Urwerte durch log-Transformation. Dargestellt sind die Regressionskurven mit den Grenzen der Standardabweichung (Sx. y)

3. Thrombozytenaggregation – 2. Phase

a) Kollagen-induzierte Aggregation.
Mit ansteigender Aprotinin-Konzentration ergibt sich eine nahezu lineare Abnahme der Aggregationsfähigkeit. Bei 4000 bis 5000 KIE/ml PRP wird ein völliger Verlust der Thrombozytenfunktion offensichtlich (Abb. 44a, b).
b) Adrenalin-induzierte Aggregation.
Die Adrenalin-induzierte Aggregation wird durch Aprotinin besonders empfindlich gehemmt: Bereits nach Zusatz von 1000 KIE/ml PRP werden die Meßwerte um mehr als 50% abgesenkt. 1600 KIE Aprotinin/ml PRP führen zu einer völligen Blockierung der Funktion (Abb. 44c).

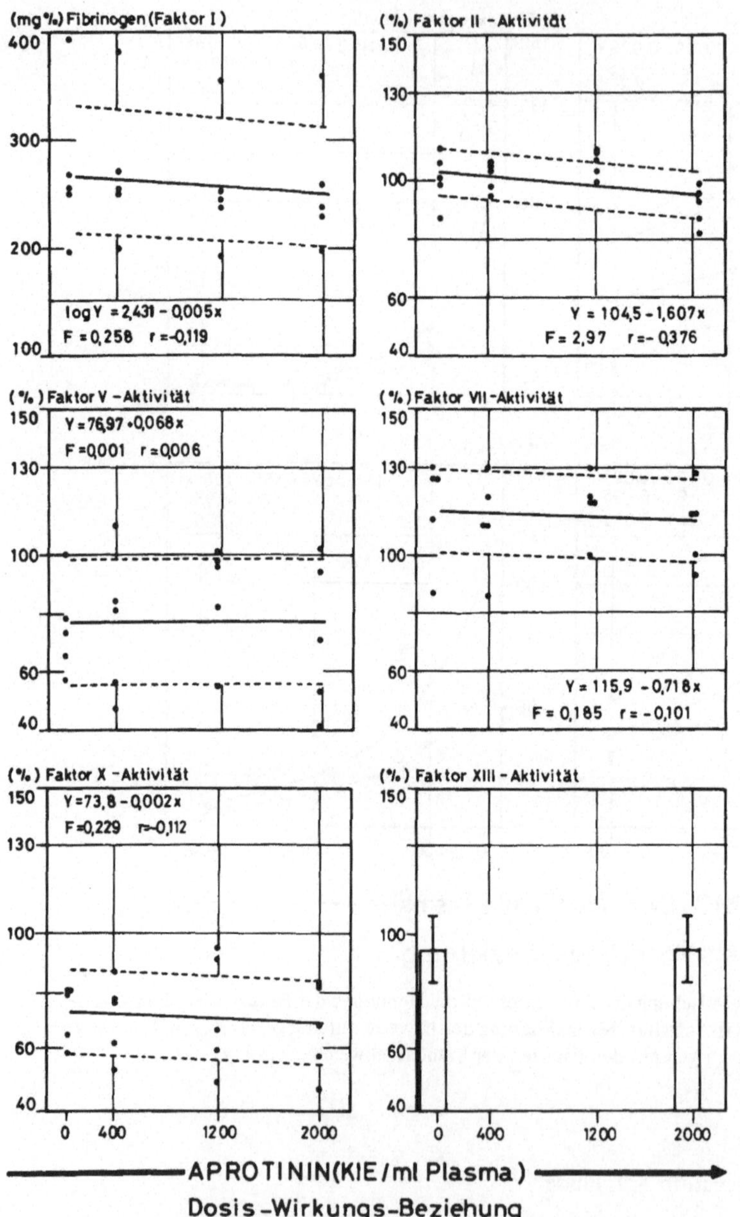

Abb. 42. Dosis-Wirkungs-Beziehung des Aprotinins auf die Fibrinogenkonzentration, die Faktor-II-, Faktor-V-, Faktor-VII-, Faktor-X- und Faktor-XIII-Aktivität. Berechnung nach log-Transformation, soweit die Urwerte nicht normal verteilt waren. Dargestellt sind die Regressionskurven mit den Grenzen der Standardabweichung (Sx. y)

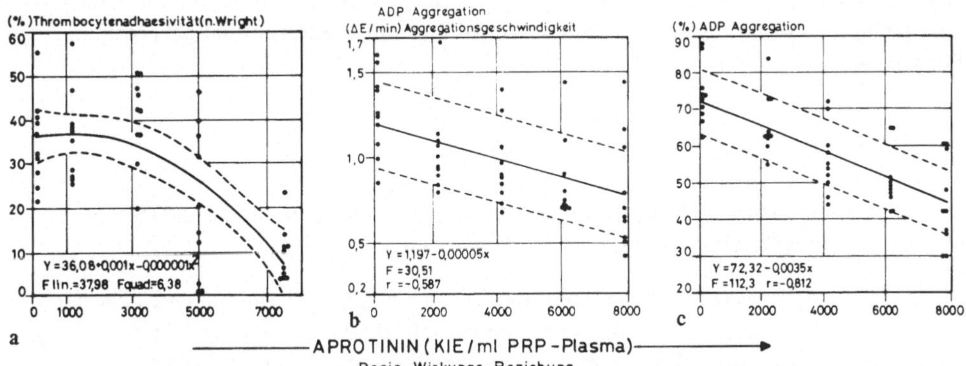

Abb. 43 a–c. Dosis-Wirkungs-Beziehung des Aprotinins auf die Hemmung der Adhäsions- und 1. Aggregationsphase im Thrombozytenadhäsivitätstest nach Wright [303] und bei ADP-induzierter Aggregation nach Born [43]. Dargestellt sind die Regressionskurven mit dem 95%-Vertrauensbereich (**a**) bzw. mit den Grenzen der Standardabweichung (**b**, **c**) (Sx. y)

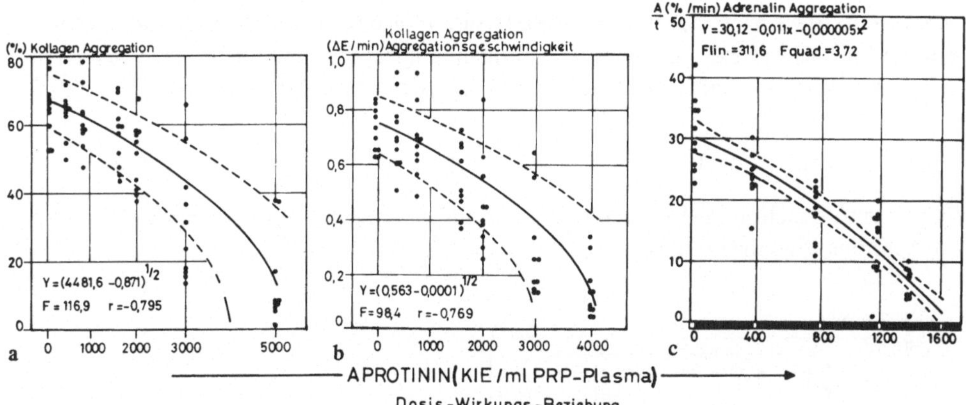

Abb. 44 a–c. Dosis-Wirkungs-Beziehung des Aprotinins auf die Hemmung der sekundären Aggregationsphase. Verlauf der Kollagen- und Adrenalin-induzierten Aggregation nach Born [43]. Berechnung nach Wurzeltransformation, soweit die Urwerte nicht normal verteilt waren. Dargestellt sind die Regressionskurven mit dem 95%-Vertrauensbereich (c) bzw. mit den Grenzen der Standardabweichung (**a**, **b**) (Sx. y)

8.2.2 Reversibilität der plasmatischen und thrombozytären Aprotinin-Bindung am Beispiel verschiedener experimenteller Modelle

Die Gesetzmäßigkeit des enzymkinetischen Gleichgewichts:

Enzym + Inhibitor $\rightleftharpoons$ Enzyminhibitor-Komplex

sollte bei einem enzymatischen Charakter der Aprotinin-Bindung unter bestimmten Versuchsbedingungen nachweisbar werden [213]. Während bei der Ermittlung der Dosis-Wirkungs-Beziehungen infolge kontinuierlicher Erhöhung der Aprotinin-Konzentration eine Rechtsverschiebung des Gleichgewichtes eingeleitet wurde, sollte umgekehrt eine Verminderung der Konzentration eine Linksverschiebung und Wiederkehr der gehemmten Funktionen ermöglichen.

1. Modellversuche am thrombozytären System

Modell 1: Beeinflussung der Thrombozyten-Aprotinin-Bindung durch Plasmin (Streptokinase-induziertes Plasmin)

In diesem Versuchsmodell wird der Aprotinin-Überschuß durch Plasmin in einen Plasmin-Aprotinin-Komplex überführt. Diese Aprotinin-Plasmin-Bindung verhindert die Entstehung von Fibrin(ogen)spaltprodukten, wie dies durch den Verlauf der Thrombin-Coagulase-Zeit belegt wird (Abb. 45; Tabelle 3). Die somit erreichte Senkung der freien Aprotininkonzentration sollte eine Linksverschiebung des enzymatischen Gleichgewichts und damit eine Wiederkehr der Thrombozytenfunktion ermöglichen.

Es zeigt sich 30 sec nach Zusatz von 1 200 KIE/ml PRP eine Herabsetzung der Adrenalin-Aggregation von im Mittel 40 auf 5%/min. In einem zweiten analogen Versuchsansatz wird bereits 30 sec nach Streptokinase-Zusatz eine völlige Normalisierung der Adrenalin-Aggregation nachweisbar. Die zunächst signifikant abgesenkten Meßwerte liegen zu diesem Zeitpunkt wieder in einer Größenordnung von 30%/min (Abb. 45; Tabelle 8).

Modell 2: Beeinflussung der Thrombozyten-Aprotinin-Bindung durch Erythrozyten

Im zweiten Versuchsmodell werden membranständige Enzymsysteme der Erythrozyten zur Aprotinin-Bindung genutzt.

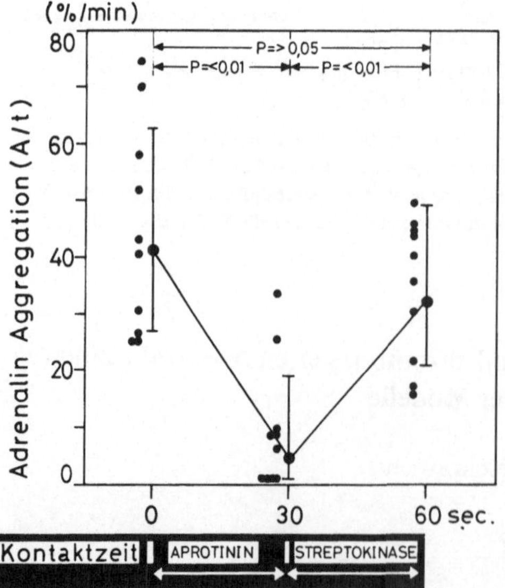

Abb. 45. Modell 1: Beeinflussung der Thrombozyten-Aprotinin-Bindung durch Plasmin (Streptokinase-induziertes Plasmin). Charakteristisch ist die spontane Wiederkehr der durch Aprotinin-inhibierten Thrombozytenfunktion nach Streptokinasezusatz

Die Adrenalin-Aggregation wird nach Zusatz von 1200 KIE/ml PRP über einen Beobachtungszeitraum von 40 min von 33 auf 8%/min abgesenkt. Bereits 60 sec nach Resuspension der inhibierten Thrombozyten mit autologen Erythrozyten kommt es zu einer völligen Normalisierung der Funktion. Die Aggregationsfähigkeit bleibt auch nach längerem Erythrozytenkontakt in vollem Umfang erhalten (Abb. 46; Tabelle 8).

2. Modellversuch am plasmatischen Gerinnungssystem

Modell 3: Beeinflussung der Aprotinin-Bindung zu plasmatischen Gerinnungsfaktoren durch Erythrozyten

In diesem Versuchsmodell werden die Wechselwirkungen des Aprotinins mit dem plasmatischen Gerinnungssystem analysiert. Die Elimination des Aprotininüberschusses erfolgt durch das membranständige Enzymsystem der Erythrozyten (Abb. 47).

Es zeigt sich, daß der Aprotinin-induzierte Anstieg der partiellen Thromboplastinzeit auf mehr als 120 sec nach Erythrozyten-Resuspension des Plasmas signifikant rückläufig ist: bereits 60 sec nach Erythrozytenkontakt kommt es in Abhängigkeit von der Menge zugesetzter Erythrozyten zu einer ausgeprägten Absenkung der Meßwerte von 120 auf 95 bzw. 85 sec. Auch nach längerem Erythrozytenkontakt verbleibt die PTT im gleichen Meßbereich. Demgegenüber besteht im Aprotininplasma ein Anstieg der Meßwerte auf mehr als 140 sec. (Abb. 47; Tabelle 8).

3. Modellversuch am fibrinolytischen System

Modell 4: Beeinflussung der Plasmin-Aprotinin-Bindung durch Erythrozyten (SK-induziertes Plasmin)

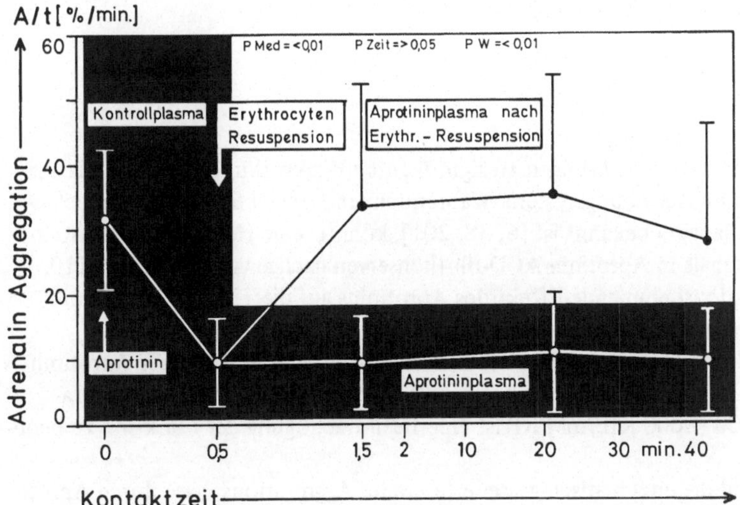

Abb. 46. Modell 2: Beeinflussung der Thrombozyten-Aprotinin-Bindung durch Erythrozyten. Charakteristisch ist die spontane Wiederkehr der durch Aprotinin-inhibierten Thrombozytenfunktion nach Erythrozytenresuspension

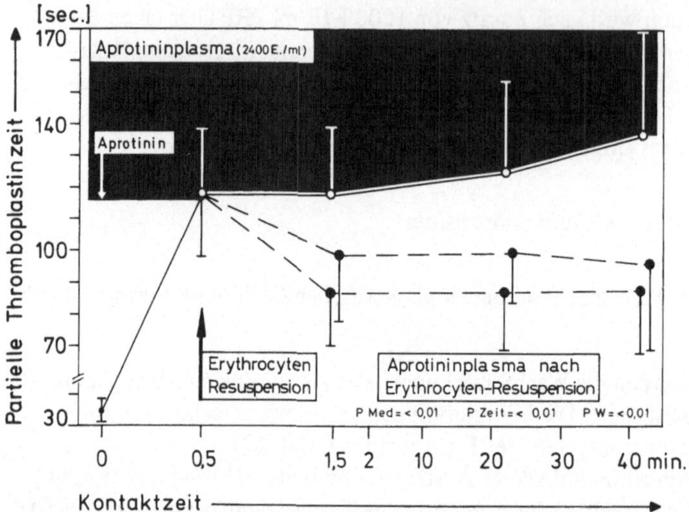

Abb. 47. Modell 3: Beeinflussung der Aprotinin-Bindung zu plasmatischen Gerinnungsfaktoren durch Erythrozyten. Nach Aprotininzusatz kommt es während des gesamten Beobachtungszeitraumes zu einem massiven Anstieg der partiellen Thromboplastinzeit. Charakteristisch ist die spontane Absenkung der Meßwerte nach Erythrozytenresuspension

Auch in diesem Modell wird die Affinitität der membranständigen Enzym-Systeme der Erythrozyten zum Aprotinin genutzt.

Im Aprotinin-freien Kontrollansatz bewirkt die SK-induzierte Plasminämie bereits nach 60 sec eine massive Erhöhung der TC auf mehr als 120 s (Abb. 48; Tabelle 3). Nach initialem Zusatz von 200 KIE Aprotinin zum Kontrollansatz verbleiben die Meßwerte mit 25 sec im Normbereich (Abb. 48; Tabelle 3). Demgegenüber kommt es bereits 60 sec nach Erythrozytenzusatz zu einer signifikanten Erhöhung der TC (Abb. 48; Tabelle 8).

8.3 Diskussion

Aprotinin führt unter in-vitro-Bedingungen zu signifikanten Rückwirkungen auf das plasmatische und thrombozytäre Gerinnungssystem. Während im endogenen System eine Blockierung der Vorphase seit langem bekannt ist [6, 38, 201], konnte eine Hemmung des thrombozytären Systems erstmals in Aprotinin-ACD-Blutkonserven nachgewiesen werden [110, 111, 120]. Der aggregationshemmende Effekt des Aprotinins auf die Thrombozytenfunktion wurde zwischenzeitlich von anderen Autoren bestätigt [9, 105, 220].

Die Adhäsion und primäre Aggregation der Thrombozyten wird bis zu einer Aprotininkonzentration von 3000 KIE/ml PRP nicht beeinflußt. Erst in extrem hohen Konzentrationsbereichen von 5000–8000 KIE/ml PRP ist eine Beeinträchtigung der Funktion zu beobachten (Abb. 43).

Demgegenüber wird die enzymatisch gesteuerte zweite Aggregationsphase durch Aprotinin in niedrigen Konzentrationsbereichen dosisabhängig und reversibel gehemmt [9, 121, 122] (Abb. 44). Im Gegensatz zur initialen Adhäsions- und Aggregationsphase, welche vor allem durch elektrostatische Phänomene beeinflußt wird [60, 225, 286], wird die zweite

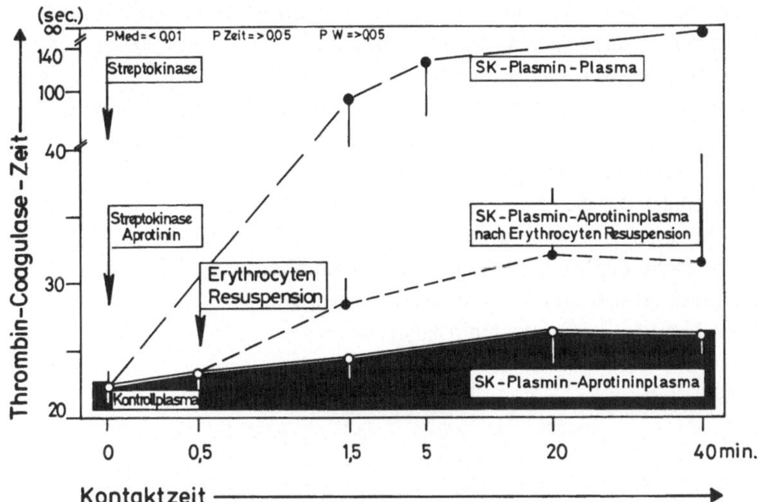

Abb. 48. Modell 4: Beeinflussung der Plasmin-Aprotinin-Bindung durch Erythrozyten (Streptokinase-induziertes Plasmin). Charakteristisch ist der spontane Anstieg der Thrombin-Coagulase-Zeit nach Erythrozytenresuspension

Aggregationsphase ausschließlich durch eine Steigerung der Membranpermeabilität und einer damit verbundenen Freisetzung von aggregationsauslösenden Substanzen eingeleitet [193, 293, 306].

Im wesentlichen geschieht eine Regulation der Thrombozytenfunktion durch das cyclische Adenosinmonophosphat (cAMP), welches die Membranpermeabilität steuert. Während einerseits Thromboxan A_2 und Prostaglandin Endoperoxide über eine Inaktivierung der Adenylcyclase und eine Abnahme des cAMP eine Steigerung der Permeabilität bewirken, induzieren andererseits die zirkulierenden Prostacycline über eine Aktivierung der Adenylcyclase einen Anstieg des cAMP und damit eine Stabilisierung der Zellmembran [193, 293, 294] (Abb. 39).

In diesem enzymatisch gesteuerten Regelkreis könnte Aprotinin die thrombozytäre Freisetzungsreaktion und die Aggregation wie folgt verhindern:

1. Durch eine Inhibition der Cyclooxygenase, der Thromboxansynthetase oder der das cAMP abbauenden Phosphodiesterase.
2. Durch eine Protection der Adenylcyclase vor einer inaktivierenden Wirkung durch Thromboxan A_2 und Prostaglandin Endoperoxide [121, 122] (Abb. 39).

Die Bindung des Aprotinins zu den verschiedenen Enzymsystemen der Thrombozytenmembran ist – wie die verschiedenen Modellversuche zeigen – reversibel und folgt dem enzymkinetischen Gleichgewicht. Erwähnenswert ist, daß auch membranständige Enzymsysteme anderer Zellen, z.B. der Erythrozyten, ein vergleichbares Reaktionsverhalten aufweisen und eine Aprotininbindung eingehen [121, 122] (Abb. 46–48). Dieser günstige, sehr wahrscheinlich membranstabilisierende Effekt des Aprotinins dürfte die bislang offene Frage einer induzierten Aprotininapplikation bei gestörten Permeabilitätsverhältnissen, z.B. im Schock, positiv beantworten [306].

Neben dieser wichtigen Erkenntnis ergibt sich aus transfusionsmedizinischer Sicht die folgende Schlußfolgerung: Die zur Unterbrechung der Aggregatbildung im Konservenblut erforderliche Aprotininkonzentration liegt in einer Größenordnung von 400 KIE/ml Blut. In diesem Dosierungsbereich ist eine relevante Beeinträchtigung des thrombozytären und plasmatischen Systems nicht nachweisbar.

Zum anderen konnten die beschriebenen Modellversuche zeigen, daß selbst maximal inhibierte Thrombozyten, Gerinnungs- und Fibrinolysefaktoren – im Augenblick der Resuspension – durch die verschiedensten plasmatischen oder zellulären Enzymsysteme in ihrer Funktion sofort normalisiert werden.

Da unter klinischen Bedingungen sehr wahrscheinlich analoge Enzymsysteme des Empfängerorganismus mit einer vergleichsweise großen Aprotininbindungskapazität bereitstehen [10, 25, 213], ist nach Aprotinin-ACD-Bluttransfusionen eine Beeinflussung des plasmatischen oder thrombozytären Systems nicht zu erwarten.

9 Gerinnungsphysiologische, rheologische, zelluläre und biochemische Veränderungen im lagernden Konservenblut nach initialem Zusatz von Aprotinin zu ADC-Blut

Die Aprotinin-induzierte Hemmung der Plättchenaggregation läßt eine qualitative Verbesserung des Konservenblutes erwarten. Für den klinischen Einsatz ist jedoch eine umfassende Kenntnis der Aprotininwirkung im ACD-Blut eine wesentliche Voraussetzung. Daher wurden nach initialem Zusatz von 400 KIE Aprotinin/ml ACD-Blut die gerinnungsphysiologischen, rheologischen, zellulären und biochemischen Veränderungen während der Lagerung untersucht.

9.1 Material und Methodik

Insgesamt wurden 80 Blutkonserven von gesunden Spendern unterschiedlicher Blutgruppenzugehörigkeit untersucht. Jeder zweiten Konserve wurden unmittelbar vor der Blutentnahme 200 000 KIE Aprotinin zugesetzt. Die Konserven wurden 20 Tage bei 4 °C gelagert. Die Messungen der verschiedenen Laborparameter erfolgten in zwei-, fünf- und zehntägigen Abständen.

9.1.1 Untersuchungen der Hämostase

9.1.1.1 Thrombozytäres System

- Thrombozytenzahl
- Thrombozytenadhäsivität
- Thrombozytenaggregation

Thrombozytenaggregation – 1. Phase

- ADP-induzierte Aggregation

Thrombozytenaggregation – 2. Phase

- Kollagen-induzierte Aggregation
- Adrenalin-induzierte Aggregation.

9.1.1.2 Plasmatisches Gerinnungssystem

- Partielle Thromboplastinzeit (PTT)
- Fibrinogen (Faktor I)
- Faktor II, V, VII, VIII, IX, X, XI, XII, XIII-Aktivität

9.1.1.3 Fibrinolysesystem

Nachweis von Fibrin(ogen)-Spaltprodukten (FSP):
- Thrombin-Coagulase-Zeit (TC)
- Hämagglutinationsinhibitionstest

Plasminogenpotential:
- Plasminogen-M-Partigen

9.1.1.4 Inhibitorensystem

Antithrombin III, $Alpha_1$-Antitrypsin und $Alpha_2$-Makroglobulin wurden auf M-Partigen-Platten bestimmt.

Die $Alpha_2$-Antiplasminaktivität wurde mit dem chromogenen Substrat S2251 nach der Methode von Teger-Nilsson [273] ermittelt.

Normalbereich [7]; 85–125%.

Die Bestimmung der übrigen genannten Parameter erfolgte nach den angegebenen Methoden (S. 6 ff., S. 16 ff.).

9.1.2 Rheologische Untersuchungen

1. Blutviskosität: Die kinematische Blut- und Plasmaviskosität wurde mit dem Ubbelohde-Kapillar-Viskosimeter [283] bei 37 °C gemessen (Mikro-KPG, Kapillar Nr. Ic Schott, Mainz).
   Normalbereich: 2,23–2,66 cSt.
2. Hämatokrit: Mikrobestimmung nach Strumia [271]
   Normalbereich: 42–45%.

9.1.3 Untersuchungen der Zellfunktionen

9.1.3.1 Erythrozyten

Erythrozytenzahl: Die Bestimmung der Erythrozytenzahl erfolgte mit Hilfe des elektronischen Zählgerätes Coulter Counter Modell DN.

Normalbereich: 4–6 Mill/mm^3.

Sauerstoffbindungskapazität: Zur Ermittlung der Sauerstoffbindungskapazität wurden 5 ml ACD-Blut im Kugeltonometer (Eschweiler) bei 37 °C 15 min mit reinem Sauerstoff äquilibriert und anschließend der Sauerstoffgehalt mit dem LEX-O_2-CON (Lexington Instruments Corporation) bestimmt [162]. Die Meßwerte wurden entsprechend der Hämoglobinkonzentration der einzelnen Proben – unter Zugrundelegung eines Hämoglobinsollwertes von 16 g% – korrigiert.

9.1.3.2 Leukozyten

Leukozytenzahl: Die Bestimmung der Leukozytenzahl im ACD-Blut erfolgte mit Hilfe des elektronischen Zählgerätes Coulter-Counter Modell DN.

Normalbereich: 2800–11 000/mm^3.

9.1.3.3 Thrombozyten

Siehe Kapitel 8.

9.1.4 Biochemische Untersuchungen

1. pH-Wert: Die pH-Konzentration des ACD-Blutes wurde mit dem Bloodgasanalyser 413 (Instrumentation Laboratories) bestimmt.
   Normalbereich: 7,38–7,43
2. Plasma-Kalium/Natrium: Der Plasma-Kalium/Natrium-Spiegel wurde mit dem IL-Flammenphotometer 243 (Instrumentation Laboratories) gemessen.
   Normalbereich: 1. Kalium: 3,4–4,7 mval/l; 2. Natrium: 136–151 mval/l
3. Plasma-Hämoglobin: Das freie Hämoglobin im Plasma wurde nach der Methode von Van Kampen [284] bestimmt.
   Reagenzien: Boehringer, Mannheim.
   Normalbereich: 5–40 mg%
4. Plasma-Glucose-6-Phosphat-Dehydrogenase (G-6-PDH): Die Aktivität der freien G-6-PDH im Plasma wurde nach der Methode von Löhr und Waller [168] ermittelt.
   Reagenzien: Boehringer, Mannheim.
   Normalbereich: 0–2 mU/ml
5. Plasma-Proteasenaktivität: Cathepsin B1: Die Cathepsin-B1-Aktivität wurde mit dem chromogenen Substrat Bapna nach der Methode von Barett [18] bestimmt.
   Normalbereich: 1,0–2,5 U/ml Plasma

9.1.5 Statistische Auswertung

Für jede Meßgröße wurden mit Ausnahme des thrombozytären Systems Mittelwert und Standardabweichung aus den einzelnen Werten errechnet und der Ablauf graphisch dargestellt. Die Unterschiede zwischen den beiden Konservenarten wurden durch doppelte Varianzanalyse auf Signifikanz geprüft. Darüberhinaus wurden die Änderungen des thrombozytären Systems durch Regressionsanalysen beschrieben [226].

9.2 Ergebnisse

Nach einem initialen Zusatz von 200 000 KIE Aprotinin/Blutkonserve zeigten sich folgende Veränderungen:

9.2.1 Untersuchungen der Hämostase

9.2.1.1 Thrombozytäres System

Thrombozytenzahl: Sowohl im ACD- als auch im Aprotinin-Blut kommt es mit zunehmender Lagerung zu einem stetigen Abfall der Thrombozytenzahl (Abb. 49). Jedoch ist die Ab-

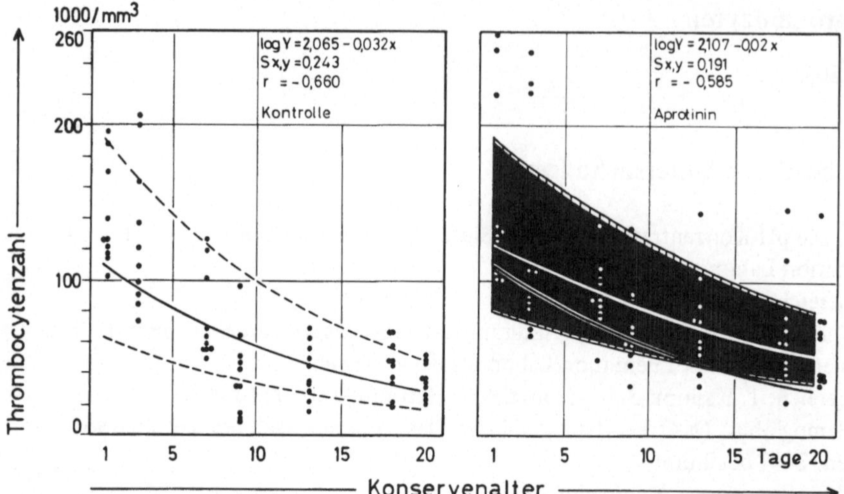

Abb. 49. Verlauf der Thrombozytenzahl in lagernden ACD-Blutkonserven. Links: Kontrolle. Rechts: Nach Aprotininzusatz. Normalisierung der Urwerte durch Logarithmierung. Dargestellt sind die Regressionskurven mit den Grenzen der Standardabweichung (Sx. y)

nahme im Aprotinin-Blut signifikant geringer als in herkömmlichen Blutkonserven. Nach einer 20tägigen Lagerung beträgt die Thrombozytenzahl im Aprotinin-Blut im Mittel 50 000/mm³. Zum gleichen Zeitpunkt liegen die Meßwerte im ACD-Blut in einer Größenordnung von 30 000/mm³ (Abb. 49; Tabelle 9).

Thrombozytenadhäsivität nach Wright und Scholar [303]: Unmittelbar nach Herstellung der Blutkonserven ist die Thrombozytenadhäsivität auf 15% vermindert (Abb. 50).

Während im weiteren Verlauf der Beobachtung im ACD-Blut eine massive Steigerung des Adhäsionsverhaltens auffällig ist, ist die Adhäsivitätszunahme im Aprotininblut signifikant geringer. Beispielsweise erreichen die Meßwerte am 10. Lagerungstag für ACD-Blut eine Größenordnung von 35%, für Aprotininblut lediglich 20%. Nach diesem Zeitpunkt ist auch im Aprotininblut ein deutlicher Anstieg der Adhäsionsbereitschaft zu verzeichnen (Abb. 50; Tabelle 9).

Thrombozytenaggregation

Thrombozytenaggregation – 1. Phase: ADP-Aggregation

Mit zunehmender Lagerung zeigen alle Blutkonserven eine prozentual gleiche Abnahme aggregationsfähiger Thrombozyten von durchschnittlich 60 auf 10% (Abb. 50). Demgegenüber ist die Reaktionsgeschwindigkeit – ein Maß für die Thrombozytenfunktion – im ACD-Blut signifikant geringer als im Aprotininblut (Abb. 50). Bereits am 1. Lagerungstag bestehen auffällige Unterschiede: Während im ACD-Blut die Meßwerte in einer Größenordnung von 0,4 ΔE/min liegen, beträgt die Reaktionsgeschwindigkeit im Aprotininblut 0,6 ΔE/min (Abb. 50; Tabelle 9).

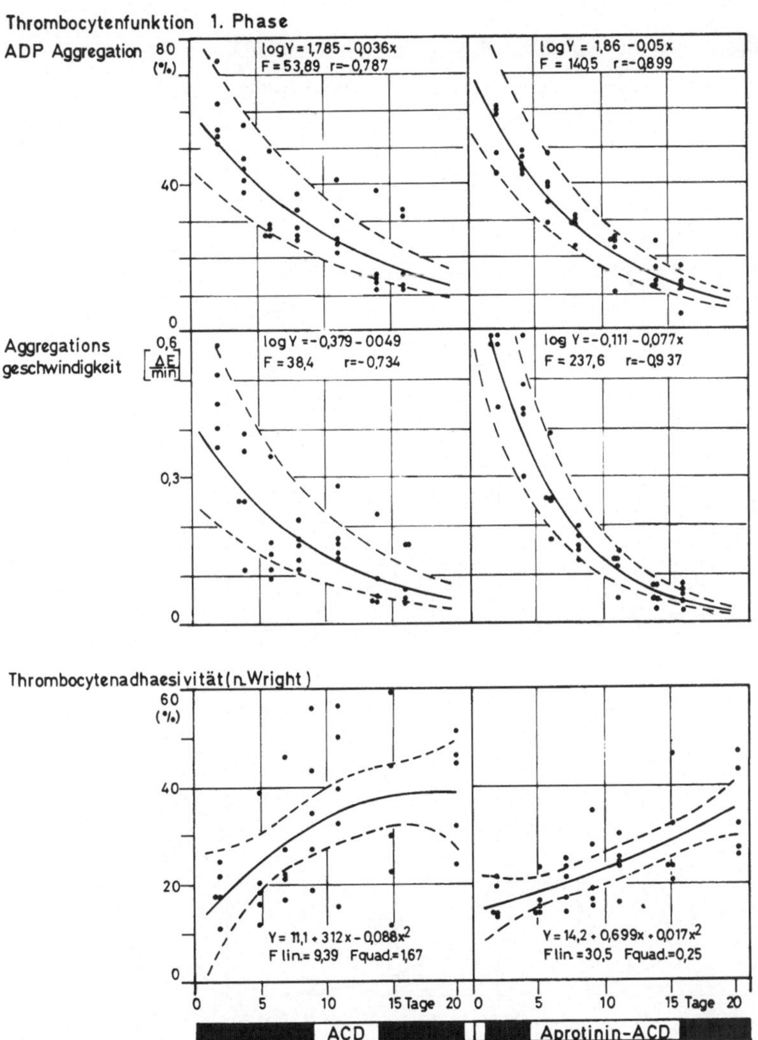

Abb. 50. Verlauf der ADP-induzierten Aggregation und der Thrombozytenadhäsivität in lagernden ACD-Blutkonserven. Links: Kontrolle. Rechts: Nach Aprotininzusatz. Berechnung nach log-Transformation, soweit die Urwerte nicht normal verteilt waren. Dargestellt sind die Regressionskurven mit dem 95%-Vertrauensbereich (unten) und den Grenzen der Standardabweichung (Sx. y) (oben)

Thrombozytenaggregation – 2. Phase

Kollagen-induzierte Aggregation: Die Kollagen-induzierte Aggregation nimmt im Aprotininblut ebenso wie im ACD-Blut kontinuierlich ab. Während der 20tägigen Beobachtung sinken die Meßwerte von im Mittel 60 auf 10% (Abb. 51). Vergleichbar ist die Abnahme der Aggregationsgeschwindigkeit. Innerhalb der ersten Lagerungstage fällt die Aggregationsgeschwindigkeit in beiden Untersuchungsreihen von 0,4 auf 0 ΔE/min (Abb. 51; Tabelle 9).

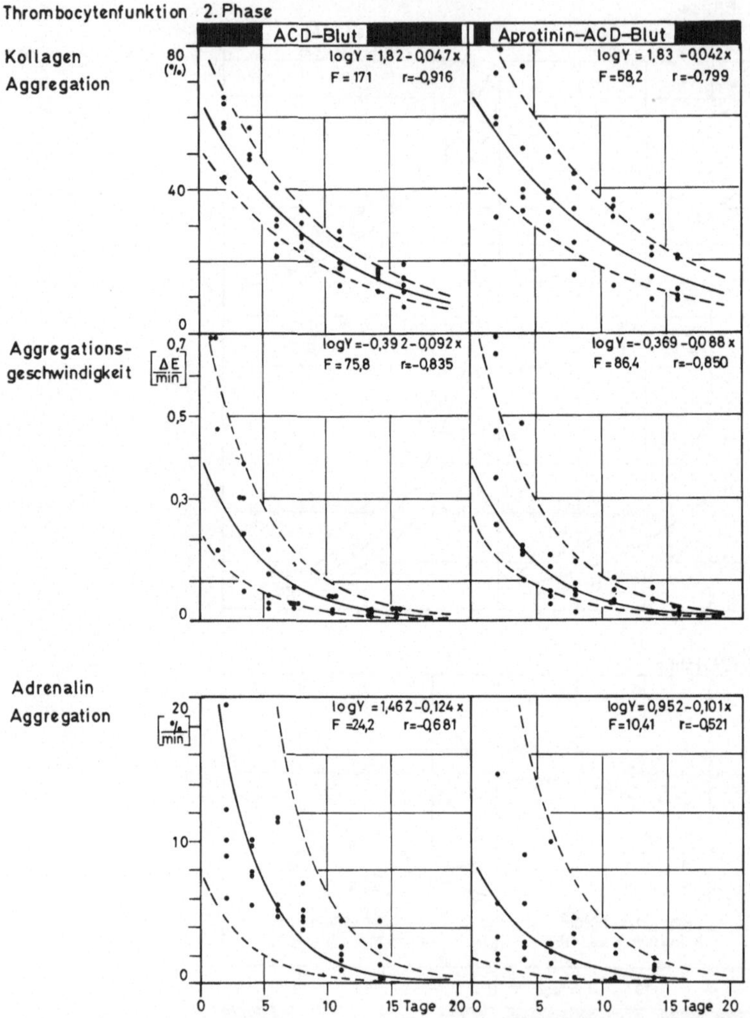

Abb. 51. Verlauf der Kollagen- und Adrenalin-induzierten Aggregation in lagernden ACD-Blutkonserven. Links: Kontrolle. Rechts: Nach Aprotininzusatz. Normalisierung der Urwerte durch log-Transformation. Dargestellt sind die Regressionskurven mit den Grenzen der Standardabweichung (Sx. y)

Adrenalin-Aggregation: Im Vergleich zu ACD-Blut kommt es im Aprotininblut erwartungsgemäß zu einer signifikanten Einschränkung der Thrombozytenfunktion. Während die Meßwerte im ACD-Blut zu Beginn der Lagerung mit 20%/min im unteren Normbereich liegen, bewirkt der Aprotininzusatz infolge der bekannten Aggregationshemmung eine Absenkung auf im Mittel 10%/min. Nach dem 10. Lagerungstag ist die Aggregationsfähigkeit der Thrombozyten weder im Aprotinin- noch im ACD-Blut nachweisbar (Abb. 51; Tabelle 9).

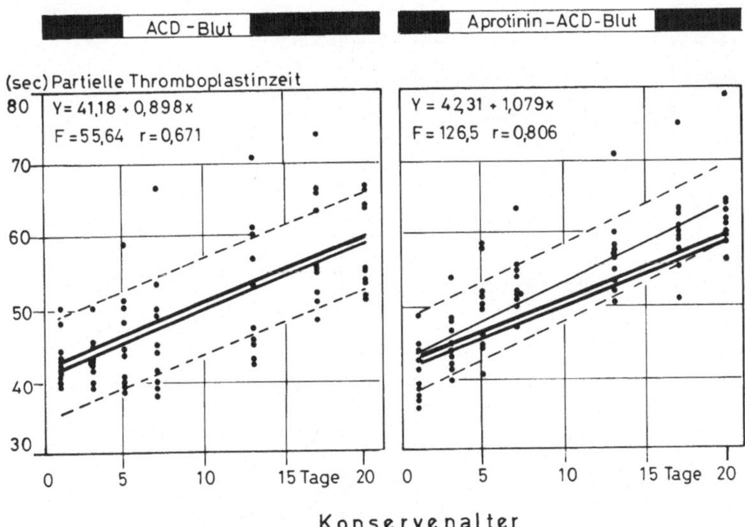

Abb. 52. Verlauf der partiellen Thromboplastinzeit (PTT) in lagernden ACD-Blutkonserven. Links: Kontrolle. Rechts: Nach Aprotininzusatz. Dargestellt sind die Regressionskurven mit den Grenzen der Standardabweichung (Sx. y)

9.2.1.2 Gerinnungssystem

Partielle Thromboplastinzeit (PTT)

Der Zusatz von 200 000 KIE Aprotinin zu ACD-Blut führt zu keiner nennenswerten Beeinflussung der PTT. Unmittelbar nach Herstellung der Blutkonserven liegen die Meßwerte in herkömmlichen ebenso wie in aprotininversetzten Blutkonserven mit 43 sec im Normbereich (Abb. 52). Mit zunehmender Lagerung beobachtet man im Aprotininblut im Vergleich zu den Kontrollkonserven eine signifikante Steigerung der Meßwerte. Am Ende der Beobachtungsdauer ist die PTT-Zeit in Aprotininkonserven um 4–5 sec signifikant länger als im ACD-Blut (Abb. 52; Tabelle 10).

Einzelfaktorenanalyse

Die Aktivitäten des plasmatischen Gerinnungssystems werden durch Aprotininzusatz unterschiedlich beeinflußt: Während die Faktoren der sogenannten Kontaktphase, Faktor XII, Faktor XI und Faktor IX, im Aprotininblut eine massive Aktivitätsminderung erfahren, zeigen die Faktoren VIII, II und I vergleichsweise geringere Aktivitätseinbußen als im ACD-Blut (Abb. 53 und 54). Im einzelnen beträgt der Aktivitätsverlust im Aprotininblut im Vergleich zu ACD-Blut für die Faktoren XII, XI und IX 40, 10 bzw. 90% (Abb. 53). Durch Hemmung der Kontaktphase werden die übrigen Faktoren der Gerinnungskaskade, vor allem Faktor VIII, II und I, vor einem erhöhten Umsatz geschützt. Dementsprechend liegt die Faktor VIII-, II- und I-Aktivität bzw. -Konzentration um durchschnittlich 25%, 15% bzw. 25 mg% höher als im ACD-Blut (Abb. 53 und 54; Tabelle 10).

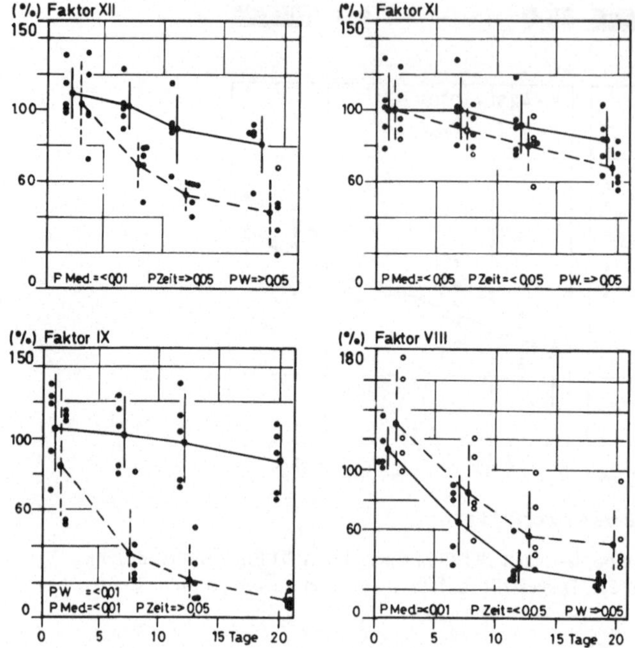

Abb. 53. Verlauf der Faktor-XII-, -XI-, -IX- und -VIII-Aktivität während der Lagerung von ACD- (durchgezogene Kurve) bzw. Aprotinin-versetzten ACD-Blutkonserven (gestrichelte Kurve). Berechnung nach log-Transformation, soweit die Urwerte nicht normal verteilt waren. Darstellung der Mittelwerte und Standardabweichungen

9.2.1.3 Fibrinolysesystem

ACD- und Aprotinin-Blut zeigen während der Lagerung eine geringe lytische Aktivität. Dementsprechend sind lediglich Spuren von Fibrinogenspaltprodukten mit dem Hämagglutinationshemmtest sowie mit der Thrombin-Coagulase-Zeit nachweisbar. Beide Meßmethoden zeigen zwischen beiden Untersuchungsreihen keine Unterschiede (Abb. 55a, c; Tabelle 11). Zwar ist nach dem 15. Lagerungstag ein geringer Anstieg ersichtlich, jedoch liegen die Meßwerte während des gesamten Beobachtungszeitraumes im Normbereich.

Gleichfalls sind keine wesentlichen Änderungen im Plasminogen-Plasmin-Umsatz zu beobachten. Die Abnahme der Plasminogenkonzentration beträgt in beiden Kollektiven während der 20tägigen Lagerung lediglich 1%. Im wesentlichen verbleiben die Meßwerte mit 11–12 mg% im Normbereich (Abb. 55b; Tabelle 11).

9.2.1.4 Inhibitorensystem

Aufgrund der bekannten Antiplasminwirkung des Aprotinins stellt sich die Frage, inwieweit das Potential der physiologischen Inhibitoren, Alpha$_2$-Antiplasmin, Alpha$_2$-Makroglobulin und Alpha$_1$-Antitrypsin, beeinflußt wird. Tatsächlich läßt sich nachweisen, daß durch den Zusatz von Aprotinin die Aktivität des Sofortinhibitors Alpha$_2$-Antiplasmin gesteigert

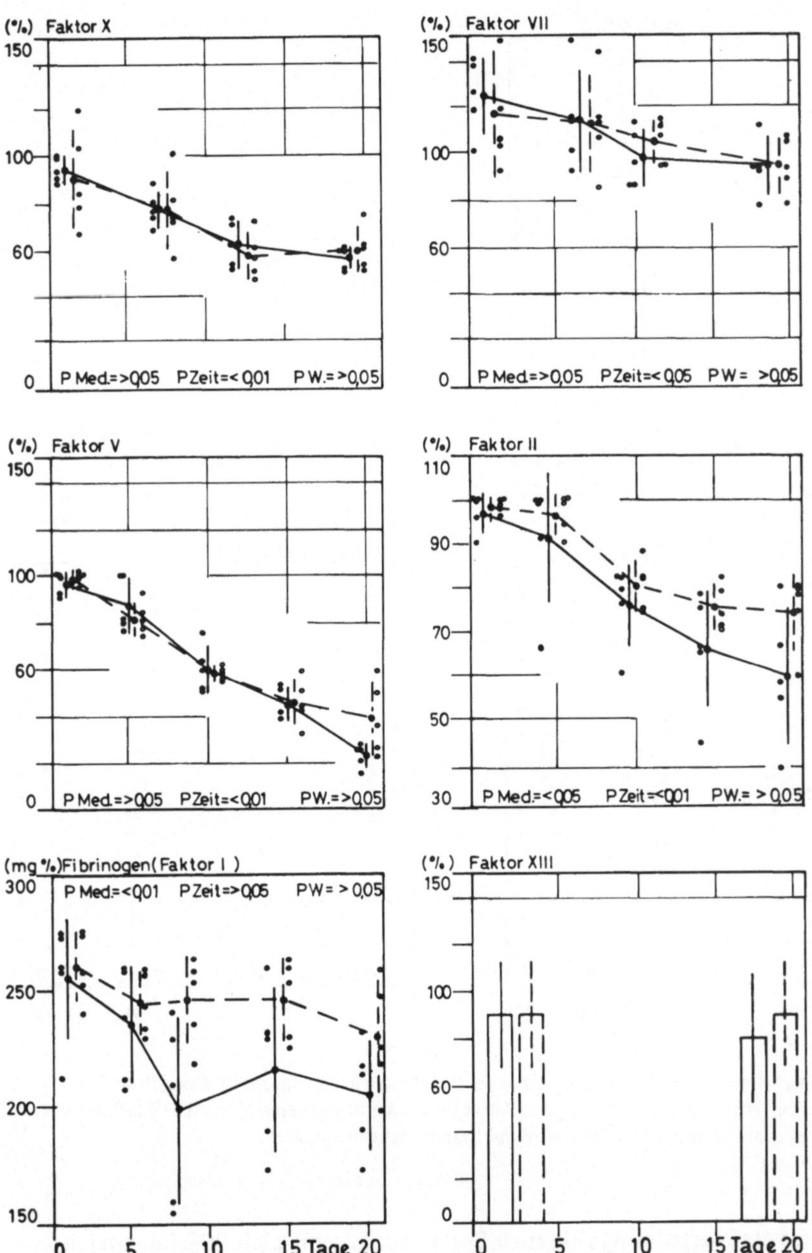

Abb. 54. Verlauf der Faktor-X, -VII-, -V-, -II-, -I- und -XIII-Aktivität während der Lagerung von ACD- (durchgezogene Kurve) bzw. Aprotinin-versetzten ACD-Blutkonserven (gestrichelte Kurve). Darstellung der Mittelwerte und Standardabweichungen

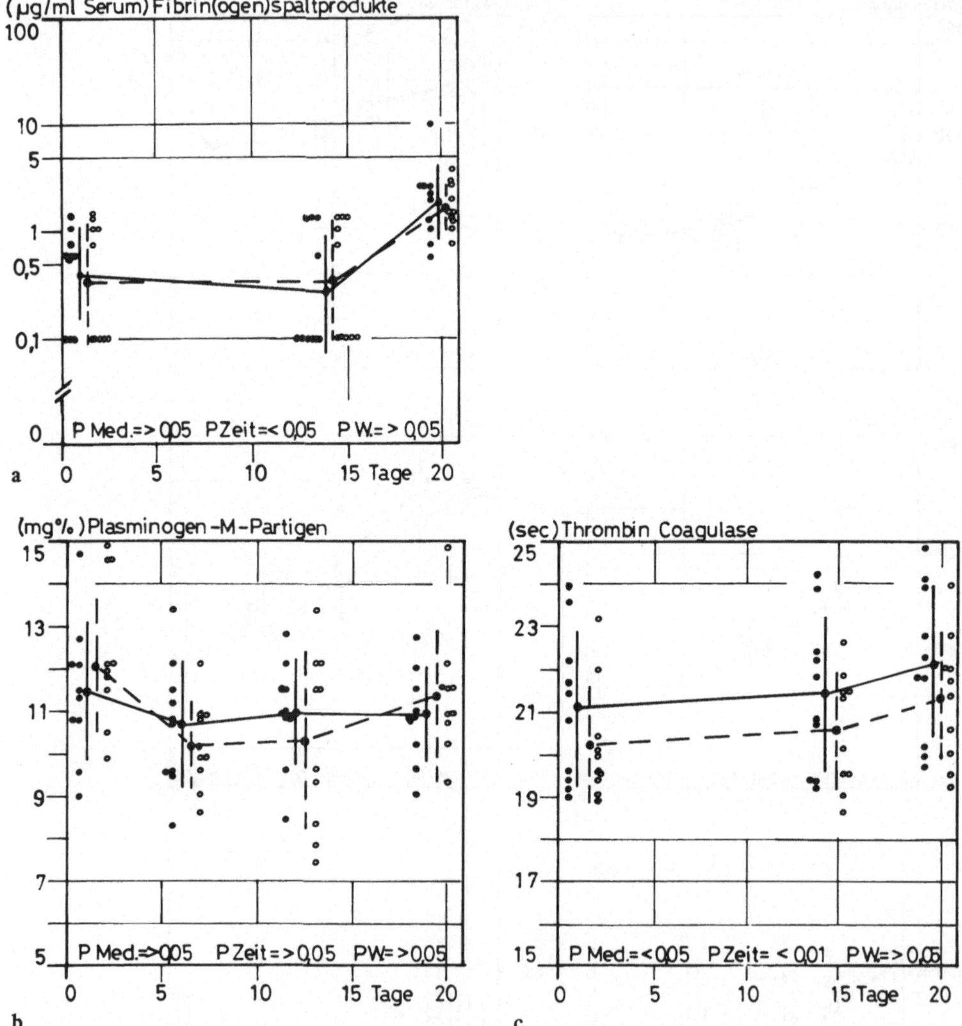

Abb. 55 a–c. Verlauf der FSP- und Plasminogenkonzentration sowie der Thrombin-Coagulase-Zeit während der Lagerung von ACD- (durchgezogene Kurve) bzw. Aprotinin-versetzten ACD-Blutkonserven (gestrichelte Kurve). Darstellung der Mittelwerte und Standardabweichungen

wird: Während die Meßwerte im ACD-Blut zu Beginn der Lagerung mit 90% im unteren Normbereich liegen, beobachtet man im Aprotininblut eine massive Steigerung der Antiplasminaktivität auf 145% (Abb. 56; Tabelle 12).

Offensichtlich kommt es als Folge eines kompetitiven Effektes zu einer Verdrängung des Alpha$_2$-Antiplasmins aus seiner Plasminbindung. Demgegenüber besteht zwischen ACD- und Aprotinin-Blut im Verlauf der Alpha$_2$-Makroglobulin- und Alpha$_1$-Antitrypsin-Konzentration kein nennenswerter Unterschied (Abb. 56; Tabelle 12). Der wichtigste Inhibitor des Gerinnungssystems, das Antithrombin III, liegt während der gesamten Beobachtungsdauer in beiden Konservenarten mit 25–28 mg% im Normbereich (Abb. 56; Tabelle 12).

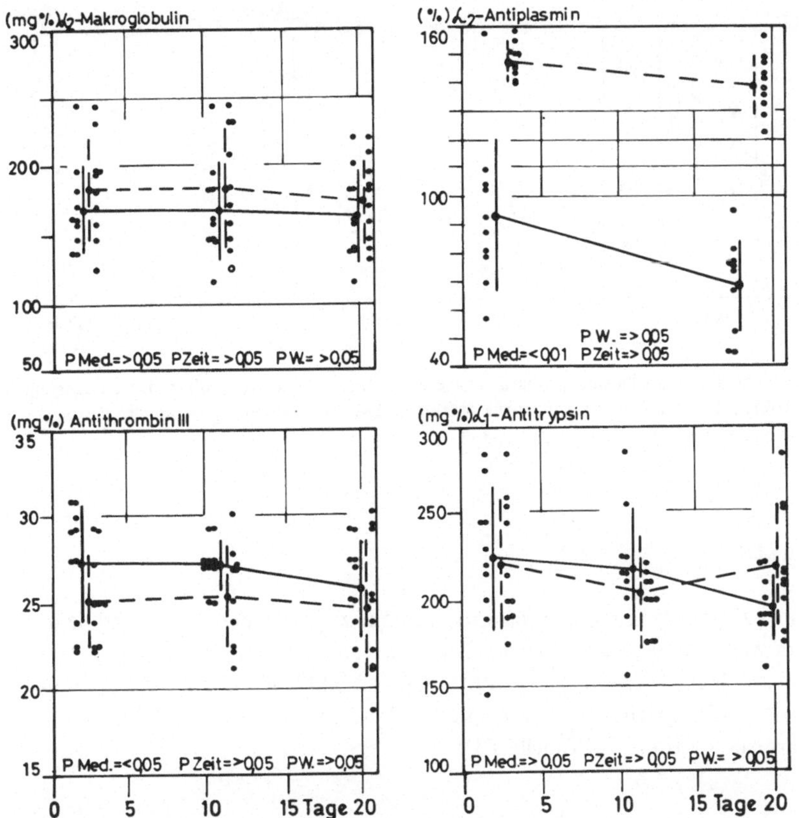

Abb. 56. Verlauf der Alpha$_2$-Makroglobulin, Alpha$_2$-Antiplasmin, Alpha$_1$-Antitrypsin und Antithrombin-III-Konzentration während der Lagerung von ACD- (durchgezogene Kurve) bzw. Aprotinin-versetzten ACD-Blutkonserven (gestrichelte Kurve). Darstellung der Mittelwerte und Standardabweichungen

9.2.2 Rheologische Untersuchungen

9.2.2.1 Blutviskosität

Die Viskosität des Konservenblutes wird im wesentlichen durch die gesteigerte Aggregatbildung beeinflußt. In direkter Abhängigkeit zur Aggregatbildung beobachtet man während der Lagerung einen signifikanten Anstieg der Blutviskosität von 2,45 cSt zu Beginn auf 2,84 cSt gegen Ende der Lagerung (Abb. 57a; Tabelle 13).

Im Aprotininblut ist demgegenüber die Zunahme von 2,37 cSt zu Beginn auf 2,71 cSt gegen Ende signifikant geringer (Abb. 57a). Erwartungsgemäß sind vergleichbare Unterschiede im Verlauf der Plasmaviskosität nicht nachweisbar. Während der 20tägigen Lagerung überschreitet die Plasmaviskosität ihren Ausgangswert von im Mittel 1,04 cSt in beiden Untersuchungsreihen nicht (Abb. 57b; Tabelle 13).

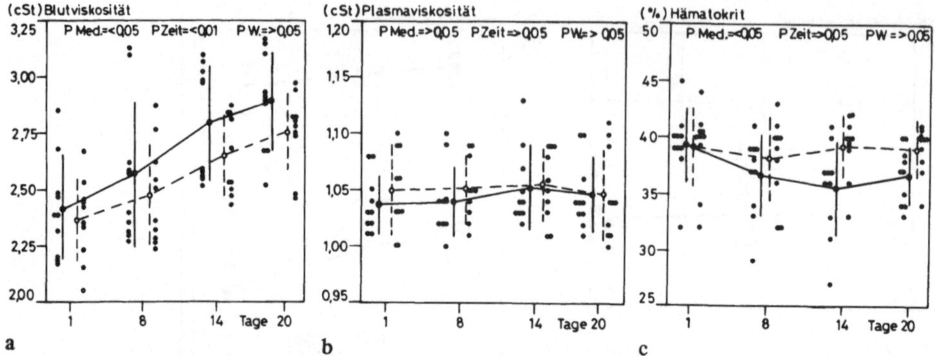

Abb. 57 a–c. Verlauf der Blut- und Plasmaviskosität sowie des Hämatokritwertes während der Lagerung von ACD- (durchgezogene Kurve) bzw. Aprotinin-versetzten ACD-Blutkonserven (gestrichelte Kurve). Darstellung der Mittelwerte und Standardabweichungen

9.2.2.2 Hämatokrit

Der Hämatokritwert zeigt keine signifikanten Unterschiede zwischen dem ACD- und dem Aprotinin-Blut. Im wesentlichen kommt es von Beginn bis zum Ende der Lagerung in den Kontrollkonserven zu einem geringen Hämatokritabfall von im Mittel 42 auf 39,7%. Demgegenüber ist der Verlauf des Hämatokritwertes in den Aprotininkonserven mit 39,1 zu 38,9% praktisch konstant (Abb. 57c; Tabelle 13).

9.2.3 Untersuchungen der Zellfunktionen

9.2.3.1 Erythrozyten

Erythrozytenzahl: Während der 20tägigen Lagerung beobachtet man in beiden Untersuchungsreihen eine geringe, nicht signifikante Abnahme der Erythrozytenzahl von im Mittel 3,6 auf 3,45 Mill/mm^3 (Abb. 58; Tabelle 14).

Sauerstoffbindungskapazität: Die Sauerstoffaufnahmefähigkeit lagernder Erythrozyten nimmt in beiden Untersuchungsgruppen in einem vergleichbaren Ausmaß signifikant ab. Auffällig ist, daß Erythrozyten der Aprotininkonserven eine etwas größere Sauerstoffaufnahmefähigkeit aufweisen (Abb. 58; Tabelle 14).

9.2.3.2 Leukozyten

Leukozytenzahl: Die Leukozytenzahl des Frischblutes liegt mit 6058 Leukozyten/mm^3 im Normbereich (Abb. 59).

Während der Lagerung kommt es zu einer Abnahme der Werte auf 5290 Leukozyten/mm^3. Vergleichbar ist der Verlauf im Aprotininblut. Auffällig ist jedoch, daß zu Beginn

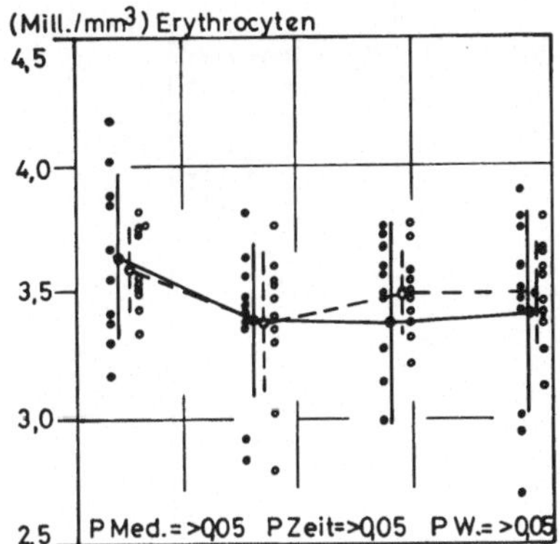

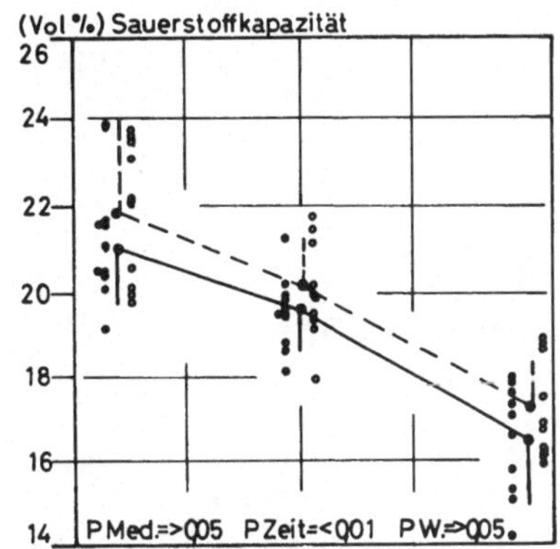

Abb. 58. Verlauf der Erythrozytenzahl und ihrer Sauerstoffbindungskapazität während der Lagerung von ACD- (durchgezogene Kurve) bzw. Aprotinin-versetzten ACD-Blutkonserven (gestrichelte Kurve). Darstellung der Mittelwerte und Standardabweichungen

der Lagerung mit 6900 Leukozyten/mm^3 höhere Leukozytenzahlen bestimmt werden als im ACD-Blut. Am Ende der Lagerungszeit betragen die Meßwerte im Aprotininblut 5650 Leukozyten/mm^3 (Abb. 59; Tabelle 14).

9.2.4 Biochemische Untersuchungen

9.2.4.1 pH-Wert

Als Ausdruck der biochemischen Stoffwechselreaktionen im Konservenblut kommt es während der gesamten Beobachtungsdauer in beiden Untersuchungsreihen zu einem geringen Abfall des pH-Wertes von im Mittel 6,9 auf 6,5 (Abb. 60; Tabelle 15).

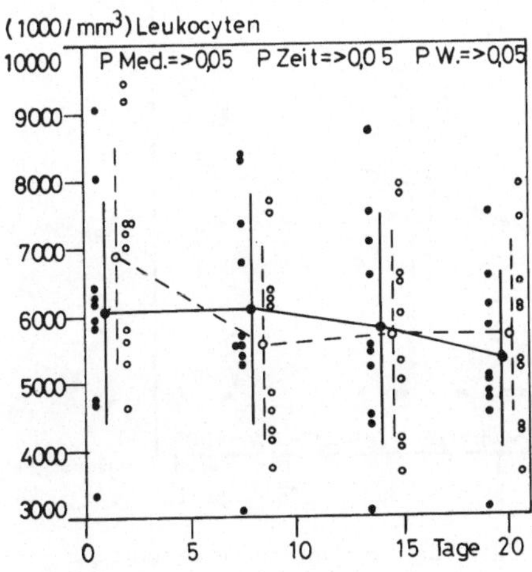

Abb. 59. Verlauf der Leukozytenzahl während der Lagerung von ACD- (durchgezogene Kurve) bzw. Aprotinin-versetzten ACD-Blutkonserven (gestrichelte Kurve). Darstellung der Mittelwerte und Standardabweichungen

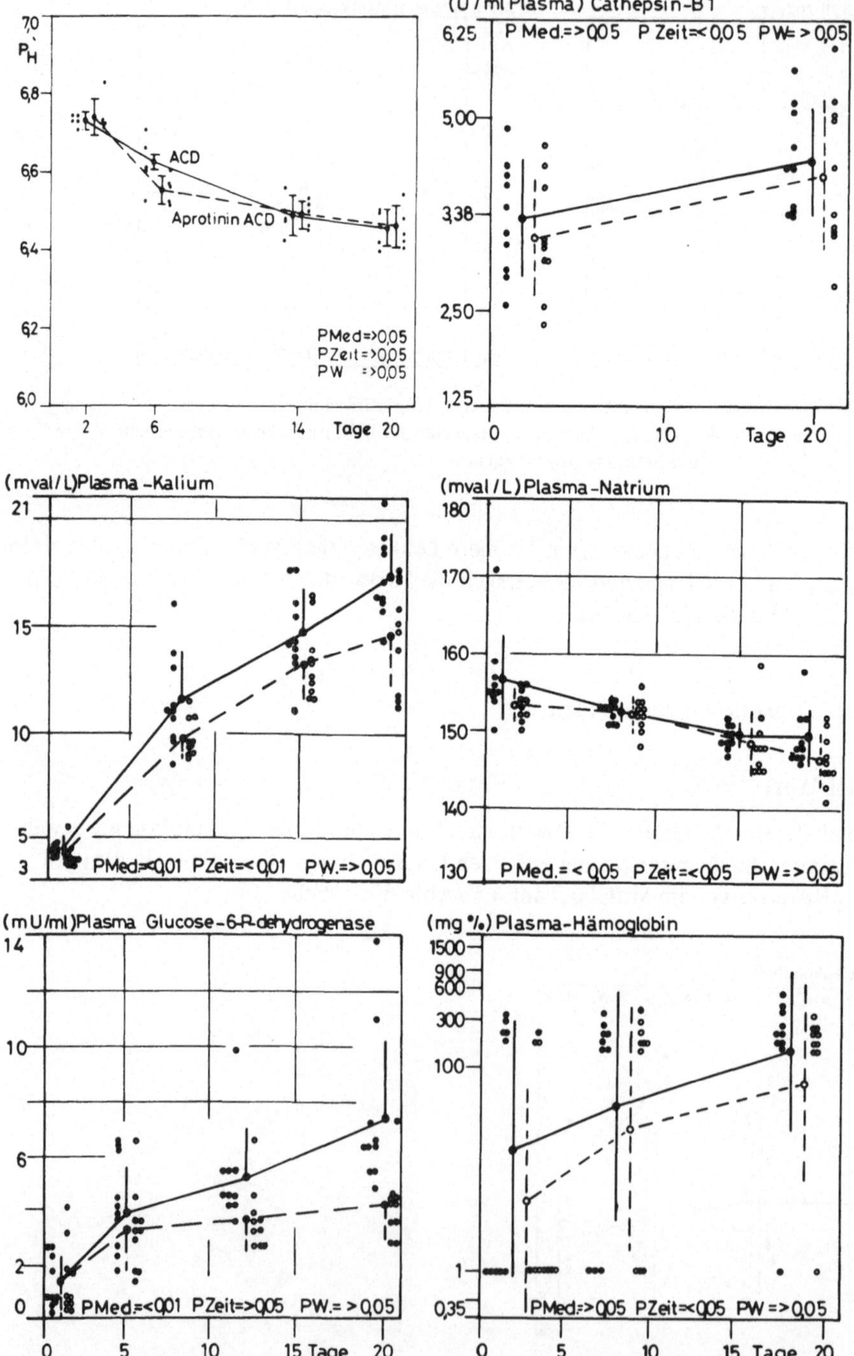

Abb. 60. Verlauf verschiedener biochemischer Meßgrößen während der Lagerung von ACD- (durchgezogene Kurve) bzw. Aprotinin-versetzten ACD-Blutkonserven (gestrichelte Kurve). Normalisierung der Hämoglobinwerte durch log-Transformation. Darstellung der Mittelwerte und Standardabweichungen

9.2.4.2 Plasma-Kalium

Der Plasma-Kalium-Spiegel liegt in Frischblutkonserven mit 4,5 mval/l im Normbereich. Während der Lagerung steigen die Meßwerte auf 17,4 mval/l. Demgegenüber zeigt das Aprotininblut einen signifikant geringeren Anstieg der Kaliumwerte auf 14,6 mval/l (Abb. 60; Tabelle 15).

9.2.4.3 Plasma-Natrium

Die Natriumkonzentration fällt während der Lagerung von 156 auf 149 mval/l geringfügig ab. Sowohl Aprotinin- als auch ACD-Blut zeigt einen praktisch vergleichbaren Verlauf (Abb. 60; Tabelle 15).

9.2.4.4 Plasma-Hämoglobin

Mit zunehmender Lagerung beobachtet man im Konservenblut als Folge einer zunehmenden Hämolyse einen Anstieg des Plasma-Hämoglobins von im Mittel 25 auf 148 mg%. Aprotinin-Blutkonserven zeigen einen übereinstimmenden Verlauf, wenngleich die Ausgangswerte im Aprotininblut mit 4 mg% deutlich niedriger liegen (Abb. 60; Tabelle 15).

9.2.4.5 Glucose-6-Phosphat-Dehydrogenase (G-6-PDH)

Die Erythrozyten verfügen über eine hohe G-6-PDH-Aktivität. Unter physiologischen Bedingungen beträgt die Enzymaktivität im Plasma 0–0,2 mU/ml. Auffällig ist, daß bereits zu Beginn der Lagerung die Enzymaktivität im Plasma 1,4 mU/ml beträgt (Abb. 60). Mit zunehmender Lagerung kommt es zu einem weiteren Anstieg der Meßwerte auf 7,3 mU/ml. In Aprotinin-versetzten Blutkonserven ist der Enzymaustritt signifikant verzögert. Am 20. Lagerungstag wird im Vergleich zu den Kontrollkonserven eine Enzymaktivität von lediglich 4,2 mU/ml gemessen (Abb. 60; Tabelle 15).

9.2.4.6 Plasma-Proteasenaktivität – Cathepsin B 1

Während der Lagerung von Blutkonserven beobachtet man als Ausdruck einer zunehmenden lysosomalen Freisetzung von Cathepsin B 1 einen signifikanten Anstieg der Aktivität im Plasma von 3,69 U/ml auf 4,40 U/ml (Abb. 60; Tabelle 14). Im Aprotininblut ist ein praktisch vergleichbarer Anstieg nachweisbar, jedoch ist die gesamte Proteasenaktivität im Vergleich zu den Kontrollkonserven geringgradig vermindert. So liegen die Meßwerte zu Beginn der Lagerung bei 3,44 und erreichen gegen Ende der Lagerungszeit eine Größenordnung von 4,24 U/ml (Abb. 60; Tabelle 14).

9.3 Diskussion

9.3.1 Hämostase

Aprotinin unterbricht im Konservenblut die Freisetzungsreaktion der Thrombozyten [9, 306] und verhindert auf diese Weise die gesteigerte Aggregatbildung [110, 111, 117]. Ausmaß und Umfang dieser Reaktionen werden besonders empfindlich mit der Adrenalin-induzierten Aggregation erfaßt [9, 306]. So wird die Aggregationsfähigkeit der Thrombozyten nach Aprotininzusatz zu ACD-Blut von 20 auf 9%/min signifikant herabgesetzt, was die evidente Unterbrechung der Aggregatbildung hinreichend erklärt [9, 220] (Abb. 51; Tabelle 9).

Neben einer Hemmung der Freisetzungsreaktion wird außerdem eine Beeinflussung der Thrombozytenadhäsivität beobachtet. Während im ACD-Blut nach initial herabgesetzter Adhäsionsbereitschaft eine massive Steigerung des Adhäsionsverhaltens auffällig ist, wird ein vergleichbarer Effekt im Aprotininblut nicht nachweisbar (Abb. 50; Tabelle 9). Diese Unterschiede sind sehr wahrscheinlich Folge des unterschiedlichen Aggregationsverhaltens und daher weniger auf einen adhäsionshemmenden Effekt zurückzuführen [232]. Für diese Annahme sprechen auch die vorangegangenen Befunde, in denen eine Beeinflussung des Adhäsionsverhaltens in den genannten Dosierungsbereichen nicht nachgewiesen werden konnte [121, 122] (Abb. 43). Eine wesentliche klinische Bedeutung besitzt die qualitative und quantitative Verbesserung der Thrombozytenzahl und -funktion im Aprotininblut. So liegt die Zahl funktionsfähiger Thrombozyten nach 20tägiger Lagerung nahezu doppelt so hoch wie im ACD-Blut (Abb. 49; Tabelle 9).

Neben der ausgeprägten thrombozytären Aggregationshemmung kommt es im Konservenblut durch Aprotininzusatz zu auffälligen Veränderungen der plasmatischen Gerinnungsaktivitäten [77]. In Übereinstimmung mit den bereits nachgewiesenen, dosisabhängigen Aktivitätseinschränkungen wird im Aprotininblut in Abhängigkeit von der Lagerung für die Faktoren XII, XI, IX eine signifikante Aktivitätseinschränkung beobachtet (Abb. 53; Tabelle 10). Bemerkenswert ist jedoch, daß infolge der Aktivitätshemmung dieser sogenannten Kontaktfaktoren eine kaskadenartige Aktivierung des endogenen Gerinnungssystems verhindert wird [6, 27, 105, 270]. Dementsprechend werden die übrigen Faktoren, vor allem die Faktoren VIII, II und I, vor einem beschleunigten Umsatz bewahrt [38, 201] (Abb. 53 und 54). Infolgedessen ist die Faktor-VIII-Aktivität im Aprotininblut signifikant höher als in herkömmlichen Konserven (Abb. 53; Tabelle 10). Darüberhinaus wird als Folge der verminderten Kontaktaktivierung auch die Thrombinbildung herabgesetzt, so daß sowohl die Faktor-II-Aktivität als auch die Fibrinogenkonzentration signifikant höher sind als im ACD-Blut (Abb. 54; Tabelle 10).

Wie in den experimentellen Modellversuchen nachgewiesen werden konnte, ist die Aprotininbindung zu den plasmatischen Gerinnungsfaktoren reversibel [121, 122] (Abb. 46–48). Insofern hat die an sich erwünschte Hemmung der Kontaktphase keine klinische Relevanz.

Insgesamt ist die Schlußfolgerung gestattet, daß ein initialer Aprotininzusatz zu ACD-Blut nicht nur zu einer effizienten Hemmung der Aggregatbildung beiträgt, sondern zugleich auch die plasmatischen Gerinnungsfaktoren vor einem erhöhten Umsatz und Aktivitätsverlusten schützt.

Im Gegensatz zu den ausgeprägten Hemmeffekten des Aprotinins auf die thrombozytäre und plasmatische Gerinnung wird eine Beeinflussung des fibrinolytischen Systems in den untersuchten Konzentrationen nicht nachweisbar. Zwar ergibt sich bei der Beurteilung der Thrombin-Coagulase-Zeit im Aprotininblut eine statistisch signifikante Verkürzung, jedoch bewegen sich die Meßwerte beider Untersuchungsreihen im Normbereich [117, 174, 207] (Abb. 55; Tabelle 11). Demgegenüber ergeben sich signifikante Unterschiede bei der Beurteilung des Inhibitorensystems. Während $Alpha_2$-Makroglobulin, $Alpha_1$-Antitrypsin und Antithrombin III während der gesamten Lagerungszeit im Normbereich verbleiben [52], steigt die $Alpha_2$-Antiplasminaktivität im Aprotininblut signifikant an [7] (Abb. 56; Tabelle 12). Dieser Effekt läßt sich nur als Folge einer kompetitiven Reaktion erklären: Offensichtlich verdrängt Aprotinin $Alpha_2$-Antiplasmin aus seiner Plasminbindung, so daß die freie Antiplasminaktivität über die Norm ansteigt (Abb. 56).

Obwohl im Aprotininblut eine auffällige Steigerung der $Alpha_2$-Antiplasminaktivität zu verzeichnen ist, sind klinisch relevante Rückwirkungen auf das Hämostasesystem unter Transfusionsbedingungen nicht zu erwarten, und zwar deshalb, weil die potentielle verfügbare Plasminaktivität im Blut mehr als 1 1/2 so groß ist wie die Inhibitorenkonzentration [267].

9.3.2 Rheologie und Zellfunktion

Es ist seit langem bekannt, daß gesteigerte Zellaggregationen und Sludgebildung die Blutviskosität erhöhen [14, 252]. Dementsprechend beobachtet man im ACD-Blut infolge zunehmender Aggregatbildung einen signifikanten Anstieg der Blutviskosität. Erwartungsgemäß ist im Aprotininblut infolge der verminderten Aggregatbildung der Viskositätszuwachs signifikant geringer (Abb. 57; Tabelle 13). Bei der Beurteilung der Blutviskosität sind hämatokritbezogene Einflüsse aufgrund der geringen Änderungen auszuschließen. Erwähnenswert ist die Tatsache, daß die im Konservenblut regelmäßig nachweisbare Abnahme des Hämatokritwertes um ca. 2% [17] im Aprotininblut nicht nachweisbar wird. Wenngleich die Unterschiede nicht signifikant sind, so weist doch die Kontinuität der Hämatokritwerte im Aprotininblut auf einen möglicherweise günstigen, die Erythrozytenmembran stabilisierenden Effekt hin (Abb. 57; Tabelle 13). Diese Annahme wird vor allem durch eine unterschiedliche Beeinflussung der Erythrozytenfunktionen erhärtet. Während bei der Messung der Erythrozytenzahl keine relevante Änderung festzustellen ist (Abb. 58; Tabelle 14), zeigen sich bei den von der Membranfunktion abhängigen Meßgrößen, vor allem dem Serum-Kalium, signifikante Unterschiede [306].

9.3.3 Biochemische Untersuchungen

Die im Aprotininblut signifikant geringere Zunahme der Plasma-Kalium-Konzentration muß entweder auf eine ungestörte Leistung der Natrium-Kalium-Pumpe oder eine verminderte Hämolyse zurückgeführt werden [70, 188, 192, 236, 268, 291] (Abb. 60; Tabelle 15). Aufgrund des praktisch vergleichbaren Verlaufs der Natriumionenkonzentration ist jedoch eine Beeinflussung der aktiven Transportmechanismen auszuschließen. Für die Annahme einer gesteigerten Hämolyse spricht demgegenüber die Beobachtung, daß das in den Erythrozytenmembranen angereicherte Enzym, die Glucose-6-Phosphat-Dehydrogenase [39, 167, 191], im Plasma von Aprotininblutkonserven eine signifikant geringere Aktivität erreicht als im ACD-Blut (Abb. 60; Tabelle 15). Der Verdacht einer verminderten Hämolyserate wird darüberhinaus durch die Bestimmung des Plasma-Hämoglobins im Aprotininblut bestätigt. Während im ACD-Blut der freie Plasma-Hämoglobin-Spiegel von 25 auf 148 mg% ansteigt [164, 191, 251, 272], wird im Aprotininblut die Hämolyse am Ende der Beobachtung mit 70 mg% bestimmt (Abb. 60; Tabelle 15). Darüberhinaus bestätigen die vorliegenden Befunde die in den experimentellen Modellversuchen nachgewiesene Bindung des Aprotinins zur Erythrozytenmembran [121, 122] (Abb. 46–48).

Vergleichbare Unterschiede lassen sich bei der Beurteilung der vermutlich leukozytären Proteasenaktivität [103] nicht nachweisen (Abb. 60; Tabelle 14). Wenngleich eine vermehrte Cathepsin-B1-Freisetzung aus anderen Blutzellen nicht auszuschließen ist, so könnte die lediglich 16stündige Halbwertszeit der Leukozyten [61, 63, 231] die bereits in Frischblutkonserven auffällige Steigerung der Proteasenaktivität erklären (Abb. 60; Tabelle 14). Der im weiteren Verlauf der Lagerung vergleichsweise geringe Anstieg der Proteasenaktivität spricht für diese Annahme und ist durch Aprotinin nicht zu beeinflussen (Abb. 60; Tabelle 14).

Insgesamt ergibt sich damit die Schlußfolgerung, daß der Zusatz von Aprotinin eine qualitative Verbesserung des Konservenblutes bewirkt. Unter Wahrung der Vitalfunktionen, vor allem der Sauerstoffaufnahme der Erythrozyten (Abb. 58), verhindert Aprotinin übermäßige Aktivitätsverluste plasmatischer Gerinnungsfaktoren und schützt die zellulären Bestandteile des Blutes vor einer übermäßigen Aggregatbildung aufgrund einer wahrscheinlich membranstabilisierenden Wirkung.

10 Hämodynamik, Gasstoffwechsel und Hämostase nach Massivtransfusionen mit Aprotinin-ACD-Blut

Nach heutiger Auffassung wird die Destruktion des Lungenparenchyms beim postoperativen oder posttraumatischen Atemnotsyndrom (ARDS) vor allem auf ein „Release-Syndrom" geschädigter Blutzellen zurückgeführt [30, 33, 93, 97]. Die thrombozytäre und leukozytäre Freisetzung von Serotonin, ADP, Adrenalin, Histamin und Bradykinin (Release Reaction) kann sowohl durch Bildung von Zellaggregaten im Schock als auch durch eine vermehrte Mikroaggregateinschwemmung bei Massivtransfusionen ausgelöst werden [80, 81, 143, 262]. Aprotinin bewirkt im ACD-Blut eine Membranstabilisierung der Thrombozyten. Auf diese Weise werden Thrombozyten vor einer gesteigerten Aggregationsneigung geschützt und die Freisetzung thrombozytärer Mediatoren im Konservenblut verhindert [9, 306]. Insofern bietet der initiale Zusatz von Aprotinin zu ACD-Blut eine Möglichkeit, die Häufigkeit der akuten respiratorischen Insuffizienz nach Massivblutersatz zu senken. Es sollte deshalb das Ziel der vorliegenden Untersuchungen sein, die Wirksamkeit dieser Maßnahme in einer randomisierten Doppelblindstudie klinisch zu objektivieren.

10.1 Material und Methodik

10.1.1 Krankengut

In einer prospektiv randomisierten Beobachtungsreihe wurde die klinische Bedeutung von Aprotinin-ACD-Blut bei massivtransfundierten Patienten der Blutgruppen A Rh+ und 0 Rh+ untersucht. Das Krankengut bestand aus 48 Patienten im Alter von 20 bis 83 Jahren mit gastrointestinalen, abdominalen, gefäßchirurgischen oder traumatischen Blutungen (Tabelle 4). Aufnahmekriterium war ein Transfusionsvolumen von mehr als 7 Konserven/24 Stunden. Patienten mit Lungenkontusion, Lungenfibrosen oder Schädelhirntraumen wurden ausgeschlossen.

Zur Bluttransfusion wurden bei allen Patienten die üblichen Standardfilter mit 170 μ Porenweite verwendet. Die Transfusionsdauer betrug im Mittel 12,5 Stunden und erstreckte sich über die Intensivbehandlungs- und/oder Operationsphase (Tabelle 4).

Randomisierung, Doppelblindkontrolle

Die klinischen Untersuchungen wurden vom Juni 1978 bis Juli 1979 durchgeführt. In einer Sonderanfertigung wurden ACD-Blutkonserven der Blutgruppe 0 Rh+ und A Rh+ mit und ohne Aprotininzusatz hergestellt. Zur Unterscheidung zwischen Aprotinin-haltigem und Aprotinin-freiem Blut wurden die Konserven mit der Städtebezeichnung „Hamburg" bzw. „Kiel" codiert. Diese Bezeichnungen waren weder Ärzten noch Patienten bekannt. Der

Tabelle 4. Darstellung des chirurgischen Krankengutes

Massivtransfusionen mit ACD / Aprotinin -ACD-Blut																			
Krankengut						Massivblutung						Transfusion						Postop. Beatmung	
Patienten Nr.	Name	Alter(J.)		♂	♀	Gastrointestinal	Vasculär	Intraabdominal	Traumatisch	Schock, Schockindex > 1, Dauer (min.)		Konservenalter (Tage)		Volumen (l.)		Dauer (Std.)		Dauer (Std.)	
1. Kontrollkollektiv											x̄ Sx		x̄ Sx		x̄ Sx		x̄ Sx		x̄ Sx
1.	K.,W.	27		I					●	0		10,8		9,0		24		4	
5.	K.,G.	80		I			●			10		21,4		7,0		6		13	
8.	T.,O.	38		I		●				0		24,8		3,5		24		1	
9.	R.,K.	40		I				●		0		12,1		5,0		4		4	
11.	E.,G.	58			I	●				150		11,5		4,0		12		1	
12.	M.,F.	18		I					●	90		13,5		22,0		13		6	
15.	B.,B.	26		I					●	180		18,5		10,0		4		63	
18.	Z.,K.	69			I	●				160		8,9		14,5		16		46	
19.	K.,M.	67		I				●		0		16,0		5,5		12		23	
20.	B.,W.	43		I		●				0		11,5		3,5		24		1	
21.	R.,H.	48		I			●			0		15,2		9,0		7		11	
23.	L.,M.	59			I			●		720		9,8		7,5		14		96	
25.	B.,O.	75	53,3 ±19,6		I			●		0	16,6 194,8/1,4	8,8	12,3 ±4,7	6,0	7,7 ±4,2	5	11,8 ±7,5	24	13,9 58,9/3,3
28.	D.,J.	84			I	●				0		14,7		7,0		17		26	
33.	D.,R.	72		I		●				150		11,3		3,5		12		24	
35.	O.,K.	40		I				●		600		12,1		7,0		7		84	
37.	E.,E.	65			I		●			15		5,0		4,0		6		2	
38.	H.,R.	39			I				●	0		10,6		4,5		11		32	
42.	K.,H.	63		I			●			15		14,6		13,0		3		44	
43.	G.,E.	58		I		●				240		8,3		8,0		24		12	
45.	O.,B.	19			I				●	120		6,5		8,5		24		72	
46.	R.,J.	70		I			●			30		14,7		6,5		5		16	
47.	E.,J.	76		I			●			20		6,8		9,0		4		9	
49.	M.,A.	45		I				●		200		7,0		7,0		6		71	
2. Aprotininkollektiv																			
2.	B.,R.	22		I					●	0		10,4		8,5		5		5	
3.	B.,F.	68			I		●			0		8,7		4,0		24		1	
4.	S.,G.	55		I			●			10		15,7		5,5		9		32	
6.	L.,G.	73		I		●				0		23,3		6,5		8		24	
7.	R.,U.	37			I				●	20		15,3		8,0		24		96	
10.	P.,J.	48			I				●	10		8,7		6,0		5		3	
13.	M.,M.	22		I				●		480		12,4		16,0		12		10	
14.	K.,H.	35		I		●				0		21,6		5,0		13		1	
16.	W.,U.	49		I		●				160		15,7		13,5		8		2	
17.	S.,K.	76			I	●				240		9,6		13,5		10		43	
22.	S.,F.	39		I					●	0		10,8		7,0		6		3	
24.	G.,H.	71		I			●			25		16,6		4,5		5		21	
26.	J.,H.	65	50,1 ±21,4	I		●				300	12,3 160,5/1,0	12,6	12,4 ±4,6	8,5	7,6 ±3,7	14	12,3 ±7,0	24	10,0 46,8/2,2
27.	H.,E.	69			I	●				0		14,7		8,0		24		12	
29.	G.,P.	78		I		●				720		12,3		17,5		21		96	
30.	R.,R.	79		I		●				0		6,1		7,0		10		68	
32.	W.,T.	55		I		●				90		15,5		6,0		14		20	
34.	H.,H.	62		I		●				0		13,7		5,0		24		1	
36.	K.,C.	76			I				●	300		12,3		5,0		16		34	
39.	K.,W.	21		I				●		0		10,1		6,5		5		6	
40.	T.,B.	40		I				●		0		13,9		5,5		5		10	
41.	V.,R.	22		I					●	115		7,2		8,0		9		79	
44.	G.,G.	19		I					●	0		5,0		4,0		5		3	
48.	W.,J.	22		I					●	165		6,2		5,0		20		1	

Randomisierung folgend wurden die Patienten den Untersuchungsgruppen „Hamburg" bzw. „Kiel" zugeordnet.

Dokumentation

Die Dokumentation der Ergebnisse erfolgte auf vorgefertigten Formularen. Alle Patienten gaben nach umfassender Aufklärung ihr schriftliches Einverständnis.

Die Erlaubnis zur Durchführung der klinischen Studie wurde nach Hinterlegung der erforderlichen Unterlagen gemäß § 40 des Arzneimittelgesetzes (vom 24. 8. 1976) vom Bundesgesundheitsamt Berlin erteilt.

Narkoseführung

Die Operations- und Narkosedauer betrug im Mittel vier Stunden. Als Prämedikation wurde Atropin intravenös oder intramuskulär in einer Dosierung von 0,25–0,5 mg verabreicht. Zur Narkoseeinleitung wurden 40–80 mg Methohexital-Natrium sowie 50–100 mg Succinylcholin intravenös appliziert. Im weiteren Verlauf wurde eine Neuroleptanalgesie mit Thalamonal und Fentanyl durchgeführt. Während des operativen Eingriffes erhielt jeder Patient im Mittel 1,5–2,5 ml Thalamonal sowie 0,5 mg Fentanyl. Zur Muskelrelaxation wurde Pancuroniumbromid verwendet. Die Initialdosis betrug 4–6 mg, die Erhaltungsdosis 1,5–2 mg/Stunde. Alle Patienten wurden mit einem Lachgas-Sauerstoff-Gemisch im Verhältnis 3 : 1 kontinuierlich beatmet.

Intensivtherapie

In der unmittelbar postoperativen Phase wurde eine kontrollierte Beatmung durchgeführt (PEEP = 10 cm WS; F_{IO_2} = 0,3). Unter Berücksichtigung des Allgemeinzustandes und soweit klinisch vertretbar, wurde bei ausreichender Oxygenation der Patienten (P/F Quotient ⩾ Größe 280 mmHg) die Beatmung beendet. Gleichzeitig wurde eine Infusionstherapie mit Elektrolyt-, Glucose- und Aminosäurelösungen in einer Dosierung von 1,5 ml/kg/h durchgeführt.

Alle Patienten wurden für mindestens 96 Stunden auf der Intensivstation überwacht.

10.1.2 Labordiagnostische Untersuchungsverfahren

Die hämodynamischen, pulmonalen und gerinnungsphysiologischen Untersuchungen wurden unmittelbar nach Transfusionsende sowie in 24stündigen Intervallen durchgeführt und nach insgesamt 96 Stunden beendet. Soweit adrenerge oder vasodilatierende Substanzen verabreicht wurden, wurde die Infusion 30 min vor Beginn der Messungen vorübergehend unterbrochen [138, 209].

10.1.2.1 Hämodynamik

1. Cardiopulmonale Funktionen

- Pulmonal-arterieller Mitteldruck (PAP)
- Pulmonaler Kapillardruck (PCWP)
- Herzminutenvolumen (HMV)

Zur Objektivierung der hämodynamischen Veränderungen im Lungenkreislauf wurde der pulmonal arterielle Mitteldruck (PAP) sowie der pulmonale Kapillardruck (PCWP) mittels Druckaufnehmer (Statham P 23 ID) gemessen. Die Bestimmung des Herzminutenvolumens (HMV) erfolgte nach der Thermodilutionsmethode mit einem sogenannten Cardiac Output Computer (Lexington Instruments Corporation). Aus den ermittelten Meßgrößen wurden folgende Parameter berechnet:

1. Pulmonal vasculärer Widerstand (PVR)
   PVR (dyn sec cm^{-5}) = PAP – PCWP (mmHg)/HMV (l/min) · 80 [57]
2. Intrapulmonaler Druckgradient (ΔP)
   ΔP = PAP – PCWP (mmHg) [88]
3. Hydrostatisch-mikrovasculärer Kapillardruck (Pmv)
   Pmv = PCWP + (PAP – PCWP) (mmHg) [88]

2. Rheologische Funktionen

1. Blutviskosität: Die kinematische Blut- und Plasmaviskosität wurde mit dem Ubbelohde-Kapillar-Viskosimeter [283] bei 37 °C gemessen (Mikro KPG, Kapillar Nr. Ic Schott Mainz).
2. Hämatokrit: Mikrobestimmung nach Strumia [271].
3. Kolloidosmotischer Druck (COP): Der kolloidosmotische Druck wurde mit dem IL186 Weil Oncometer System ermittelt [35].

3. Renale Funktion

Die Änderungen der Nierenfunktion wurden durch Berechnung der Kreatinin-Clearance (C) nach der Grundformel

$C = U \cdot V/P$ [237]

bestimmt.
U (mg/l) = Kreatinin-Konzentration im Urin
P (mg/l) = Kreatinin-Konzentration im Plasma
V (ml/min) = Harn-Zeitvolumen.

10.1.2.2 Gasstoffwechsel

Totraumventilation

Die Berechnung der Totraumventilation erfolgte nach der Gleichung

$V_D = (Pa_{CO_2} - P_{E_{CO_2}}) \cdot V_E/Pa_{CO_2}$ [57]

Die Meßwerte und Rechengrößen wurden wie folgt ermittelt: Pa_{CO_2}: Arterieller Kohlendioxydpartialdruck. Bestimmung mit dem Bloodgasanalyser 413 (Instrumentation Laboratories).

$P_{E_{CO_2}}$: Berechnung des Kohlendioxydpartialdruckes in der Expirationsluft nach der Gleichung:

$P_{E_{CO_2}} = F_{E_{CO_2}} \cdot (B - 47)$ [57]

Messung der CO_2-Gehaltes in der Expirationsluft ($F_{E_{CO_2}}$) mit dem Capnograph MK II (Godard Statham).

V_E = Bestimmung des Expirationsvolumens mit dem Wright-Respirometer.

Intrapulmonales Shuntvolumen

Der Shunt wurde unter reiner Sauerstoffbeatmung bestimmt. Die Blutproben wurden der Arteria radialis und mittels Einschwemmkatheter der Arteria pulmonalis entnommen. Der Sauerstoffgehalt des arteriellen (Ca_{O_2}) und des venösen ($C\bar{v}_{O_2}$) Mischblutes wurde mit dem Lex-O_2-Con (Lexington Instruments Corporation) bestimmt. Zur Ermittlung des endkapillären Sauerstoffgehaltes (Cc'_{O_2}) wurde venöses Mischblut im Kugeltonometer (Eschweiler) bei 37 °C 15 min äquilibriert [162] und anschließend der Sauerstoffgehalt analysiert. Die Berechnung des Kurzschlusses ($\dot{Q}s$) erfolgte nach der Gleichung

$$\dot{Q}s/\dot{Q} \cdot 100 = Ca_{O_2} - Cc'_{O_2}/C\bar{v}_{O_2} - Cc'_{O_2} \; [57]$$

Pa_{O_2}/FI_{O_2} (P/F-Quotient)

Da nicht in allen Krankheitssituationen die gewählte inspiratorische Sauerstoffkonzentration von $FI_{O_2} = 0{,}3$ eingehalten werden konnte, wurde zum Vergleich der arteriellen Sauerstoffpartialdrücke (Pa_{O_2}) der Quotient aus

$$Pa_{O_2}/FI_{O_2} = \text{P/F-Quotient} \; [144]$$

berechnet.

Die Meßgrößen wurden wie folgt ermittelt:

Pa_{O_2} : arterieller Sauerstoffpartialdruck.
Bestimmung mit dem Bloodgasanalyser 413 (Instrumentation Laboratories).

FI_{O_2} : inspiratorische Sauerstoffkonzentration.
Registrierung der am Beatmungsgerät gewählten Sauerstoffkonzentration.

10.1.2.3 Hämostase

1. Plasmatisches System:
– Partielle Thromboplastinzeit (PTT)
– Thromboplastinzeit (Quick)
– Fibrinogen
2. Fibrinolytisches System:
– Thrombin-Coagulase-Zeit
– Plasminogen-M-Partigen
3. Inhibitorensystem:
– $Alpha_2$-Makroglobulin
– $Alpha_1$-Antitrypsin
– Antithrombin III
4. Thrombozytäres System:
– Thrombozytenzahl
– Kollagen-induzierte Aggregation
5. Thrombelastographische Untersuchungen:
Das Zusammenwirken der verschiedenen Hämostasesysteme wurde thrombelastographisch registriert.

Die Bestimmung der genannten Gerinnungsparameter erfolgte nach den angegebenen Methoden (S. 6 ff.).

10.1.3 Statistik

Für jede Meßgröße wurden Mittelwert und Standardabweichung aller Einzelwerte errechnet und der Verlauf graphisch dargestellt. Die Unterschiede zwischen den beiden Patientenkollektiven wurden mit der doppelten Varianzanalyse auf Signifikanz geprüft [226].

10.2 Ergebnisse

Die Patienten beider Kollektive waren hinsichtlich des Alters, der Schockdauer, des Transfusionsvolumens, der Transfusionsdauer und des Konservenalters vergleichbar (Tabelle 4). Im Mittel wurden 15 Blutkonserven mit einem Konservenalter von 12,5 Tagen in 12,5 Stunden transfundiert (Tabelle 4). Die Beatmungsdauer betrug in der Aprotinin-Gruppe 10,7 Stunden, in der Kontrolle 13,8 Stunden (Tabelle 4).

10.2.1 Hämodynamik

10.2.1.1 Cardiopulmonale Funktionen

Herzminutenvolumen (HMV)

In der unmittelbaren Posttransfusionsphase zeigt sowohl das Aprotinin- als auch das Kontrollkollektiv mit 6,6 bzw. 6,4 l/min ein praktisch vergleichbares Herzminutenvolumen. 96 Stunden später beträgt das Herzminutenvolumen bei den Kontrollpatienten 7,02 l/min und im Aprotininkollektiv 6,5 l/min (Abb. 61; Tabelle 16 und 25).

Intrapulmonaler Druckgradient (ΔP)

Im Gegensatz zu den vergleichbaren Herzminutenvolumina kommt es zu einem unterschiedlichen Verlauf des intrapulmonalen Druckgradienten: Während die Meßwerte im Kontrollkollektiv unmittelbar postoperativ und auch im weiteren Verlauf mit 12–13,5 mmHg signifikant erhöht sind, liegen sie im Aprotininkollektiv mit 7–9 mmHg im Normbereich (Abb. 62; Tabelle 16 und 26).

Pulmonal-vasculärer Widerstand (PVR)

Nach Transfusion von mehr als 15 Blutkonserven beobachtet man daher erwartungsgemäß bei den Patienten der Kontrollgruppe eine Erhöhung des pulmonal-vasculären Widerstandes auf im Mittel 168 dyn sec cm^{-5}. Demgegenüber liegen die Meßwerte in der Aprotinin-Gruppe in einer Größenordnung von lediglich 95 dyn sec cm^{-5} (Abb. 61; Tabelle 27). Dieser evidente Unterschied bleibt auch im weiteren Verlauf der Beobachtung bestehen. Da das Herzminutenvolumen bei allen Patienten während der gesamten Beobachtungsphase praktisch konstant war, sind die Unterschiede des pulmonal vasculären Widerstandes ausschließlich auf Änderungen des pulmonal-vasculären Druckgradienten zurückzuführen (Abb. 61; Tabelle 16).

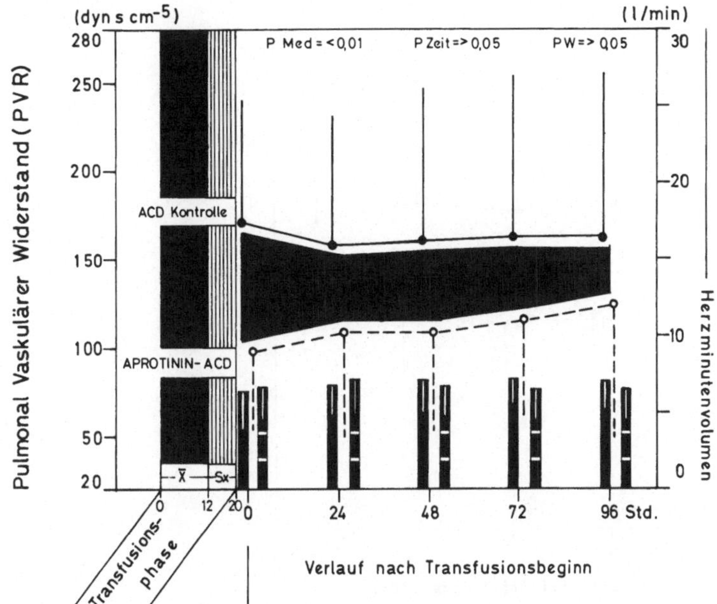

Abb. 61. Vergleichende Darstellung und Verlauf des pulmonal-vasculären Widerstandes (PVR) und des Herzminutenvolumens (HMV) nach Massivtransfusionen mit ACD- und Aprotinin-ACD-Blut. Dargestellt sind Mittelwerte und Standardabweichungen

Hydrostatisch-mikrovasculärer Kapillardruck (Pmv)

Als Ausdruck des erhöhten pulmonal-vasculären Widerstandes zeigen die Patienten des Kontrollkollektivs darüberhinaus eine signifikante Steigerung des hydrostatisch-mikrovasculären Kapillardruckes. So erreicht der hydrostatische Kapillardruck in der Posttransfusionsphase im Mittel 19,5 mmHg und liegt damit im kritischen Grenzbereich [200]. Demgegenüber sind die Meßwerte im Aprotininkollektiv mit durchschnittlich 14,5 mmHg signifikant niedriger (Abb. 63; Tabelle 16 und 28).

10.2.1.2 Rheologische Funktionen

Kolloid-osmotischer Druck (COP)

Die onkotischen Druckverhältnisse sind in beiden Kollektiven vergleichbar: Mit 25 mmHg liegen sie unmittelbar postoperativ im Normbereich und steigen im Verlauf der weiteren Beobachtung am 4. Beobachtungstag auf im Mittel 28,4 mmHg an (Abb. 63; Tabelle 16 und 29).

Blutviskosität

Die Blutviskosität liegt unmittelbar postoperativ im ACD- und Aprotinin-Kollektiv mit 2,57 bzw. 2,67 cSt im Normbereich. Im weiteren postoperativen Verlauf besteht ein hämatokritabhängiger Anstieg der Blutviskosität auf im Mittel 2,74 bzw. 2,86 cSt (Abb. 64; Tabelle 16, 30 und 32).

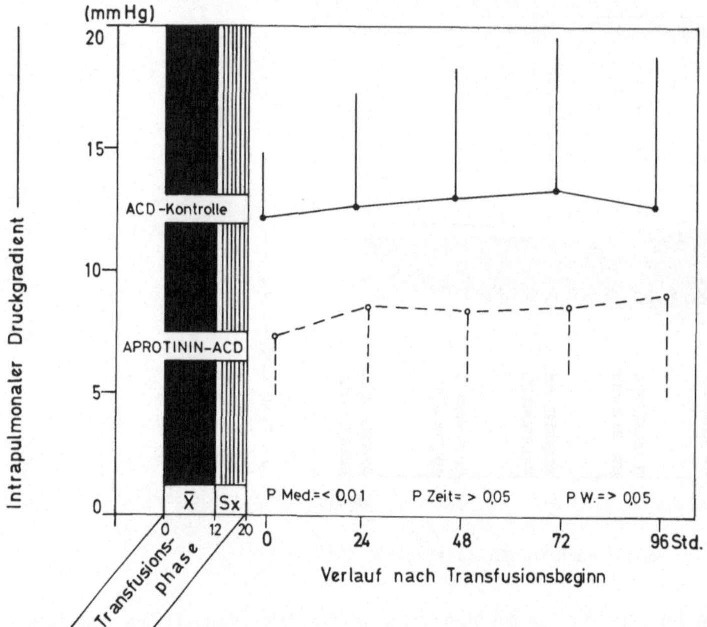

Abb. 62. Vergleichende Darstellung und Verlauf des intrapulmonalen Druckgradienten (ΔP) nach Massivtransfusionen mit ACD- und Aprotinin-ACD-Blut. Dargestellt sind Mittelwerte und Standardabweichungen

10.2.1.3 Renale Funktionen

Kreatinin-Clearance

Ausmaß und Umfang der glomerulären Filtrationsrate werden durch Änderungen des Herzminutenvolumens beeinflußt. Im Gegensatz zu den praktisch vergleichbaren Herzminutenvolumina zeigen beide Patientenkollektive eine unterschiedliche Filtrationsrate. Während die Kreatinin-Clearance in der Kontrollgruppe auf im Mittel 60 ml/min herabgesetzt ist, erreicht sie bei den Patienten des Aprotininkollektivs eine Größenordnung von 75 ml/min (Abb. 65; Tabelle 33). Wenngleich sich die Meßwerte in der Aprotiningruppe noch unterhalb der Norm bewegen, so liegen sie im Vergleich zur Kontrolle signifikant höher (Abb. 65; Tabelle 16).

10.2.2 Gasstoffwechsel

10.2.2.1 Physiologischer Totraum

Der physiologische Totraum repräsentiert vor allem schlecht oder gar nicht perfundierte Alveolarbezirke. Während die Meßwerte unmittelbar nach Transfusionsende auf durch-

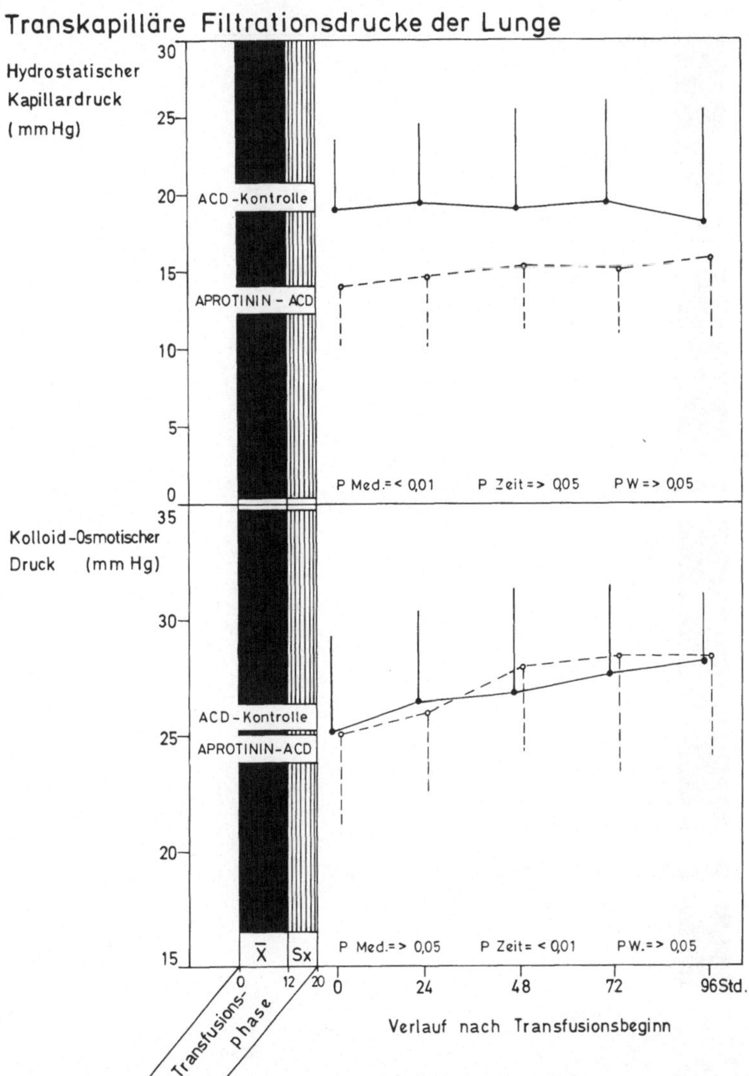

Abb. 63. Vergleichende Darstellung und Verlauf des hydrostatisch-mikrovasculären Kapillardruckes (Pmv) und des kolloid-osmotischen Druckes (COP) nach Massivtransfusionen mit ACD- und Aprotinin-ACD-Blut. Dargestellt sind Mittelwerte und Standardabweichungen

schnittlich 200 ml pathologisch gesteigert sind, liegen sie in der Aprotiningruppe mit 140 ml im Normbereich (Abb. 66; Tabelle 17 und 34). Im weiteren Verlauf kommt es vermutlich zu einer methodisch bedingten Angleichung der Meßwerte: Da die Mehrzahl der Patienten am 2. Beobachtungstag bereits extubiert war, konnte das zur Berechnung des Totraumes erforderliche Exspirationsvolumen nicht mehr exakt ermittelt werden. Aus diesem Grunde wurde nach diesem Zeitpunkt auf die Bestimmung dieser Meßgröße verzichtet.

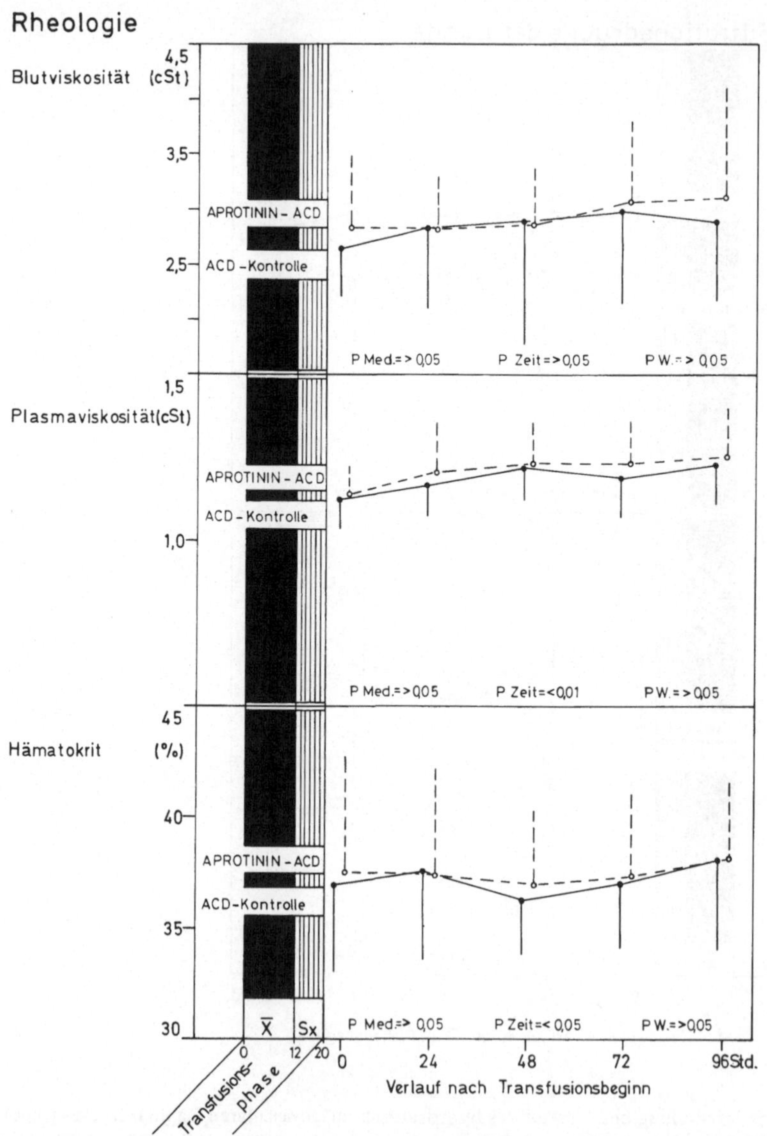

Abb. 64. Vergleichende Darstellung und Verlauf der Blut- und Plasmaviskosität sowie des Hämatokritwertes nach Massivtransfusionen mit ACD- und Aprotinin-ACD-Blut. Dargestellt sind Mittelwerte und Standardabweichungen

10.2.2.2 Intrapulmonales Shuntvolumen

Zwischen Störungen der Perfusion und Ventilation sowie der Ausbildung eines intrapulmonalen Shunts besteht ein enger Zusammenhang: Während in der Kontrollgruppe als Ausdruck einer gestörten Kapillarperfusion die Meßwerte auf im Mittel 10–18% erhöht sind, zeigen die Patienten der Aprotinin-Gruppe eine physiologische intrapulmonale Shuntfraktion von im Mittel 7% (Abb. 67; Tabelle 17 und 35).

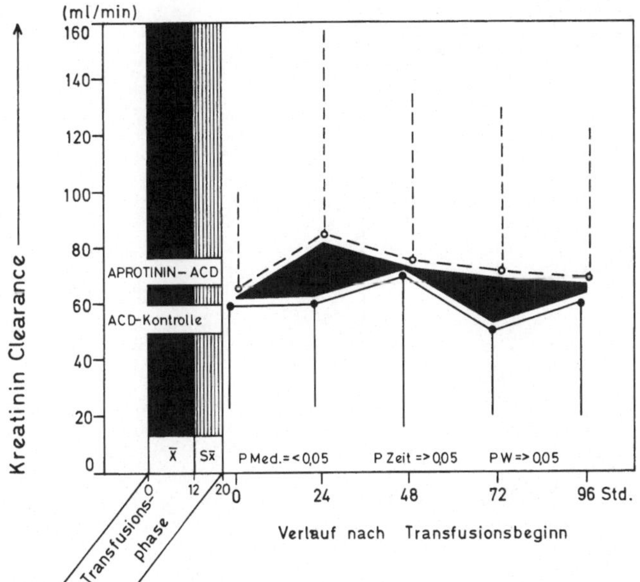

Abb. 65. Vergleichende Darstellung und Verlauf der Kreatinin-Clearance nach Massivtransfusionen mit ACD- und Aprotinin-ACD-Blut. Dargestellt sind Mittelwerte und Standardabweichungen

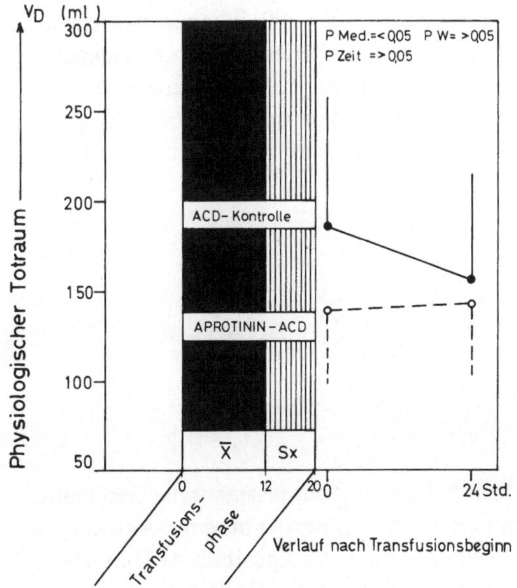

Abb. 66. Vergleichende Darstellung und Verlauf der Totraumventilation nach Massivtransfusionen mit ACD- und Aprotinin-ACD-Blut. Dargestellt sind Mittelwerte und Standardabweichungen

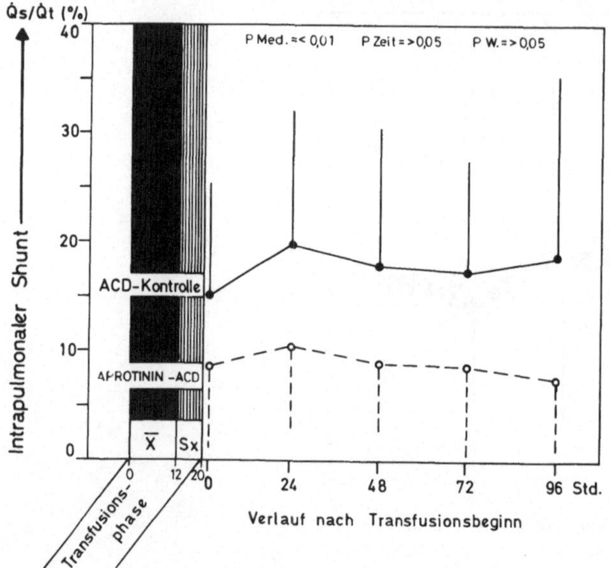

Abb. 67. Vergleichende Darstellung und Verlauf des intrapulmonalen Shunts nach Massivtransfusionen mit ACD- und Aprotinin-ACD-Blut. Dargestellt sind Mittelwerte und Standardabweichungen

10.2.2.3 Pa_{O_2}/F_{IO_2} (P/F-Quotient)

Die genannten Ergebnisse werden durch den Verlauf des P/F-Quotienten bestätigt.

Unmittelbar nach Transfusionsende ist der arterielle Sauerstoffpartialdruck bei einem $F_{IO_2} = 1$ in der Kontrollgruppe auf im Mittel 300 mmHg (P/F = 300) herabgesetzt, einem Meßbereich, der nach Horovitz [144] bereits als kritischer Insuffizienzbereich bezeichnet wird. Demgegenüber erreichen die Patienten der Aprotinin-Gruppe als Ausdruck einer ungestörten pulmonalen Perfusion und Ventilation Meßwerte von mehr als 365 mmHg (P/F = 365). Die Signifikanz dieser Unterschiede bleibt auch im weiteren Verlauf der Beobachtungen bestehen (Abb. 68; Tabelle 17 und 36).

10.2.3 Hämostase

10.2.3.1 Plasmatisches Gerinnungssystem

Partielle Thromboplastinzeit (PTT)

Wie der Verlauf der partiellen Thromboplastinzeit belegt, wird das plasmatische Gerinnungssystem auch nach Massivtransfusionen von mehr als 15 Blutkonserven in seiner Aktivität nicht beeinträchtigt. Diese Aussage gilt auch bei Verwendung von Aprotinin-ACD-Blut: unmittelbar nach Transfusionsende liegt die PTT in beiden Patienten-Kollektiven in einem Bereich von 38–42 sec. Auch im weiteren Verlauf der Beobachtung werden signifikante Unterschiede zwischen beiden Gruppen nicht nachweisbar (Abb. 69; Tabelle 18 und 37).

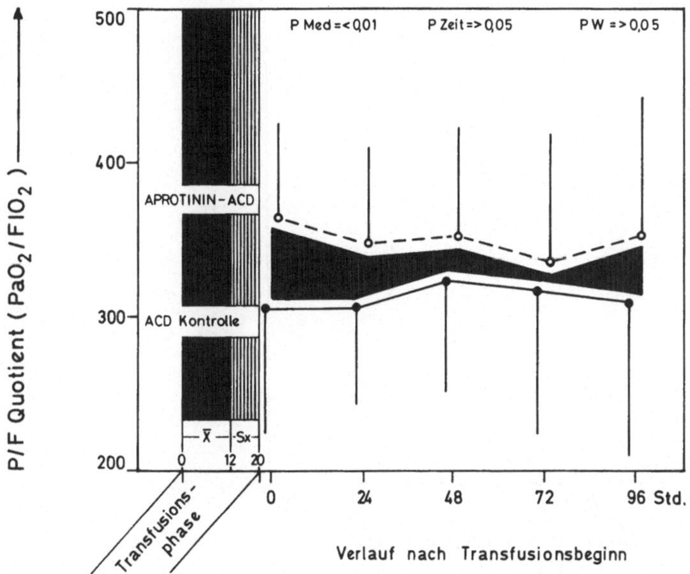

Abb. 68. Vergleichende Darstellung und Verlauf des P/F-Quotienten nach Massivtransfusionen mit ACD- und Aprotinin-ACD-Blut. Dargestellt sind Mittelwerte und Standardabweichungen

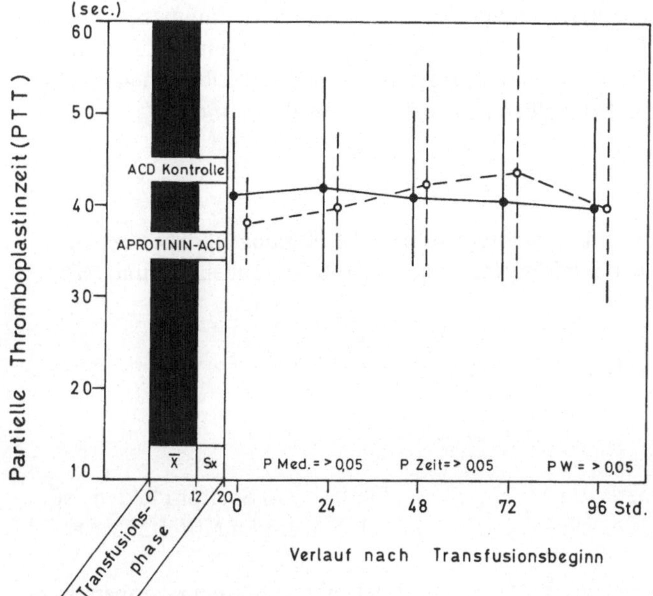

Abb. 69. Vergleichende Darstellung und Verlauf der partiellen Thromboplastinzeit (PTT) nach Massivtransfusionen mit ACD- und Aprotinin-ACD-Blut. Normalisierung der Urwerte durch Logarithmierung. Dargestellt sind Mittelwerte und Standardabweichungen

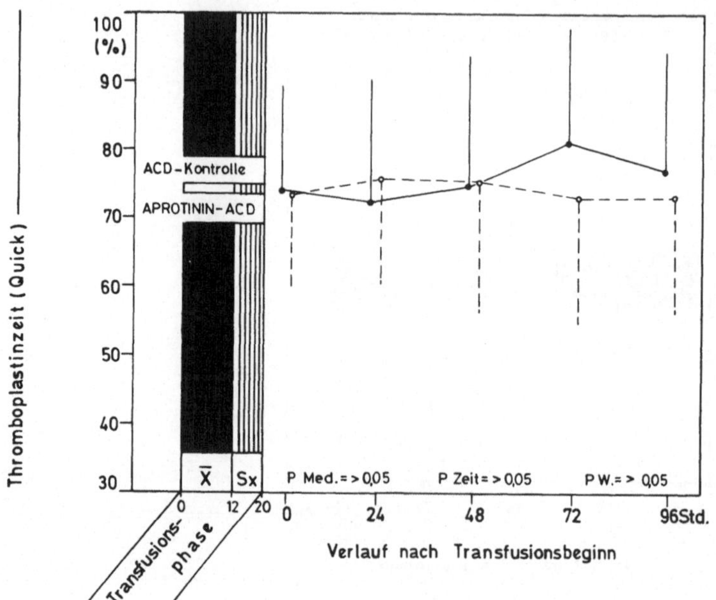

Abb. 70. Vergleichende Darstellung und Verlauf der Thromboplastinzeit (Quick) nach Massivtransfusionen mit ACD- und Aprotinin-ACD-Blut. Dargestellt sind Mittelwerte und Standardabweichungen

Thromboplastinzeit (Quick)

Die Thromboplastinzeit, ein repräsentativer Parameter des exogenen Gerinnungssystems, zeigt gleichfalls keine relevante Beeinträchtigung. So liegen die Meßwerte in der unmittelbaren Posttransfusionsphase in einer Größenordnung von 74% und verbleiben auch im weiteren Verlauf der Beobachtung im Normalbereich (Abb. 70; Tabelle 18 und 38).

Fibrinogenkonzentration

Als Ausdruck eines ungestörten Gerinnungspotentials liegt die Fibrinogenkonzentration in beiden Kollektiven mit 311–470 mg% im Normbereich (Abb. 71; Tabelle 18 und 39).

10.2.3.2 Fibrinolytisches System

Thrombin-Coagulase-Zeit (TC)

Die TC, ein empfindlicher Parameter zum Nachweis von Fibrin(ogen)-Spaltprodukten, ist in der unmittelbaren Posttransfusionsphase in beiden Kollektiven auf im Mittel 25 sec erhöht (Abb. 72; Tabelle 40).

Auch im weiteren Verlauf verbleibt die TC als Ausdruck einer erhöhten postoperativen Fibrinolyse-Aktivität im gleichen Meßbereich. Bemerkenswert erscheint, daß die bisher bekannten Hemmeffekte des Aprotinins auf die fibrinolytische Aktivität unter den vorliegenden klinischen Bedingungen nicht nachweisbar werden (Abb. 72; Tabelle 18 und 40).

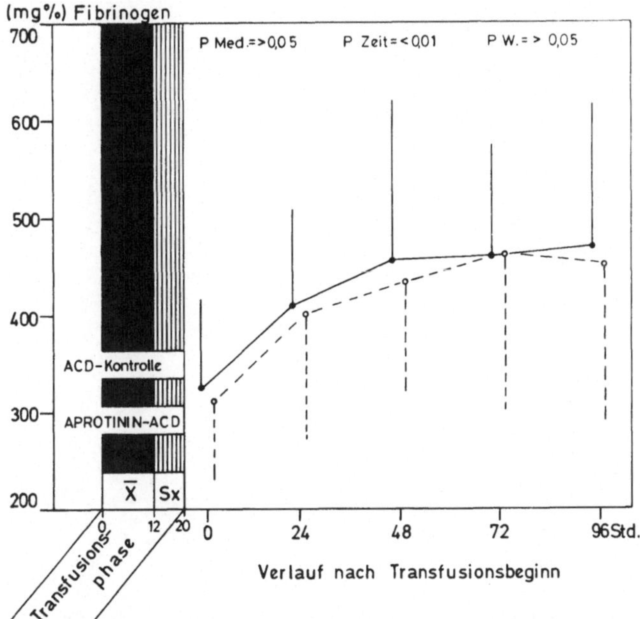

Abb. 71. Vergleichende Darstellung und Verlauf der Fibrinogenkonzentration nach Massivtransfusionen mit ACD- und Aprotinin-ACD-Blut. Dargestellt sind Mittelwerte und Standardabweichungen

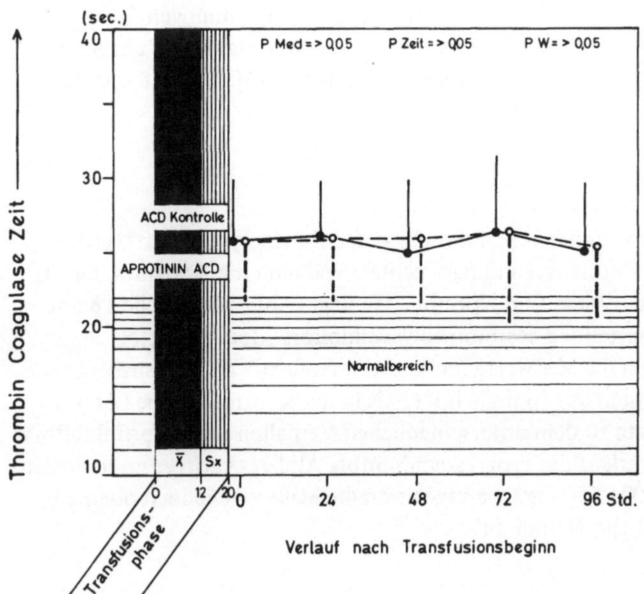

Abb. 72. Vergleichende Darstellung und Verlauf der Thrombin-Coagulase-Zeit nach Massivtransfusionen mit ACD- und Aprotinin-ACD-Blut. Dargestellt sind Mittelwerte und Standardabweichungen

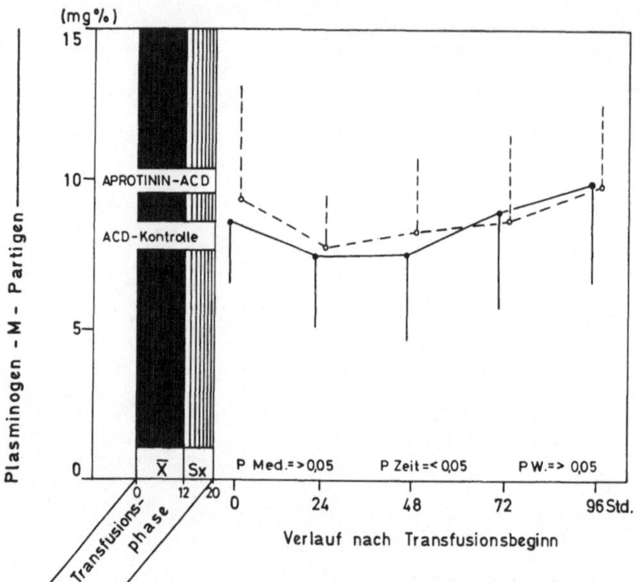

Abb. 73. Vergleichende Darstellung und Verlauf der Plasminogen-Konzentration nach Massivtransfusionen mit ACD- und Aprotinin-ACD-Blut. Dargestellt sind Mittelwerte und Standardabweichungen

Plasminogen-M-Partigen

Entsprechend der nachweisbaren fibrinolytischen Aktivität ist der Plasminogen-Spiegel bei allen Patienten auf im Mittel 8–9 mg% herabgesetzt. Im weiteren Verlauf wird ein geringgradiger Anstieg auf durchschnittlich 10 mg% nachweisbar (Abb. 73; Tabelle 18 und 41).

10.2.3.3 Inhibitorensystem

Entgegen den vergleichbaren Reaktionen im Gerinnungs- und Fibrinolysesystem werden unterschiedliche Effekte im Inhibitorensystem beobachtet: Während die Antithrombin-III-Konzentration im postoperativen Verlauf im Normbereich liegt (Abb. 74; Tabelle 18 und 42), beobachtet man bei der Beurteilung des Fibrinolyseinhibitors Alpha$_2$-Makroglobulin auffällige Unterschiede. So liegen die Meßwerte im Aprotininkollektiv nach Transfusionsende mit 183 mg% durchschnittlich um 16 mg% höher als in der Kontrollgruppe (Abb. 74, Tabelle 18 und 43). Im Gegensatz zu dem unterschiedlichen Verhalten des Sofortinhibitors Alpha$_2$-Makroglobulin ist der Verlauf des Progressivinhibitors Alpha$_1$-Antitrypsin in beiden Kollektiven vergleichbar. Mit 400–550 mg% bewegen sich die Meßwerte jedoch oberhalb des Normbereichs (Abb. 74; Tabelle 18 und 44).

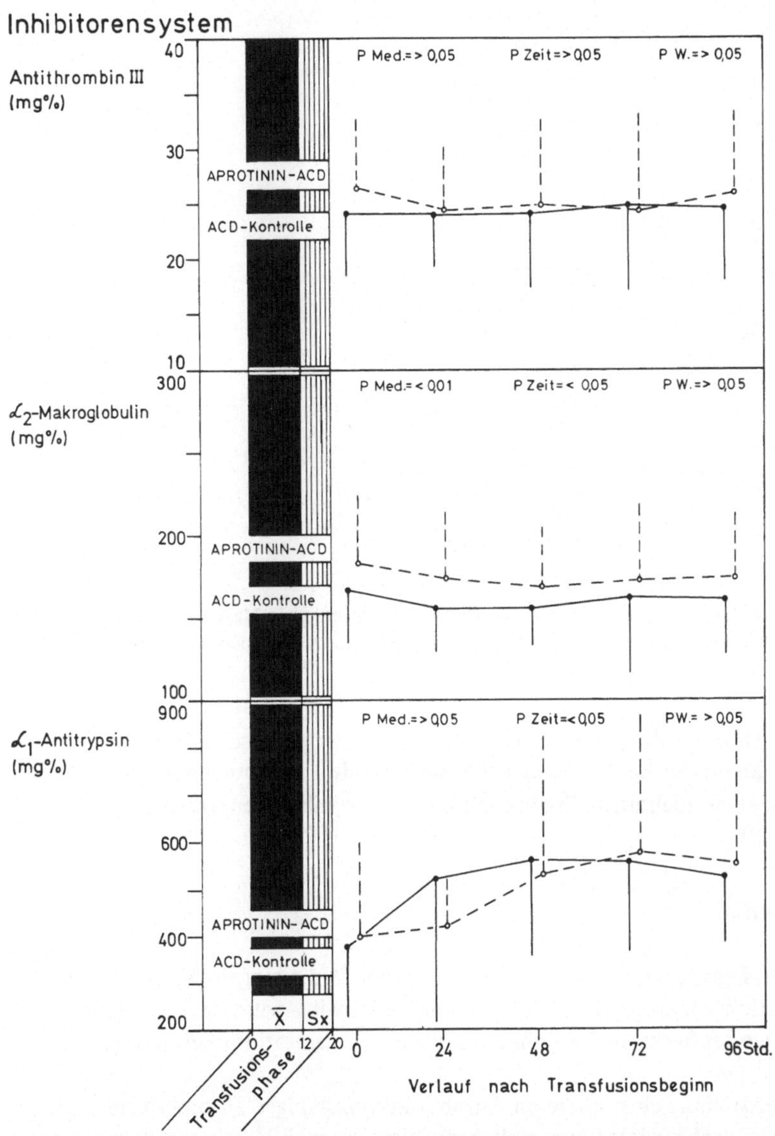

Abb. 74. Vergleichende Darstellung und Verlauf der Inhibitoren Antithrombin III, Alpha$_2$-Makroglobulin und Alpha$_1$-Antitrypsin nach Massivtransfusionen mit ACD- und Aprotinin-ACD-Blut. Dargestellt sind Mittelwerte und Standardabweichungen

10.2.3.4 Thrombozytäres System

Thrombozytenzahl

Während im Kontrollkollektiv die Meßwerte auf im Mittel 75 000/mm^3 abgesenkt sind, liegt die Thrombozytenzahl in der Aprotinin-Gruppe in einer Größenordnung von mehr

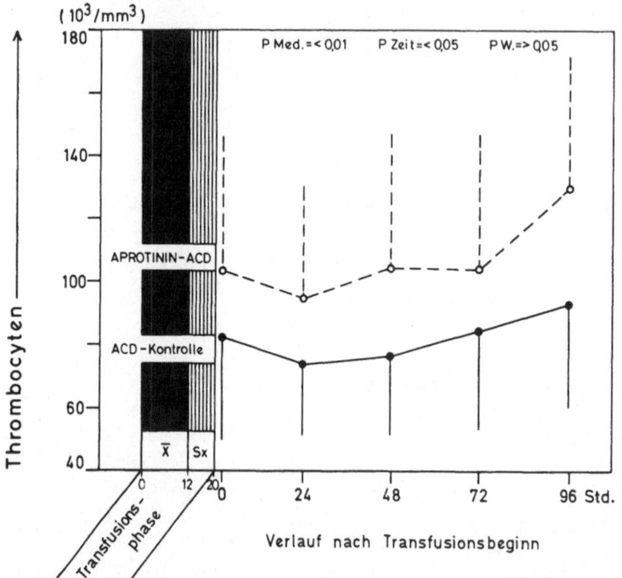

Abb. 75. Vergleichende Darstellung und Verlauf der Thrombozytenzahl nach Massivtransfusionen mit ACD- und Aprotinin-ACD-Blut. Dargestellt sind Mittelwerte und Standardabweichungen

als 100 000/mm³ (Abb. 75; Tabelle 45). Die Signifikanz dieser Unterschiede bleibt auch im weiteren Verlauf der Beobachtung bestehen (Tabelle 18). Aprotinin-ACD-Blut führt damit zu einer qualitativen Stabilisierung des Thrombozytenpotentials (Abb. 75; Tabelle 18).

Thrombozytenfunktion

Kollagen-induzierte Aggregation: Da unter physiologischen Bedingungen der biphasische Ablauf des Aggregationsvorganges durch Kollagen induziert wird, wurde zur Beurteilung der Gesamtthrombozytenfunktion die Kollagen-induzierte Aggregationsmethode gewählt (Abb. 2).

Durch die Bereitstellung einer größeren Anzahl funktionsfähiger Thrombozyten, wie dies im Aprotininblut nachgewiesen werden konnte, wird die nach Massivtransfusionen gefürchtete Erschöpfung der Thrombozytenfunktion signifikant verhindert. So liegt die Zahl aggregationsfähiger Thrombozyten mit 40% und deren Reaktionsgeschwindigkeit mit 0,4 ΔE/min gerade noch im unteren Normbereich (Abb. 76; Tabelle 18, 46 und 47).

10.2.3.5 Thrombelastographie

Die thrombelastographische Darstellung der Gerinnselbildung gestattet eine abschließende Beurteilung über das Zusammenwirken der verschiedenen Hämostasemechanismen. Danach wird der günstige hämostyptische Effekt nach Aprotinin-ACD-Bluttransfusionen bestätigt: So ist die Reaktionszeit (R-Zeit) im Aprotininkollektiv initial durchschnitt-

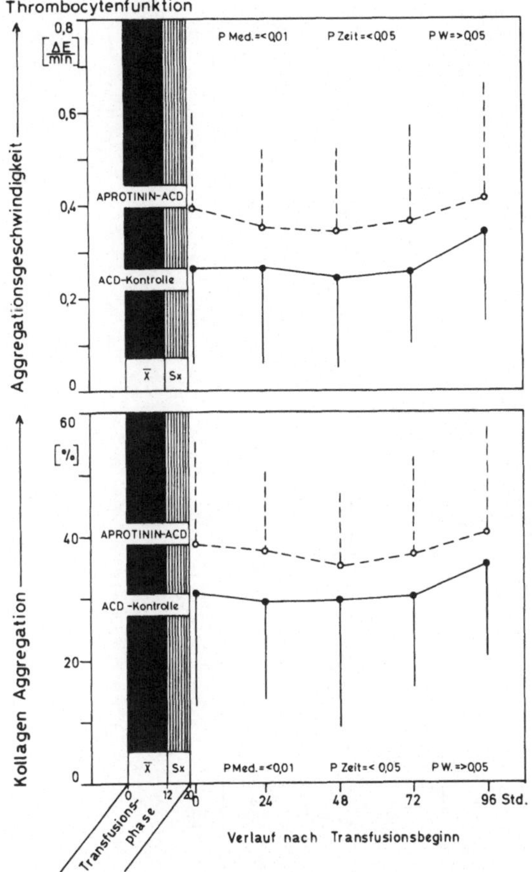

Abb. 76. Vergleichende Darstellung und Verlauf der Kollagen-induzierten Thrombozyten-Aggregation (unten) und deren Reaktionsgeschwindigkeit (oben) nach Massivtransfusionen mit ACD- und Aprotinin-ACD-Blut. Dargestellt sind Mittelwerte und Standardabweichungen

lich um 1,5 min auf 5,2 min verkürzt (Abb. 77; Tabelle 48). Ebenso setzt die Gerinnselbildung (K-Zeit) 2 min früher ein als im Kontrollkollektiv (Abb. 77; Tabelle 49). Darüberhinaus ist im Aprotininkollektiv als Ausdruck einer größeren Gerinnselfestigkeit die Maximalamplitude um 5–6 mm verbreitert (Abb. 77; Tabelle 50). Insgesamt zeigen die Patienten des Aprotininkollektivs eine frühzeitigere und verstärkte Gerinnselbildung (Abb. 77; Tabelle 18).

10.3 Diskussion

Die Mikroaggregatbildung im Konservenblut ist von Swank [244] 1961 erstmals beschrieben worden. Seitdem wird bei massivtransfundierten Patienten ein kausaler Zusammenhang zwischen pulmonaler Mikroembolisation und der Ausbildung einer respiratorischen Insuffizienz angenommen [30, 32, 84, 150, 184, 235, 247]. Eine klinisch relevante Wech-

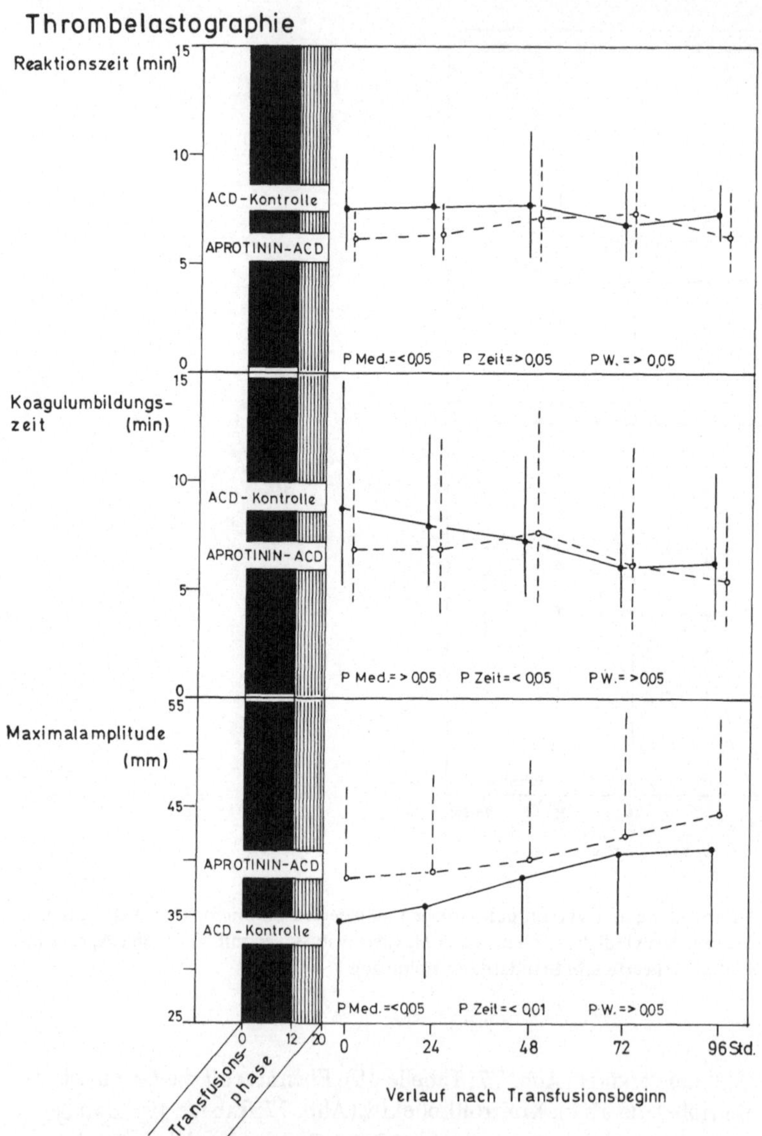

Abb. 77. Vergleichende Darstellung und Verlauf verschiedener thrombelastographischer Parameter nach Massivtransfusionen mit ACD- und Aprotinin-ACD-Blut. Dargestellt sind Mittelwerte und Standardabweichungen

selwirkung konnte jedoch bislang nicht eindeutig nachgewiesen werden [55, 56, 143, 238]. So wurden beispielsweise vergleichbare Änderungen der pulmonalen Gefäß- und Alveolarstruktur auch nach Transfusion gefilterter Blutkonserven beobachtet [68, 288]. Darüberhinaus zeigten tierexperimentelle Untersuchungen, daß weniger die Einschwemmungen von Aggregaten als vielmehr der Einfluß biologisch aktiver Mediatoren, welche aus Mikroaggregaten freigesetzt werden, für die Ausbildung der Transfusionslunge verantwortlich sind [154, 234, 285] (Abb. 78). Die Bedeutung dieser tierexperimentellen Befunde ist jedoch in bezug auf ihre klinische Aussagefähigkeit nach wie vor ungeklärt. Eigene Untersuchungen über Ausmaß und Umfang aggregatbedingter Gasstoffwechselstörungen nach Eingriffen mit extracorporaler Zirkulation (S. 44) sprechen ebenso wie die Ergebnisse von Geelhoed [93] und Berman [33] für die Annahme, daß die Aggregateinschwemmung für die Ausbildung der respiratorischen Insuffizienz nur eine untergeordnete Bedeutung hat.

Demgegenüber nehmen die Thrombozyten und ihre biologisch aktiven Mediatoren im pathologischen Geschehen der Schocklunge offensichtlich eine zentrale Stellung ein [115, 141, 185, 262, 285, 300]. Unter diesem Gesichtspunkt besitzt die nachgewiesene Hemmung des thrombozytären „Release Syndroms" durch Aprotinin eine besondere klinische Relevanz [9, 111, 306] (Abb. 78). Aufgrund dieses Wirkungsprinzips ergab sich erstmals die Möglichkeit, den Einfluß der Mediatoren auf die alveolo-kapilläre Lungenstruktur zu objektivieren. Der Einsatz von aggregatarmem Aprotinin-ACD-Blut sollte im Vergleich mit herkömmlichen Blutkonserven die bislang offene Frage nach der Bedeutung der Bluttransfusion für die Ausbildung von Gasstoffwechselstörungen endgültig klären.

10.3.1 Hämodynamik

In der Lunge wird der mikrovasculäre Raum durch semipermeable Membranen aus Endothelzellen vom interstitiellen und alveolären Raum getrennt [259, 260]. Zwischen dem intrakapillären und interstitiellen Kompartiment besteht ein kontinuierlicher Flüssigkeitsaustausch zur Aufrechterhaltung des Gewebestoffwechsels [259] (Abb. 78). Der transvasculäre Flüssigkeitstransport wird generell durch die Starling'sche Gleichung beschrieben:

$\dot{Q}f = Kf\,(Pmv - P_T) - Gf\,(COPmv - COP_T)$ [257]

$\dot{Q}f$ = Transvasculärer Nettoflüssigkeitstransport
Kf = Filtrationskoeffizient (1 ml H_2O/mmHg · m^{-1}) [200]
Pmv = Hydrostatisch mikrovasculärer Druck
P_T = Perimikrovasculärer Gewebedruck
Gf = Membran-Proteindurchlässigkeitskoeffizient (0,8) [200]
COPmv = Kolloidosmotischer Druck des Plasma
COP_T = Kolloidosmotischer Druck der Gewebeflüssigkeit

Der transvasculäre Nettoflüssigkeitstransport ($\dot{Q}f$) ergibt sich demnach aus zwei entgegengesetzten Druckgradienten: Der interstitielle Flüssigkeitseinstrom korreliert direkt mit dem hydrostatisch mikrovasculären Druck (Pmv) und wird in seinem Ausmaß durch den in der Lunge herrschenden negativen Gewebedruck (P_T) noch potentiert. Der Flüssigkeitsrückstrom folgt dem kolloidosmotischen Druckgradienten, der sich aus der höheren Proteinkonzentration des intravasalen Raumes (COPmv) ergibt. Aufgrund tierexperimenteller Untersuchungen wird für die menschliche Lunge von Staub [260, 261] ein transvasculärer Nettoflüssigkeitstransport von 10–20 ml/Stunde angegeben. Das proteinhaltige, elektrolytreiche Filtrat wird über das weitverzweigte Lymphsystem des interstitiellen Raumes abtransportiert [259] (Abb. 78).

Die Kapazität der Lunge, filtrierte Flüssigkeit aus dem interstitiellen Gewebe zu entfernen, ist erheblich. So ergibt sich bei einer Steigerung des hydrostatischen mikrovasculären Druckes (Pmv) ein zunehmender Flüssigkeitseinstrom, welcher seinerseits infolge der interstitiellen Proteinverdünnung den kolloidosmotischen Druckgradienten vergrößert und damit den Flüssigkeitsrücktransport begünstigt [170, 200, 260].

Insofern besteht zunächst gegen die Bildung eines interstitiellen Ödems eine sogenannte physiologische Gewebereserve [200], die jedoch in Schocksituationen oder aber nach Bluttransfusionen durch eine massive Störung der Kapillarpermeabilität versagen kann [33]. Die Erhöhung der Kapillarpermeabilität beruht im wesentlichen auf einer vermehrten Serotininfreisetzung aus aggregierenden Thrombozyten [30, 141, 262, 264]. Beispielsweise werden die interzellulären Poren durch eine serotoninbedingte Endothelkonstriktion [205] massiv erweitert [154, 172, 274]. In diesem Stadium erhöhter kapillärer Proteindurchlässigkeit verringert sich oder entfällt sogar der an den kolloidosmotischen Druckgradienten gebundene Flüssigkeitsrücktransport. Es überwiegt in direkter Korrelation zur Höhe des mikrovasculären hydrostatischen Druckes der Flüssigkeitseinstrom und es besteht die Gefahr eines interstitiellen Ödems [78, 200, 261] (Abb. 78).

Aufgrund dieser pathophysiologischen Zusammenhänge kommt daher dem hydrostatischen mikrovasculären Druck eine entscheidende Bedeutung bei der Ausbildung der sogenannten feuchten Lunge zu [200]. Bei der Interpretation der vorliegenden Befunde ist daher dieser Parameter von größtem klinischen Interesse.

Zunächst zeigen die Patienten des Kontrollkollektivs nach Transfusion von mehr als 15 Blutkonserven im Vergleich zur Aprotinin-Gruppe bei praktisch vergleichbaren Herzzeitvolumina einen um nahezu 100% erhöhten pulmonal-vasculären Widerstand (Abb. 61; Tabelle 16). Dementsprechend besteht im Kontrollkollektiv eine signifikante Steigerung des intrapulmonalen Druckgradienten (Abb. 62; Tabelle 16), die im wesentlichen durch eine Verengung der pulmonalen Kapillargefäße ausgelöst wird. Infolgedessen manifestiert sich bei normoonkotischen Druckverhältnissen eine kritische Erhöhung des hydrostatisch-mikrovasculären Druckes (Pmv) (Abb. 63; Tabelle 16). Da unter Transfusionsbedingungen gleichzeitig mit einer Serotonin- bzw. Histamin-bedingten Steigerung der Kapillardurchlässigkeit gerechnet werden muß [33, 269], besteht bei den Patienten des Kontrollkollektivs zweifellos die Gefahr eines interstitiellen Ödems [278].

Demgegenüber kann die ungestörte Kapillarperfusion im Aprotininkollektiv höchstwahrscheinlich auf das Fehlen schädigender Mediatoren zurückgeführt werden [306]. Die vornehmlich Serotonin-induzierte vasokonstriktorische Steigerung des hydrostatisch mikrovasculären Druckes (Pmv) ist daher im Aprotinin-Kollektiv nicht zu beobachten. So liegen die Meßwerte mit 14,5 mmHg während der gesamten Beobachtungsphase im Mittel um 5 mmHg niedriger als im Kontröllkollektiv. Dementsprechend liegen der pulmonalvasculäre Widerstand (PVR) mit 100 dyn/sec/cm^{-5} und der intrapulmonale Druckgradient (ΔP) mit 8 mmHg im unteren Normbereich. Infolgedessen ist die Ausbildung einer feuchten Lunge bei den Patienten des Aprotininkollektivs zweifellos gering.

Die vorliegenden Untersuchungen belegen darüber hinaus, daß der positive Effekt des Aprotinin-Blutes nicht nur auf das pulmonale Kapillarsystem beschränkt ist, sondern auch in anderen Organsystemen nachweisbar wird. Offensichtlich passieren nach Transfusion herkömmlicher Blutkonserven eingeschwemmte Mikroaggregate das pulmonale Gefäßsystem und induzieren in anderen Organen, vornehmlich in der Niere, eine entsprechende Funktionseinschränkung [139, 289]. Für diese Annahme spricht die Tatsache, daß bei den Patienten des Kontrollkollektivs eine signifikante Einschränkung der Kreatinin-Clearance nachweisbar wird (Abb. 65; Tabelle 16). Wenngleich die Filtrationsrate im Aprotininkollektiv noch unter der Norm liegt, so ist sie jedoch um 15 ml/min größer als im Kontrollkollektiv (Tabelle 33). Da andere funktionseinschränkende Faktoren, wie beispielsweise Änderungen des Herzzeitvolumens (Abb. 61; Tabelle 25) oder der Blutviskosität [62] (Abb. 64) aufgrund ihrer Vergleichbarkeit in beiden Kollektiven nicht in Betracht kommen, muß ein transfusionsspezifischer Effekt auch bei der Beurteilung der Nierenfunktion diskutiert werden [145, 153, 279].

10.3.2 Gasstoffwechsel

Der Anstieg des hydrostatisch mikrovasculären Druckes korreliert direkt mit einer Zunahme des extravasculären Lungenwassergehaltes [32, 78, 200, 259]. Wenngleich aufgrund des vermehrten Flüssigkeitseinstromes histologisch eine Verbreiterung des Interstitiums resultiert, so wird dennoch keine Beeinträchtigung des Gasstoffwechsels nachweisbar [200]. Mit einer Störung der Sauerstoffaufnahme muß erst dann gerechnet werden, wenn die interstitielle Flüssigkeit den Alveolarraum erreicht und die Ausbildung intrapulmonaler Shunts begünstigt [200, 260]. Das intraalveoläre Ödem verhindert eine reguläre Ventilation und erhöht zwangsläufig das intrapulmonale Shuntvolumen [57] (Abb. 78). Dementsprechend begünstigen die im Kontrollkollektiv nachweisbaren hämodynamischen Veränderungen, insbesondere die Steigerung des pulmonal-vasculären Widerstandes (PVR) (Abb. 61; Tabelle 16), des intrapulmonalen Druckgradienten (Abb. 62; Tabelle 16) sowie des hydrostatisch mikrovasculären Druckes (Pmv) (Abb. 63; Tabelle 16) die Ausbildung eines intrapulmonalen Shunts von mehr als 16–18% (Abb. 67; Tabelle 17). Außerdem muß aufgrund der Erhöhung der alveolaren Totraumventilation bei den Patienten der Kontrollgruppe eine partielle Occlusion des Kapillarsystems diskutiert werden (Abb. 66; Tabelle 17). Insgesamt resultiert als Folge der massiven Störung des Ventilations-Perfusions-Gleichgewichtes eine siginifikante Einschränkung der arteriellen Sauerstoffaufnahme. Beispielsweise erreichen die Patienten des Kontrollkollektivs nach einer 30minütigen Sauerstoffbeatmung einen Sauerstoffpartialdruck von lediglich 300 mmHg (Abb. 68; Tabelle 17), einem Meßbereich, der nach Horovitz [144] bereits als kritischer Insuffizienzbereich bezeichnet wird.

Demgegenüber werden nach Massivbluttransfusionen mit Aprotinin-ACD-Blut vergleichbare Störungen der pulmonalen Perfusion und Ventilation nicht beobachtet. Bei einem normalen pulmonal-vasculären Widerstand (Abb. 61; Tabelle 27) und einem physiologischen hydrostatisch mikrovasculären Druck (Pmv) (Abb. 63; Tabelle 28) liegen die Meßwerte des intrapulmonalen Shuntvolumens (Abb. 67; Tabelle 17) und der Totraumventilation (Abb. 66; Tabelle 34) während der gesamten Posttransfusionsphase im Normbereich und sind ein repräsentativer Parameter für eine ungestörte Gasstoffwechselfunktion. Demzufolge liegt der arterielle Sauerstoffpartialdruck im Aprotininkollektiv mit 370 mmHg im altersentsprechenden Normbereich (Abb. 68; Tabelle 36).

Die vorliegenden Untersuchungen bestätigen die bisherige Annahme, daß Massivbluttransfusionen eine klinisch relevante Einschränkung des Gasstoffwechsels induzieren [30, 32, 184, 247, 265]. Der Einsatz von Aprotinin-ACD-Blut verhindert die Ausbildung der transfusionsbedingten respiratorischen Komplikationen und bietet daher ein neues kausaltherapeutisches Konzept.

10.3.3 Hämostase

Von besonderer klinischer Bedeutung ist außerdem die signifikante Verbesserung der Gerinnselbildung nach Massivbluttransfusionen mit Aprotinin-ACD-Blut. Diese Aussage wird sowohl durch eine höhere Thrombozytenzahl (Abb. 75; Tabelle 18) als auch durch eine Steigerung der Thrombozytenfunktion (Abb. 76; Tabelle 18) im Aprotininkollektiv bestätigt. Dementsprechend ist bei der thrombelastographischen Aufzeichnung des Gerinnungsvorganges nicht nur die Gerinnselbildungszeit, sondern auch die durch die Maximalamplitude bestimmte Gerinnselfestigkeit im Aprotininkollektiv vergleichsweise günstiger als bei den Kontrollpatienten (Abb. 77; Tabelle 18).

Wenngleich relevante Rückwirkungen des Aprotinins auf das plasmatische oder thrombozytäre Gerinnungssystem bislang nicht nachgewiesen werden konnte, so wurde doch von der überwiegenden Zahl kompetenter Autoren vor einer allgemeinen Verabreichung von Aprotinin, vor allem in Schocksituationen, gewarnt, und zwar wegen einer erwiesenen Hemmung der Fibrinolyse [24, 98, 132, 137, 161, 208, 275]. Wie bereits in den experimentellen Modellversuchen nachgewiesen werden konnte, ist die Bindung des Aprotinins an die verschiedenen thrombozytären und plasmatischen Enzymsysteme reversibel (Abb. 46–48). Da im Augenblick der Transfusion vermutlich zahlreiche Enzymsysteme des Empfängerorganismus mit einer praktisch unbegrenzten Kapazität zur Bindung des Aprotinins zur Verfügung stehen [121, 122] und außerdem die Halbwertszeit des Aprotinins relativ kurz ist [10, 25], war eine relevante Hemmung des fibrinolytischen Systems nicht zu erwarten [64, 152, 249]. Diese Annahme konnte im vorliegenden Krankengut tatsächlich bestätigt werden: Aufgrund einer vermutlich schockinduzierten (Tabelle 4) fibrinolytischen Aktivität war im postoperativen Verlauf sowohl im Kontrollkollektiv als auch im Aprotininkollektiv eine Zunahme der Thrombin-Coagulase-Zeit zu beobachten (Abb. 72; Tabelle 18 und 40). Als Ausdruck der relevanten Fibrinolyseaktivität war dementsprechend in beiden Patientenkollektiven eine Abnahme der Plasminogenkonzentration zu verzeichnen (Abb. 73; Tabelle 18 und 41). Insgesamt belegen die vorliegenden Untersuchungen, daß eine Fibrinolysehemmung durch Aprotinin unter klinischen Bedingungen in den gewählten Dosierungen nicht nachweisbar wird.

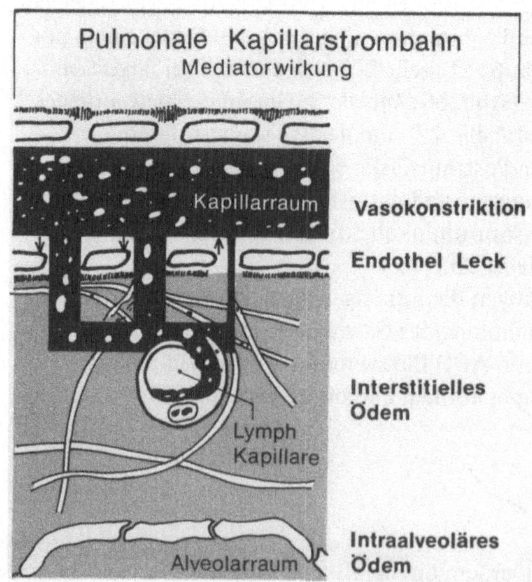

Abb. 78. Schematische Darstellung der Lungenstrombahn. Einfluß der Mediatoren Histamin und Serotonin auf das Lungenparenchym

Schlußbetrachtung

Ausgangspunkt der vorliegenden Untersuchungen waren die bekannten, lagerungsbedingten Veränderungen des Konservenblutes. Bislang fehlten Untersuchungen, die die gesamte Hämostase erfaßten, nämlich das Gerinnungs-, Fibrinolyse- und Inhibitorensystem. Deshalb kam es zunächst darauf an, mit den umfangreichen labortechnischen Erhebungen des ersten Untersuchungsabschnittes das Verhalten dieser drei Funktionssysteme in der Blutkonserve über den klinisch relevanten Zeitraum von drei Wochen systematisch zu erfassen.

Es zeigte sich, daß es im Konservenblut in direkter Abhängigkeit von der Lagerungsdauer zu einer Einschränkung des Hämostasepotentials kommt. Diese Änderungen sind im wesentlichen auf eine Abnahme der Thrombozytenfunktion sowie auf Aktivitätsverluste der Faktoren V und VIII zurückzuführen. Während die Thrombozytenfunktion nach der Kollagen-, Adrenalin- und ADP- induzierten Aggregation bereits zwischen dem 5. und 7. Tag auf 50% der Norm erniedrigt ist, wird ein vergleichbarer Aktivitätsverlust für die Faktoren V und VIII erst nach dem 10. Tag nachweisbar. Die übrigen Gerinnungsfaktoren die Faktoren I, II, VII, IX, X, XI, XII und XIII sowie das Fibrinolyse- und Inhibitorensystem erwiesen sich als lagerungsstabil. Demgegenüber kommt es bereits wenige Stunden nach Herstellung der Blutkonserve infolge einer massiv gesteigerten Aggregatbildung, vornehmlich aus Thrombozyten, zu einer Erhöhung des Siebungsdruckes, der im weiteren Verlauf der Beobachtung auf mehr als 500 mmHg ansteigt. Folgerichtig war im zweiten Abschnitt nachzuweisen, inwieweit Massivtransfusionen die Hämostase und die klinische Prognose des einzelnen Patienten beeinflussen.

Die Erwartungswahrscheinlichkeit von Hämostasestörungen nach Massivtransfusionen wurde an 36 konsekutiven chirurgischen Patienten geprüft. Zur Beurteilung und Abgrenzung transfusionsbedingter Reaktionen von schockinduzierten Störungen wurden die Patienten in Abhängigkeit von der Schockdauer in vergleichbare Gruppen eingeteilt. Im wesentlichen zeigte sich, daß bei einem zeit- und volumengerechten Blutersatz Störungen der Hämostase auch nach Transfusion von mehr als 24 Blutkonserven nicht eintraten. Demgegenüber bestand nach protrahierten Volumenmangelsituationen eine enge Korrelation zwischen der Schockdauer und dem Auftreten einer diffusen Blutungsneigung. Bereits nach einer zweistündigen Volumenmangelsituation war das charakteristische Bild einer beginnenden intravasalen Gerinnung nachweisbar. Die Prognose des massivtransfundierten Patienten wurde daher vor allem durch die Dauer und Schwere der Volumenmangelsituation limitiert. Dementsprechend war die nach Massivtransfusionen an sich hohe Letalität von 35,7% nach protrahierten Schocksituationen auf nahezu 90% erhöht.

Bestimmte Überlegungen führten zu der Vermutung, daß dieser Tatbestand mit Vorgängen zusammenhängt, die an die Anwesenheit von Thrombozyten gebunden sind. Im einzelnen handelt es sich um die Freisetzung von Mediatoren und die Bildung von Zellaggregaten. Um dies nachzuweisen, wurde bei Operationen mit extracorporaler Zirkulation der Einfluß aggregatbedingter pulmonaler Perfusionsstörungen auf den Gasstoffwechsel geprüft. Zu diesem Zweck wurde in einer klinisch randomisierten Beobachtungsreihe mit Hilfe eines Blutzellseparators bei 17 von 34 Patienten präoperativ ein Drittel des Gesamtthrombozytenbestandes entzogen. Es konnte gezeigt werden, daß bei den Patienten der Separationsgruppe infolge einer verminderten thrombozytären Aggregatbildung der arterielle Sauerstoffpartialdruck signifikant höher lag als in der Kontrollgruppe. Da durch die Mikrofiltrationssysteme der Herz-Lungen-Maschine eine intrapulmonale Aggregateinschwemmung nahezu vollkommen verhindert wurde, mußten die im Kontrollkollektiv nachweisbaren Gasstoffwechselstörungen vor allem auf die im Vergleich zur Separationsgruppe gesteigerte cytotoxische Wirkung thrombozytärer Mediatoren zurückgeführt werden.

Nachdem die Bedeutung der Thrombozyten für die Manifestation pulmonaler Störungen somit naheliegend war, stellte sich die Frage nach Gegenmaßnahmen. Aufgrund gewisser Vorstellungen über die Freisetzungsreaktion cytotoxischer Mediatoren aus Thrombozyten wurde angenommen, daß Aprotinin diesem Mechanismus entgegenwirkt. Dieser Hypothese folgend, wurde dem ACD-Blut Aprotinin in zweckmäßiger Menge zugesetzt. Die Auswirkung dieser Aprotinin-Beimischung auf die Hämostase, die Aggregatbildung und den klinischen Verlauf nach Massivtransfusionen war schließlich Gegenstand der weiteren Untersuchungen. Folgende Ergebnisse sind herauszustellen:

1. Mit verschiedenen Methoden konnte eine signifikante Unterbrechung der während der Lagerung gesteigerten Aggregatbildung nachgewiesen werden. Während herkömmliche Blutkonserven nach 20tägiger Lagerung im Mittel einen Siebungsdruck von mehr als 500 mmHg erreichen, verbleiben die Meßwerte im Aprotinin-ACD-Blut mit 30 mmHg im Ausgangsbereich.

2. Es zeigte sich, daß Aprotinin ausschließlich die sekundäre, enzymatisch gesteuerte Aggregationsphase der Thrombozyten beeinflußt. Die Hemmung ist dosisabhängig und erreicht das Maximum bei einer Konzentration von 1600 KIE Aprotinin/ml PRP-Plasma. Außerdem wurde eine dosisabhängige Beeinflussung der Gerinnungsfaktoren VIII, IX, XI und XII nachgewiesen.

3. Darüber hinaus konnte in vier verschiedenen Modellversuchen die Reversibilität der Aprotinin-Bindung bewiesen werden. So kam es nach Zusatz von gewaschenen Erythrozyten oder Plasmin-Plasma zu Aprotinin-inhibierten Thrombozyten innerhalb von 30 sec zu einer Wiederkehr der Thrombozytenfunktion. In analogen Versuchsansätzen zeigte sich eine vergleichbare Reversibilität der durch Aprotinin-inhibierten plasmatischen und fibrinolytischen Faktoren. Offensichtlich wird durch die Affinität des Aprotinins zu den membranständigen Enzymsystemen der Erythrozyten das enzymatische Gleichgewicht verschoben und die Inhibition der Funktionen aufgehoben.

Die ausgeprägte Hemmung der Aggregatbildung führt zu einer eindeutigen qualitativen Verbesserung des Konservenblutes. Es zeigten sich folgende Vorteile:

1. Nach einem initialen Zusatz von 200 000 KIE Aprotinin pro ACD-Blutkonserve konnte eine signifikant größere Zahl funktionsfähiger Thrombozyten bestimmt werden. Im Mittel lag die Thrombozytenzahl um durchschnittlich 50–80% höher als in herkömmlichen Konserven.

2. Als Folge einer Aktivierungshemmung der Faktoren XII, XI und IX durch Aprotinin werden die übrigen Faktoren, vor allem die Faktoren VIII, II und I, vor einem erhöhten Umsatz während der Lagerung geschützt. Während eine Beeinflussung der fibrinolytischen Aktivität in beiden Konservenarten nicht nachweisbar wurde, zeigten sich auffällige Unterschiede bei der Beurteilung des Inhibitorensystems:

Aprotinin induziert offensichtlich als Folge eines kompetitiven Effektes eine Verdrängung des $Alpha_2$-Antiplasmins aus seiner Plasminbindung und bewirkt damit eine massive Aktivitätssteigerung von 100 auf 145%.
3. Als Folge der ausgeprägten Aggregationshemmung zeigt Aprotinin-ACD-Blut einen signifikant geringeren Viskositätszuwachs als ACD-Blut.
4. Aufgrund einer geringeren Hämolyserate ist im Aprotinin-ACD-Blut der Plasma-Kalium-Anstieg, das freie Plasma Hämoglobin sowie die Plasma-Aktivität der Glucose-6-Phosphat-Dehydrogenase signifikant geringer als in herkömmlichen Blutkonserven.

Natürlich blieb zweifelhaft, ob diese Befunde in der Blutkonserve den posttransfusionellen Krankheitsverlauf tatsächlich beeinflussen. In einer abschließenden klinisch-prospektiven Beobachtungsreihe wurde der Effekt des Aprotinin-Zusatzes zur ACD-Blutkonserve auf den Krankheitsverlauf nach Massivtransfusionen überprüft. Bei 48 chirurgischen Patienten ergaben sich folgende Befunde:
1. Als Folge der gesteigerten Freisetzung thrombozytärer Mediatoren zeigten die Patienten des Kontrollkollektivs eine signifikante Störung des Perfusions-Ventilations-Gleichgewichtes, einen kritischen Anstieg des hydrostatisch-mikrovasculären Druckes, des intrapulmonalen Druckgradienten und des pulmonal-vasculären Widerstandes. Demgegenüber wiesen die Patienten des Aprotininkollektivs als Folge einer massiven Hemmung der thrombozytären Aggregation und Freisetzungsreaktion eine normale Hämodynamik sowie einen ungestörten Gasstoffwechsel auf.
2. Ein vergleichbares Reaktionsverhalten war bei der Beurteilung der Nierenfunktion zu beobachten. Während bei den Patienten des Kontrollkollektivs eine signifikante Verminderung der Kreatinin-Clearance beobachtet wurde, blieb dieser Parameter im Aprotininkollektiv nahezu unauffällig.
3. In Anbetracht der nach Massivtransfusionen generell verminderten Thrombozytenzahl und -funktion erwies sich die verfügbare, größere Thrombozytenzahl für die Patienten des Aprotininkollektivs als besonders günstig. Als Ausdruck des ausgeprägten hämostyptischen Effektes war bei diesen Patienten thrombelastographisch eine signifikante Verbesserung der Gerinnselbildung zu beobachten.

Die vorliegenden Ergebnisse gestatten die Feststellung, daß der initiale Zusatz von Aprotinin zu ACD-Blut die Möglichkeit eröffnet, in den Verlauf transfusionsbedingter Komplikationen kausaltherapeutisch einzugreifen.

Zusammenfassung

In den vorliegenden Untersuchungen wurden hämostasiologische und biochemische Veränderungen des Konservenblutes in Abhängigkeit von der Lagerung analysiert sowie der Einfluß von Massivtransfusionen auf Hämostase, Hämodynamik und Gasstoffwechsel geprüft.

Es zeigte sich, daß die Thrombozytenfunktion und die Aktivität der Gerinnungsfaktoren V und VIII bereits nach dem 5. bzw. 10. Lagerungstag auf 50% der Norm erniedrigt sind. Gleichzeitig wurde als Ausdruck einer gesteigerten thrombozytären Aggregatbildung ein Anstieg des Siebungsdruckes beobachtet, der nach 20tägiger Lagerung mehr als 500 mmHg erreichte. Die praktische Bedeutung dieser Veränderungen wurde klinisch objektiviert.

In einem ersten Untersuchungsabschnitt wurde die Erwartungswahrscheinlichkeit und Prognose der Hämostasestörung nach Massivtransfusionen an 36 konsekutiven chirurgischen Patienten untersucht. Es konnte nachgewiesen werden, daß eine enge Korrelation zwischen der Dauer der Volumenmangelsituation und dem Ausmaß der Hämostasestörung bzw. der Prognose des massivtransfundierten Patienten bestand. Demgegenüber war bei zeit- und volumengerechtem Blutersatz auch nach Transfusion von mehr als 24 Blutkonserven eine Störung der Hämostase nicht nachweisbar.

In einem zweiten Untersuchungsabschnitt wurden die Rückwirkungen aggregatbedingter Störungen auf den Gasstoffwechsel bei 34 randomisierten Patienten unter Anwendung der extracorporalen Zirkulation analysiert. Zur Einschränkung der Aggregatbildung wurde unmittelbar präoperativ bei 17 Patienten mit Hilfe eines Blutzellseparators ein Drittel des Gesamtthrombozytenbestandes entzogen, um erst nach Beendigung der „thrombozytenarmen" Zirkulation retransfundiert zu werden. In der Postperfusionsphase war dementsprechend der arterielle Sauerstoffpartialdruck in der Separationsgruppe signifikant höher als bei den Kontrollpatienten. Infolge effektiver Blutmikrofiltrationssysteme konnte bei allen Patienten eine pulmonale Aggregateinschwemmung grundsätzlich ausgeschlossen werden. Deshalb wurden die in der Kontrollgruppe nachweisbaren Gasstoffwechselstörungen auf den Einfluß der aus traumatisierten Thrombozyten freigesetzten cytotoxischen Mediatoren zurückgeführt.

Da sowohl die Freisetzungsreaktion als auch das Aggregationsverhalten der Thrombozyten durch enzymatische Regelkreise gesteuert wird, erschien eine Inhibition dieser Reaktionen durch den Enzyminhibitor Aprotinin erfolgversprechend. Es konnte gezeigt werden, daß der initiale Zusatz von 200 000 KIE Aprotinin/ACD-Blutkonserve aufgrund einer reversiblen, signifikanten Aggregationshemmung zu einer qualitativen Verbesserung des Konservenblutes führt. Neben einer Hemmung gesteigerter Gerinnungsvorgänge war im Aprotininblut eine größere Zahl funktionsfähiger Thrombozyten sowie eine erhöhte Faktor-VIII-Aktivität auffällig.

Diese in vitro-Befunde wurden in einer randomisierten Beobachtungsreihe an 48 massivtransfundierten Patienten überprüft. Das Ergebnis bestätigte die bisherige Vermutung, daß Massivtransfusionen zu einer kritischen Beeinträchtigung der Hämodynamik, des Gasstoffwechsels und der Nierenfunktion führen. Durch den Zusatz von Aprotinin zu ACD-Blut werden diese Komplikationen weitgehend verhindert. Im Vergleich zu den Kontrollpatienten bestand bei den Patienten des Aprotininkollektivs eine ungestörte Perfusion und Ventilation. Dementsprechend lag der hydrostatisch mikrovasculäre Druck, der intrapulmonale Druckgradient, der pulmonal-vasculäre Widerstand, der intrapulmonale Shunt und die Totraumventilation im physiologischen Normbereich. Gleichzeitig bestand im Aprotininkollektiv eine signifikant geringere Einschränkung der Kreatinin-Clearance und thrombelastographisch eine verbesserte Gerinnselbildung.

Insgesamt belegen die vorliegenden Untersuchungen, daß der Zusatz von Aprotinin zu ACD-Blut den Verlauf transfusionsbedingter Komplikationen kausaltherapeutisch beeinflußt.

Literatur

1. Abdulla W, Witzke G, Frey R (1979) Die Bluttransfusion im operativen Bereich und ihre Risiken. Anästhesiologie und Intensivmedizin 11:278–284
2. Addonizio P, Macarak E, Nicolaou K, Edmunds L, Colman R (1979) Effects of Prostacyclin and Albumin on platelet loss during in vitro simulation of extracorporeal circulation. Blood 53:1033–1040
3. Addonizio P, Strauss J, Colman R, Edmunds L (1979) Effects of Prostaglandin E_1 on platelet loss during in vivo and in vitro extracorporeal circulation with a Bubble Oxygenator. J Thorac Cardiovasc Surg 77:119–126
4. Allardyce D, Yoshida S, Ashmore P (1966) The importance of microembolism in the pathogenesis of organ dysfunction caused by prolonged use of the Pump Oxygenator. J Thorac Cardiovasc Surg 52:706–724
5. Allgöwer M, Burri C (1967) Schockindex. Dtsch Med Wochenschr 43:1947–1950
6. Amris CJ (1966) Inhibition of fibrinolytic and thromboplastic activity by Trasylol. Scand J Haematol 3:19–32
7. Angelkort B, Kienel R (1978) Zuverlässigkeit und Aussagekraft der photometrischen Bestimmung von Plasminogen, Plasmin und Antiplasmin mit der chromogenen Substanz S 2251. In: Breddin K (Hrsg) Prostaglandine und Plättchenfunktion. Schattauer, Stuttgart New York, pp 257–262
8. Andersen N, Ghia J (1970) Pulmonary function, cardiac status and postoperative course in relation to cardiopulmonary bypass. J Thorac Cardiovasc Surg 59:474–483
9. Aoki N, Naito K, Yoshida N (1978) Inhibition of platelet aggregation by protease inhibitors. Possible involvement of proteases in platelet aggregation. Blood 52:1–12
10. Arndts D, Räker KO, Török P, Habermann E (1970) Studien zur Verteilung und Elimination eines Proteinasen-Inhibitors mit Isotopentechniken. Arzneim Forsch 20:667–674
11. Arrington P, McNamara J (1974) Mechanism of microaggregate formation in stored blood. Ann Surg 179:146–148
12. Arrington P, McNamara J (1974) Effect of Aspirin on microaggregate formation in banked blood. Surgery 76:295–297
13. Ashmore P, Svitek V, Ambrose P (1968) The incidence and effects of particulate aggregation and microembolism in Pump-Oxygenator systems. J Thorac Cardiovasc Surg 55:691–697
14. Azelvandre F, Mandret G, Peters A (1979) Rheological behaviour of stored blood cells. Biorheology 16:435–446
15. Bachmann F, Duckert F, Koller F (1958) The stuart-prower factor assay and its clinical significance. Thrombos Diathes Haemorrh 2:24–38
16. Baggiolini M (1979) Die Freisetzung von Proteinasen aus neutrophilen Leukocyten und Makrophagen. Bull Schweiz Akad Med Wiss 35:283–299
17. Bailey DN, Bove JR (1975) Chemical and hematological changes in stored CPD blood. Transfusion 15:244–249
18. Barrett AJ (1972) A new assay for Cathepsin B1 and other thiol proteinases. Anal Biochem 47:280–293
19. Barrett J, de Jongh D, Miller E, Litwin M (1976) Microaggregate formation in stored whole blood and a method for their removal. Ann Surg 183:109–113
20. Barthels M, Oestern HJ, Poliwoda H, Trentz O (1976) Gerinnungsstörungen bei polytraumatisierten Patienten. In: Pichlmayr R (Hrsg) Postoperative Komplikationen. Springer, Berlin Heidelberg New York, pp 356–362
21. Barthels M, Stangel W, Poliwoda H, Trobisch H (1974) Untersuchungen zur Frage der Aktivierung des Gerinnungssystems in Blutkonserven. Blut 5:289–296

22. Baumgartner HR, Muggli R, Tschopp TB, Turitto VT (1976) Platelet adhesion, release and aggregation in flowing blood: effects of surface properties and platelet function. Thromb Haemost 35:124–138
23. Becker GA, Tucelli M, Kunicki T, Chalos MK, Aster RH (1973) Studies of platelet concentrates stored at 22C and 4C. Transfusion 13:61–68
24. Beller FK (1973) Grundlagen zur Behandlung von Blutungsstörungen in der Geburtshilfe. Zentralbl Gynäkol 95:1089–1100
25. Beller FK, Epstein MD, Kaller H (1968) Distribution, half life time and placental transfer of the protease inhibitor Trasylol. Thromb Diath Haemorrh 16:302–310
26. Bennett SH, Geelhoed GW, Aaron RK, Solis RT, Hoye RC (1972) Pulmonary injury resulting from perfusion with stored bank blood in the baboon and dog. J Surg Res 13:295–297
27. Benzer H (1963) Gerinnungsvorgänge in alternden Blutkonserven. Munch Med Wochenschr 46:2269–2274
28. Bergentz SE, Bucher M, Hissen W, McNamara JJ, Meßmer K (1978) Problems of massive blood transfusions. Langenbecks Arch Chir 346:1–9
29. Bergmann H (1979) Die Bedeutung der Bluttransfusions-Mikrofilter bei der Verhütung der Schocklunge. Anästhesiologie und Intensivmedizin 10:249–254
30. Bergmann H (1978) Die Bedeutung der Mikrofiltration bei der Bluttransfusion. Infusionstherapie 5:355–360
31. Bergmann H (1977) Mikrofiltration von Blutkonserven. Klin Anaesth und Intensivtherapie 14:202–220
32. Bergmann H, Necek S (1979) Der Einfluß von Transfusion und Infusion auf die Entstehung des akuten Lungenversagens. In: Mayrhofer-Kammel O, Schlag G, Stoeckel H (Hrsg) Akutes progessives Lungenversagen. Thieme, Stuttgart, pp 156–162
33. Berman IR, Iliescu H, Ranson JHC, Eng K (1976) Pulmonary capillary permeability – a transfusion lesion. J Trauma 16:471–481
34. Bettleheim FR, Bailey K (1952) The products of the action of thrombin on fibrinogen. Biochem Biophys Acta 9:578–579
35. Bisera J, Weil MH, Michaels S, Bernardo A, Stein B (1978) An "oncometer" for clinical measurement of colloid osmotic pressure of plasma. Clin Chem 24:1586–1589
36. Bjertnæs L, Mundal R (1980) The pulmonary vasoconstrictor response to hypoxia during Enflurane anesthesia. Acta Anaesthesiol Scand 24:252–256
37. Bleyl U (1980) Die pathologische Anatomie der akuten respiratorischen Insuffizienz. In: Peter K (Hrsg) Akute respiratorische Insuffizienz. Springer, Berlin Heidelberg New York, pp 60–75
38. Blombäck B, Blombäck M, Olsson P (1965) Action of a proteolytic enzyme inhibitor on blood coagulation in vitro. In: Gross R, Kroneberg G (Hrsg) Neue Aspekte der Trasylol-Therapie. Schattauer, Stuttgart, pp 33–43
39. Blum KU (1970) Biochemical aspects of erythrocyte ageing in vivo and in vitro. In: Spielmann W, Seidel S (eds) Modern problems of blood preservation. Fischer, Stuttgart, pp 21–33
40. Bohn H, Haupt H (1968) Eine quantitative Bestimmung von Faktor XIII mit Anti-Faktor-XIII-Serum. Thromb Haemost 19:309–315
41. Bolanowski P, Bauer J, Machiedo G, Neville W (1977) Prostaglandin influence on pulmonary intravascular leukocytic aggregation during cardiopulmonary bypass. J Thorac Cardiovasc Surg 73:221–224
42. Borberg H, Müller T, Gross R (1974) Die Gewinnung von Blutkomponenten mit Hilfe von Blutzellseparatoren. Instrument und Forschung 2:7–12
43. Born GVR, Cross MJ (1963) The aggregation of blood platelets. J Physiol 168:178–195
44. Breddin K (1968) Die Thrombocytenfunktion bei haemorrhagischen Diathesen, Thrombosen und Gefäßkomplikationen. Schattauer, Stuttgart, pp 63–112
45. Brown C, Dhurandhar H, Barrett J, Litwin M (1977) Progession and resolution of changes in pulmonary function and structure due of pulmonary microembolism and blood transfusion. Ann Surg 185:92–99
46. Burrowes CE, Habal FM, Movat HZ (1975) The inhibition of Human Plasma Kallikrein by Antithrombin III. Pergamon Press 7:175–183
47. Busch H, v. Eisenhart-Rothe B (1976) Alte und neue Gefahren der Blutübertragung. Munch Med Wochenschr 118:713–718

48. Carilli AD, Ramanamurty VM, Yu-Shang Chang, Dong Wuk Shin, Virender Sethi (1978) Noncardiogenic pulmonary edema following blood transfusion. CHEST 74:310–312
49. Chandler A, Hutson M (1975) Platelet plug formation in an extracorporeal unit. Am J Clin Pathol 64:101–107
50. Chargaff E, Bendich A, Cohen SS (1944) The thromboplastin protein: structure, properties, disintegration. J Biol Chem 156:161–178
51. Cheney W, Pavlin J, Ferens J, Allen D (1978) Effect of pulmonary microembolism on arteriovenous shunt flow. J Thorac Cardiovasc Surg 76:473–478
52. Claremont DJ, Branthwaite MA (1980) Metabolic indices of pulmonary damage. Anaesthesia 35:863–868
53. Clauss A (1957) Gerinnungsphysiologische Schnellmethode zur Bestimmung des Fibrinogens. Acta Haematol 17:237–246
54. Collins JA (1974) Problems associated with the massive transfusion of stored blood. Surgery 75:274–291
55. Collins JA (1980) Problems and perspectives in surgical hemotherapy. Bibl haemat 46:241–245
56. Collins JA (1980) Pulmonary dysfunction and massive transfusion. Bibl haemat 46:220–227
57. Comroe JH, Forster RE, Dubois AB, Briscoe WA, Carlsen E (1972) Die Lunge. Schattauer, Stuttgart New York
58. Connell RS, Page S, Bartley T, Bigelow J, Webb M (1973) The effect on pulmonary ultrastructure of Dacron-Wool filtration during cardiopulmonary bypass. Ann Thorac Surg 3:217–229
59. Connell RS, Swank RL (1973) Pulmonary microembolism after blood transfusions. Ann Surg 177:40–50
60. Crawford N, Taylor DG (1977) Biochemical aspects of platelet behaviour associated with surface membrane reactivity. Br Med Bull 33:199–206
61. Crowley JP, Valeri CR (1974) Recovery and function of granulocytes stored in plasma at 4 C for one week. Transfusion 14:574–580
62. Dawidson J, Barrett J, Miller E, Litwin MS (1975) Blood viscosity studies in postoperative patients. In: Messmer K, Schmid-Schönbein H (eds) Intentional hemodilution. Karger, Basel, pp 76–83
63. De Lange JA, Veltkamp JJ (1973) The preservation of leukocytes in stored blood. Vox Sang 24:261–263
64. Denk S, Blümel G, Kujat R, v. Sommoggy S (1975) The different effects of natural and synthetic proteinase inhibitors on tissue plasminogen activators and blood coagulation. In: Cantin M, Haberland GL, Schnells G, Selye H (eds) New aspects of Trasylol therapy. Schattauer, Stuttgart New York, pp 49–59
65. Derlath S (1956) Die direkte phasenoptische Thrombozyten- und Retikulozytenzählung. Ärztl Forschung 11:552–555
66. Donaldson VH (1960) Effect of plasmin in vitro on clotting factors in plasma. J Lab Clin Med 56:644–651
67. Duke WW (1910) The relation of hemorrhagic disease of blood platelets to hemorrhagic disease relieved by transfusion: Description of a method for determining bleeding time and coagulation time, a report of 3 cases. J Am Med Ass 14:1185–1192
68. Durtschi M, Haisch C, Reynolds L, Pavlin E, Koehler T, Heimbach D, Carrico C (1979) Effect of micropore filtration on pulmonary function after massive transfusion. Am J Surg 138:8–14
69. Dutton R, Edmunds L, Hutchinson J, Roe B (1974) Platelet aggregate emboli produced in patients during cardiopulmonary bypass with membrane and bubble oxygenators and blood filters. J Thorac Cardiovasc Surg 67:258–265
70. Eckart J, Schaaf H (1978) Probleme bei der Massivtransfusion. Infusionstherapie 5:346–352
71. Eckert P, Kortmann KB, de Heer K, Eichfuss HP (1980) Septischer Schock in der frühen postoperativen Phase nach Eingriffen am Digestionstrakt. In: Brückner JB (Hrsg) Kreislaufschock. Springer, Berlin Heidelberg New York, pp 285–290
72. Egeblad K, Osborn J, Burns W (1971) Blood filtration during cardiopulmonary bypass. J Thorac Cardiovasc Surg 63:384–390
73. Ellison N (1977) Diagnosis and management of bleeding disorders. Anesthesiology 47:171–180
74. Erdmann J, Vaughan T, Brigham K, Woolverton W, Staub N (1975) Effect of increased vascular pressure on lung fluid balance in unanesthetized sheep. Circ Res 37:271–284

75. Esnouf MP (1977) Biochemistry of blood coagulation. Br Med Bull 33:213–218
76. Eyrich K, Braun-Heine A, Sefrin P, Wiebecke D (1978) Klinische Gesichtspunkte der Massivtransfusion. Infusionstherapie 5:340–344
77. Fedorova ZD, Kotovtcikova MA, Kacadze JL (1971) Suche nach neuen Blutkonservierungsmethoden zwecks verbesserter Erhaltung der hämostatischen Bluteigenschaften. Probl Gematol Pereliv Krovi 16:11–18
78. Finsterer U (1980) Das extravaskuläre Lungenwasser. In: Peter K (Hrsg) Akute respiratorische Insuffizienz. Springer, Berlin Heidelberg New York, pp 12–20
79. Fischer P, Millen JE, Glauser FL (1978) The pulmonary alveolar capillary membrane during hemorrhagic hypotension in dogs. Surg Gynecol Obstet 3:383–385
80. Fishman AP, Pietra GG (1974) Handling of bioactive materials by the lung (first of two parts). N Engl J Med 291:884–890
81. Fishman AP, Pietra GG (1974) Handling of bioactive materials by the lung (second of two parts). N Engl J Med 291:953–959
82. Foliquet B (1977) Les complications pulmonaires après circulation extra-corporelle. Ann Anesthesiol Fr 18:134–150
83. Forbes CD, Pensky J, Ratnoff OD (1970) Inhibition of activated Hageman factor and activated plasma thromboplastin antecedent by purified serum C 1 inactivator. J Lab Clin Med 76:809–815
84. Frey-Wettstein M, Hoppler R (1976) Microaggregate in Lagerblut. Schweiz Med Wochenschr 106:1436–1438
85. Frick U, Klein G (1975) Gerinnungsanalytische Untersuchungen nach Massivtransfusionen. Zentralbl Chir 100:1372–1376
86. Frick U, Klein G (1971) Intraoperative Veränderungen der Gerinnung und Fibrinolyse. Zentralbl Chir 9:297–305
87. Gaarder A, Jonsen J, Laland S (1961) Adenosine diphosphate in red cells as a factor in the adhesiveness of human blood platelets. Nature 192:531–532
88. Gaar KA, Taylor AE, Owens T, Guyton AC (1967) Pulmonary capillary pressure and filtration coefficient in the isolated perfused lung. Am J Physiol 213:910–914
89. Gaffney PJ (1977) Structure of fibrinogen and degradation products of fibrinogen and fibrin. Br Med Bull 33:245–252
90. Ganzoni A, Reuff U, Stampe D, Koerner K, Kilian J (1978) Mikroaggregate im gelagerten Blut. Anaesthesist 27:115–118
91. Garcia-Barreno P, Balibrea JL, Aparicio P (1978) Blood coagulations changes in shock. Surg Gynecol Obstet 7:6–12
92. Gastpar H (1977) Pharmakologie und Toxizität des Heparins. In: Marx R, Thies HA (Hrsg) Klinische und ambulante Anwendung klassischer Antikoagulantien. Schattauer, Stuttgart New York, pp 19–35
93. Geelhoed G, Bennett S (1975) "Shock lung" resulting from perfusion of canine lungs with stored bank blood. Am Surg 41:671–682
94. Geiger MT, Duckert F, Koller F (1956) Quantitative Bestimmung von Faktor VIII (Antihaemophiles Globulin) und Faktor IX (Christmas Faktor PTC) bei Blutersippen. 5th Congr Europ Soc Haemat, Springer, Berlin Heidelberg New York, pp 413–417
95. Gervin AS, Mason KG, Buckman RF (1975) The source and removal of microaggregates in aged human blood and human blood components. Surg Gynecol Obstet 141:582–586
96. Gilevich YS, Kurbatov VA (1977) Effect of blood transfusion on the coagulation system in patients with hemorrhage. Khirurgija (Mosk) 11:143–146
97. Giordano J, Zinner M, Hobson R, Gervin A (1976) The effect of microaggregates in stored blood on canine pulmonary vascular resistance. Surg 80:617–623
98. Goebel EA (1976) Diagnose akut erworbener Gerinnungsstörungen ohne großes Gerinnungslabor und ihre Therapie. Anaesthesist 25:449
99. Goldfinger D, Solis RT, Merryman HT (1974) Microaggregates in frozen and saline washed red blood cells. Transfusion 14:151–154
100. Goldiner PL, Howland WS, Ray C (1972) Filter for prevention of microembolism during massive transfusions. Anesth Analg 51:717–725
101. Goldsmith GH, Saito H, Ratnoff OD (1978) The activation of Plasminogen by Hageman Factor (Factor XII) and Hageman Factor fragments. J Clin Invest 62:54–60

102. Goldstein R, Bunker JP, MacGovern JJ (1964) The effect of storage of whole blood and anticoagulants upon certain coagulation factors. Ann NY Acad Sci 115:422–442
103. Gordon AH (1973) The role of lysosomes in protein catabolism. In: Dingle JT (ed) Lysosomes in Biology and Pathology Bd 3. North-Holland Publishing Company, Amsterdam London, pp 89–137
104. Gruby L, Rowlands Ch, Varley B (1971) The fate of 5-Hydroxyptamine in the lungs. Br J Surg 58:525–532
105. Haas-Denk S, Kaunzner W, Sommoggy S (1977) Beeinflussung der Thrombozytenfunktion und der Gerinnung von Konservenblut durch Azetylsalizylsäure und Aprotinin. Med Welt 28:912–914
106. Habermann E, Arndts D, Just M, Raeker KO, Török P, Giessen G (1973) Das Verhalten des Trasylol im Organismus als Modell für die Pharmakokinetik basischer Polypeptide. Med Welt 24:1163–1167
107. Harding S, Shakoor M, Grindon A (1975) Platelet support for cardiopulmonary bypass surgery. J Thorac Cardiovasc Surg 70:350–353
108. Hardisty RM, MacPherson JC (1962) One stage factor VIII essay and its use on venous and capillary plasma. Thromb Haemost 7:215–228
109. Harke H, Wawersik J (1974) Physiologie und Pathophysiologie der Blutgerinnung im Zusammenhang mit Problemen beim Blutverlust und Blutersatz. Prakt Anaesth 9:396–410
110. Harke H (1975) Prevention of microaggregation in stored blood. Film in Wissenschaft und Technik, Bielefeld
111. Harke H (1976) Beeinflussung der Mikroaggregation in lagernden Blutkonserven. Anaesthesist 25:374–379
112. Harke H, Thoenies R, Margraf I, Momsen W (1976) Der Einfluß verschiedener Plasmaersatzmittel auf Gerinnungssystem und Thrombocytenfunktion während und nach operativen Eingriffen. Anaesthesist 25:366–373
113. Harke H (1976) Hemmung der Mikroaggregation in Blutkonserven. In: Matthes M, Nagel V (Hrsg) Forschungsergebnisse der Transfusionsmedizin und Immunhaematologie 3. Medicus, Berlin pp 591–604
114. Harke H, Tanger D, Fürst-Denzer S, Papachrysanthou C, Bernhard A (1977) Einfluß und Rückwirkungen einer praeoperativen Thrombocytenseparation auf Aggregatbildung und Blutverlust nach Eingriffen mit extracorporaler Circulation. Anaesthesist 26:64–71
115. Harke H (1977) Fisiopatologia y tratamiento del pulmón de perfusión. Rev Española Anest Rean 24:399–413
116. Harke H, Fürst-Denzer S, Bernhard A (1978) Clinical research using the blood cell separator in open heart surgery. In: Rainer H (ed) Cell-Separation and Cryobiology. Schattauer, Stuttgart New York, pp 41–46
117. Harke H (1978) Hemmung der Aggregatbildung in Aprotinin-ACD-Blutkonserven. In: Matthes M, Nagel V (Hrsg) Forschungsergebnisse der Transfusionsmedizin und Immunhaematologie 5. Medicus Berlin, pp 551–555
118. Harke H, v. Meissner E (1978) Störungen der Haemostase nach Massivtransfusionen. In: Forschungsergebnisse der Transfusionsmedizin und Immunhämatologie 5. Medicus, Berlin pp 379–383
119. Harke H, Rahman S (1980) Haemostatic disorders in massive transfusion. Bibl haemat 46:179–188
120. Harke H (1980) Inhibition of microaggregation by Aprotinin in ACD-Blood. Anesthesiology 53:161–162
121. Harke H, Gennrich M (1980) Wirkung des Aprotinins auf thrombozytäre und plasmatische Enzymsysteme der Blutgerinnung. In: Deutsch E, Lechner K (Hrsg) Fibrinolyse, Thrombose, Haemostase. Schattauer, Stuttgart New York, pp 777–780
122. Harke H, Gennrich M (1980) Aprotinin-ACD-Blut: I. Experimentelle Untersuchungen über den Einfluß von Aprotinin auf die plasmatische und thrombozytäre Gerinnung. Anaesthesist 29:266–276
123. Harke H, Wawersik J (1980) Indikationen und Einsatz von Plasmaersatzmitteln bei Störungen der Haemostase im traumatischen und haemorrhagischen Schock. In: Brückner JB (Hrsg) Kreislaufschock. Springer, Berlin Heidelberg New York, pp 442–452
124. Harke H, Rahman S, Fischer KJ, Poser H, Klinge H (1981) Fettembolie als Komplikation des Schockgeschehens – Klinische und therapeutische Aspekte. Anaesthesist 30:172–178
125. Harp JR, Marshall BE, Wurzel HA, Miller AS (1976) Effect of Prostaglandin E-1 upon microaggregate and fibrin formation in stored blood. Transfusion 16:277–282

126. Harp JR, Wyche MQ, Marshall BE, Wurzel HA (1974) Some factors determining rate of microaggregate formation in stored blood. Anesthesiology 40:398–400
127. Harpel PC, Cooper NR (1975) Studies on human plasma C1 inactivator enzyme interactions. J Clin Invest 55:593–604
128. Hartert H (1948) Blutgerinnungsstudien mit der Thrombelastographie, einem neuen Untersuchungsverfahren. Klin Wochenschr 26:577–583
129. Haupt H, Heimburger N, Kranz T, Schwick G (1970) Ein Beitrag zur Isolierung und Charakterisierung des C1-Inaktivators aus Humanplasma. Eur J Biochem 17:254–261
130. Haverkate F, Brakman P, Kluff C, Rijken DC, Wijngaards G (1980) Physiologische Aktivatoren der Fibrinolyse. In: Deutsch E, Lechner K (Hrsg) Fibrinolyse, Thrombose, Hämostase. Schattauer, Stuttgart New York, pp 14–22
131. Heene DL, Lasch H (1973) Folgen der Massivtransfusion auf das Gerinnungssystem. Thoraxchirurgie 21:344–350
132. Heene DL, Kirschstein W (1980) Nachweis von Fibrinogenderivaten im Plasma bei Sepsis. In: Deutsch E, Lechner K (Hrsg) Fibrinolyse, Thrombose, Haemostase. Schattauer, Stuttgart New York, pp 169–174
133. Hehne HJ, Nyman D, Burri H, Wolff G (1976) Management of bleeding discorders in traumatic-haemorrhagic shock states with deep frozen fresh plasma. Eur J Intensive Care Med 2:157–161
134. Heimburger N (1975) Proteinase inhibitors of human plasma – their properties and control functions. In: Reich E, Rifkin DB, Shaw E (eds) Proteases and biological control. Cold Spring Harbor, New York, pp 367–386
135. Heimburger N (1980) Biochemie des Plasminogens und der Plasminogen-Aktivierung. In: Deutsch E, Lechner K (Hrsg) Fibrinolyse, Thrombose, Hämostase. Schattauer, Stuttgart New York, pp 2–13
136. Heimburger N, Trobisch H (1971) Blutgerinnung und Fibrinolyse. Angew Chem 83:89–120
137. Heinrichs C, Kühnel L (1978) Fibrinolysepotential bei der Verbrauchskoagulopathie. Dtsch Gesundh Wes 33:2073–2081
138. Heinzow B, Ziegler A (1979) Kinetik von Nitroglycerin und ihre Konsequenz für die Therapie. In: Pohl-Boskamp G (Hrsg) Zweites Hamburger Nitroglycerin-Symposium 29. 9. 1979. Pharmazeutische Verlagsgesellschaft, München, pp 3–8
139. Helmchen U, Thurau K (1979) Schockniere. In: Dhom G (Hrsg) Schock und Intensivmedizin. Fischer, Stuttgart New York, pp 66–80
140. Highsmith RF, Rosenberg RD (1974) The inhibition of human plasmin by human antithrombin-heparin cofactor. J Biol Chem 14:4335–4338
141. Hill D, Heiden D, Aguilar M, Gerbode F (1975) Protection from lung damage by blood filtration during deep hypothermia in puppies. J Thorac Cardiovasc Surg 70:133–138
142. Hirsch HH, Seidl S, Vujović L (1967) Untersuchungen über das Verhalten des sogenannten Siebungsdruckes nach Verletzungen und Operationen. Prakt Anaesth 4:264–270
143. Hissen W, Swank RL (1965) Screen filtration pressure and pulmonary hypertension. Am J Physiol 209:715–722
144. Horovitz JH, Carrico CJ, Shires GT (1974) Pulmonary response to major injury. Arch Surg 108:349–355
145. Horpácsy G (1979) Die Anwendung der Enzymdiagnostik in der Praxis der experimentellen und klinischen Nierentransplantation. Schattauer, Stuttgart New York, pp 89–91
146. Hossli G, Haldemann G (1976) Pulmonale Auswirkungen von Massivtransfusionen. In: Buff HU, Glinz W (Hrsg) Respiratorische Insuffizienz bei Mehrfachverletzten. Straube D, Erlangen, pp 91–94
147. Kaplan AP, Castellino FJ, Collen D, Wiman B, Taylor FB (1978) Molecular mechanisms of fibrinolysis in man. Thromb Haemost 39:263–283
148. Kasper CK, Buechy W, Aggler PM (1968) Hageman factor (Factor XII) in affected kindred and in normal adults. Br J Haematol 14:543–551
149. Kernoff PBA, McNicol GP (1977) Normal and abnormal fibrinolysis. Br Med Bull 33:239–244
150. Kleine N, Nauck M (1977) Darstellung der Mikrokoagel im kleinen Kreislauf. Klin Anaesth u. Intensivtherapie 14:222–227
151. Kociba GJ, Ratnoff OD, Loeb WF, Wall RL, Heider E (1969) Bovine plasma thromboplastin antecedent (Factor XI) deficiency. J Lab Clin Med 74:37–41

152. Kolbow H, Barthels M, Oestern HJ, Sturm J, Trentz O, Wannske M (1977) Early changes in the coagulation and fibrinolytic system in patients receiving heparin or Trasylol after massive trauma. Intens Care Med 3:188
153. Kramer HJ, Moch T, v. Sicherer L, Düsing R (1979) Effects of aprotinin on renal function and urinary prostaglandin excretion in conscious rats after acute salt loading. Clin Science 56:547–553
154. Kusajima K, Ozdemir IA, Webb WR, Wax SD, Parker FB (1974) Role of serotonin and serotonin antagonist on pulmonary hemodynamics and microcirculation in hemorrhagic shock. J Thorac Cardiovasc Surg 67:908–914
155. Jacobi E, Hagemann G, Poliwoda H (1971) Eine in-vitro-Methode zur Bestimmung der Thrombocyten-Adhaesivität. Thromb Diath Haemorrh 26:192–202
156. Jacobi E, Karges HE, Heimburger N (1975) Bestimmung von Plasminogen mit einer Koagulometermethode. Med. Welt 26:1696–1699
157. James O (1976) The occurence and significance of microaggregates in stored blood. Eur J Intensive Care Med 2:163–166
158. Jesty J, Nemerson Y (1974) Purification of factor VII from bovine plasma. Reaction with tissue factor and activation of factor X. J Biol Chem 249:509–515
159. Lamy Y, Ibrahim S, Lomanto C, Dombrowiecki A (1978) Sequential changes of $Alpha_1$-Antitrypsin after surgical trauma. Clin Chim Acta 89:387–391
160. Landauer B (1978) Narkoseprobleme bei der Massivtransfusion. Anaesthesist 27:234–242
161. Lasch HG (1973) Gerinnung und Blutersatz. Langenbecks Arch Chir 334:649–653
162. Laué D (1951) Ein neues Tonometer zur raschen Äquilibrierung von Blut mit verschiedenen Gasdrücken. Pflügers Archiv 254:142–143
163. Lee RJ, White PD (1913) A clinical study of the coagulation time of blood. Am J Med Sci 145: 495–503
164. Limbird TJ, Silver D (1974) Sequential changes in blood preserved with citrate-phosphate-dextrose. Surg Gynecol Obstet 138:401–405
165. Linko K (1979) An in vitro comparison of six microaggregate blood filters. Acta Anaesthesiol Scand 23:603–612
166. Litwin MS, Relihan M, Sillin L (1975) Filtration characteristics of dacron wool (Swank) blood transfusion filters. South Med J 68:694–698
167. Löhr GW, Waller HD (1962) Zur Biochemie der Erythrocytenalterung. Fol haemat (Lpz) 78:385–402
168. Löhr GW, Waller HD (1974) Glucose-6-phosphatase Dehydrogenase. In: Bergmeyer U (ed) Methods of Enzymatic Analysis. Verlag Chemie, Weinheim
169. Lowry HO, Rosebrough NH, Farr AL, Randall RJ (1951) Protein measurement with the folin phenol reagent. J Biol Chem 193:265–268
170. Lundsgaard-Hansen P, Pappova E (1974) Respiratorische Insuffizienz, kolloidosmotischer Druck und Albumintherapie. Infusionstherapie 1:624–632
171. Macfarlane RG (1976) Haemostasis. In: Biggs R (ed) Human blood coagulation, haemostasis and thrombosis. Blackwell Scientific Publications, Oxford, pp 543–585
172. Majno G, Palade GE (1961) The effect of histamine and serotonin on vascular permeability: An electron microscopic study. Journal of Biophysical and Biochemica Cytology 11:571–605
173. Mancini G, Carbonara AO, Heremans JF (1965) Immunochemical quantitation of antigens by single radial immunodiffusion. Immunochemistry 2:235–254
174. Marggraf W (1962) Beobachtungen über Fibrinolyse in der Chirurgie, ihre Prophylaxe und gezielte Behandlung mit Inhibitoren. Bruns' Beitr klin Chir 205:121–137
175. Marshall B, Soma L, Harp J, Neufeld G, Wurzel H (1975) Microaggregate formation in stored blood I. Species differences and storage time. Circulatory Shock 2:175–184
176. Marshall B, Ellison N, Wurzel H, Neufeld G, Soma L (1975) Microaggregate formation in stored blood II. Influence of Anticoagulants and blood components. Circulatory Shock 2:185–196
177. Marshall B, Wurzel H, Ellison N, Neufeld G, Soma L (1975) Microaggregate formation in stored blood III. Comparison of Bentley, Fenwal, Pall and Swank micropore filtration. Circulatory Shock 2:249–263
178. Marshall B, Soma L, Harp J, Neufeld G, Wurzel H, Dodd D (1974) Pulmonary function after exchange transfusion of stored blood in dogs. Ann Surg 179:46–51
179. Marx R (1977) Verbrauchskoagulopathie. Anaesthesist 26:273

180. McClenahan JB, Young WE, Sykes MK (1965) Respiratory changes after open heart surgery. Thorax 20:545–555
181. McCollum CN, Campbell IT (1979) The value of measuring intravascular platelet aggregates in the prediction of postoperative pulmonary dysfunction. Br J Surg 66:703–708
182. McGovern JJ, Bunker JP, Goldstein R, Finkbiner RB (1959) The stability of coagulation factors in stored blood. Bibl haemat 10:784
183. McMichan J, Rosengarten D, McNeur J, Philipp E (1976) Das posttraumatische Lungen-Syndrom: Definition, Diagnose und Therapie. Med Welt 27:2331–2340
184. McNamara JJ, Molot MD, Stremple JF (1970) Screen filtration pressure in combat casualties. Ann Surg 172:334–341
185. Meagher D, Piermattei D, Swan H (1971) Platelet aggregation during progressive hemorrhagic shock in pigs. J Thorac Cardiovasc Surg 62:822–824
186. Meier HL, Scott CF, Mandle R, Webster ME, Pierce JV, Colman RW, Kaplan AP (1977) Requirements for contact activation of human Hageman factor. Ann NY Acad Sci 283:93–102
187. Merskey C, Kleiner J, Johnson AJ (1966) Quantitative estimation of split products of fibrinogen in human serum, relations to diagnosis and treatement. Blood 28:1–18
188. Michael JM, Dorner I, Bruns D, Ladenson JH, Sherman LA (1975) Potassium Load in CPD-preserved whole blood and two types of packed red blood cells. Transfusion 15:144–149
189. Miller RD, Robbins TO, Tong MJ, Barton SL (1971) Coagulation defects associated with massive blood transfusions. Ann Surg 5:794–801
190. Miller RD (1973) Complications of massive blood transfusions. Anaesthesiology 39:82–93
191. Mishler JM, Darley JH, Cederholm-Williams S, Wright G (1978) Whole blood storage in citrate and phosphate solutions containing half-strength trisodium citrate: Cellular and biochemical studies. J Pathol 124:125–139
192. Mollison PL (1972) Blood transfusion in clinical medicine. Blackwell, London, pp 584–586
193. Moncada S, Vane JR (1979) Arachidonic acid metabolites and the interactions between platelets and blood-vessel walls. N Engl J Med 300:1142–1147
194. Morrison FS, Baldini M (1967) The favorable effect of ACD on the viability of fresh and stored human platelets. Vox Sang 12:90–105
195. Müller T, Borberg H, Gross R (1975) Erste Erfahrungen mit einem neuen Blutzellseparator. Anaesthesie Wiederbelebung Intensivbehandlung, Wissenschaftliche Informationen, Fresenius-Stiftung 4:179–183
196. Murano G (1978) The "Hageman" connection: Interrelationships of blood coagulation, fibrino(geno)lysis, kinin generation and complement activation. Am J Hematol 4:409–417
197. Mustard JF (1956) Platelets in stored blood. Br J Haematol 2:17–23
198. Mustard JF, Packham MA (1977) Normal and abnormal haemostasis. Br Med Bull 33:187–192
199. Niewiarowski S, Kowalski E (1958) Un nouvel anticoagulant dérivé du fibrinogène. Rev Hemat 13:320–328
200. Noble WH (1980) Pulmonary oedema: a review. Can Anaesth Soc J 27:286–302
201. Nordström S, Blombäck B, Blombäck M, Olsson P, Zetterqvist E (1968) Experimental investigations on the antithromboplastic and antifibrinolytic activity of Trasylol. In: Back N (ed) Chemistry, Pharmacology, and clinical applications of proteinase inhibitors. Ann NY Acad Sci 146:701–714
202. Ohkuda K, Nakahara K, Weidner J, Binder A, Staub N (1978) Lung fluid exchange after uneven pulmonary artery obstruction in sheep. Circ Res 43:152–161
203. Østerud B, Miller-Andersson M, Abildgaard U, Prydz H (1976) The effect of Antithrombin III on the activity of the coagulation factors VII, IX and X. Thromb Haemost 35:295–304
204. Otteni JC, Haberer JP, Hug P, Oberling F (1975) Gerinnungsstörungen bei Massivtransfusionen. Zentralbl Chir 100:1352–1363
205. Parker BM, Steiger BW, Friedenberg MJ (1965) Serotonin-induced pulmonary venous spasm demonstrated by selective pulmonary phlebography. Am Heart J 69:521–528
206. Perlick E (1971) Gerinnungslaboratorium in Klinik und Praxis. VEB Thieme, Leipzig
207. Pfeiffer GW (1967) Untersuchungen über haemostaseologische Alterungsvorgänge in Blutkonserven. Zentralbl Gynaekol 89:1489–1496
208. Pichler M, Kleinberger G, Kotzaurek R, Lechner K, Niessner H, Pall H, Thaler E (1977) Disseminierte intravasale Gerinnung: Diagnose, Therapie und Prognose an der internistischen Intensivstation. Anaesthesist 26:274–278

209. Piepenbrock S, De Caleya FD, Hempelmann G (1975) Untersuchungen über die Beeinflussung von Kreislaufparametern durch Dopamin in der postoperativen Frühphase nach Herzoperationen unter besonderer Berücksichtigung des Herzzeitvolumens sowie der peripheren Durchblutung. In: Schröder R (Hrsg) Dopamin. Schattauer, Stuttgart New York, pp 109–115
210. Proctor RR, Rapaport SJ (1961) The partial thromboplastin time with Kaolin. Am J Clin Pathol 36:212–219
211. Quick AJ, Stanley-Brown H, Bancroft UM (1935) A study of the coagulation defect in hemophilia and in jaundice. Am J Med Sci 190:501–511
212. Rådegrank K, Drugge U, Olsson P (1974) Pulmonary venoconstriction by induced platelet aggregation. Acta Anaesthesiol Scand 18:243–247
213. Rapaport SM (1977) Medizinische Biochemie. VEB Verlag Volk und Gesundheit, Berlin, pp 145–158
214. Rapport MM, Green AA, Page IH (1948) Serum vasoconstrictor (Serotonin): Isolation and characterization. J Biol Chem 176:1243–1251
215. Ratnoff OD, Pensky J, Ogston D, Naff GB (1969) The inhibition of plasmin, plasma kallikrein, plasma permeability factor, and the C'1 r subcomponent of the first component of complement by serum C'1 esterase inhibitor. J Exp Med 129:315–331
216. Ratnoff OD, Saito H (1977) Coagulation factors and the role of surface in their activation. Ann NY Acad Sci 283:88–92
217. Ratnoff OD (1979) The physiology of blood coagulation. Behring Inst Mitt 63:135–155
218. Rea H, Harris E, Seelye E, Whilock R, Withy S (1978) The effect of cardiopulmonary bypass upon pulmonary gas exchange. J Thorac Cardiovasc Surg 75:104–120
219. Reul GJ, Greenberg SD, Lefrak EA, McCollum WB, Beall AC, Jordan GL (1973) Prevention of post-traumatic pulmonary insufficiency. Arch Surg 106:386–394
220. Reuter HD, Hielscher H, Zanger I (1980) Untersuchungen zum Einfluß chemischer Substanzen auf die Wechselwirkungen zwischen menschlichen Blutplättchen und Fremdoberflächen unter Strömungsbedingungen. In: Deutsch E, Lechner K (Hrsg) Fibrinolyse, Thrombose, Hämostase. Schattauer, Stuttgart New York, pp 371–382
221. Riede UN, Mittermayer Ch (1979) Pathologisch-anatomische Untersuchungen der Schocklunge: I. Diagnostik und Abgrenzung der Frühstadien. In: Mayrhofer-Krammel O, Schlag G, Stoeckel H (Hrsg) Akutes progessives Lungenversagen. Thieme, Stuttgart, pp 16–21
222. Risberg B, Hurley MJ, Miller E, de Jongh DS, Litwin MS (1979) Filtration characteristic of the polyester fiber micropore blood transfusion filter. South Med J 72:657–660, 666
223. Rittmann WW, Gruber UF (1971) Die pathophysiologischen Veränderungen der Lunge im Schock. Langenbecks Arch Chir 329:640–657
224. Saito H, Ratnoff OD, Waldemann R, Abraham JP (1975) Fitzgerald Trait: deficiency of a hitherto unrecognized agent, Fitzgerald factor, participating in surface-mediated reactions of clotting, fibrinolysis, generation of kinins, and the property of diluted plasma enhancing vascular permeability. J Clin Invest 55:1082–1089
225. Salzman EW (1971) Summation: cellular reactions to the surface. Fed Proc 30:1705–1708
226. Sachs L (1978) Angewandte Statistik: Statistische Methoden und ihre Anwendung. Springer, Berlin Heidelberg New York
227. Sefrin P, Brunswig D, Hauptvogel S (1977) Der Einfluß von Bluttransfusionen auf die Veränderungen der Hämostase bei polytraumatisierten Verletzten. Anaesthesist 26:288–294
228. Seidl S, Hirsch HH, Breddin K, Wenzel E (1966) Über den Einfluß verschiedener Stabilisatoren auf die Entstehung von Aggregaten im konservierten Blut und deren Bedeutung für die Bluttransfusion. Klin Wochenschr 44:851–853
229. Seidl S, Hirsch HH (1967) Über ein Gerät zur Messung des Siebungsdruckes von Blut nach der Methode von Swank. Prakt Anästh 2:14
230. Seidl S (1973) Die optimale Blutkonserve. Thoraxchirurgie 21:337–343
231. Seidl S (1978) Möglichkeiten und Grenzen der Leukopherese. Symposium Leukozytentransfusion Wetzlar
232. Shively JA, Gott CL, De Jongh DS (1970) The effect of storage on adhesion and aggregation of platelets. Vox Sang 18:204–215

233. Shoemaker WC, Appel P, Czer LSC, Bland R, Schwartz S, Hopkins JA (1980) Pathogenesis of respiratory failure (ARDS) after hemorrhage and trauma: I. Cardiorespiratory patterns preceding the development of ARDS. Crit Care Med 8:504–512
234. Sibbald W, Peters S, Lindsay RM (1980) Serotonin and pulmonary hypertension in human septic ARDS. Crit Care Med 8:490–494
235. Simmons RL, Heisterkamp CA, Collins JA, Genslar S, Martin AM (1969) Respiratory insufficiency in combat casualties. Hypoxemia during convalescence. Ann Surg 170:53–62
236. Simon GE, Bove JR (1971) The potassium load from blood transfusion. Postgrad Med 49:61–64
237. Smith HW (1951) The Kidney: Structure and function in health and disease. Oxford University Press, New York, pp 39–62
238. Snyder EL, Underwood PS, Spivack M, De Angelis L, Haberman ET (1979) An in vivo evaluation of microaggregate blood filtration during total hip replacement. Ann Surg 190:75–79
239. Sollis R, Gibbs M (1972) Filtration of the microaggregates in stored blood. Transfusion 12:245–250
240. Solis RT, Goldfinger D, Gibbs MB, Zeller JA (1974) Physical characteristics of microaggregates in stored blood. Transfusion 14:538–550
241. Solis T, Kennedy P, Beall A, Noon G, De Bakey M (1975) Cardiopulmonary bypass microembolization and platelet aggregation. Circulation 52:103–108
242. Soria J, Soria C, Yver J, Samama M (1969) Temps de Reptilase – Étude de la polymérisation de la fibrine en présence de Reptilase. Coagulation 2:173–175
243. Soulier JP, Prou O, Hallé L (1970) Further studies on Thrombin-coagulase. Thromb Diath Haemorrh 23:37–49
244. Swank RL (1961) Alteration of blood on storage: measurement of adhesiveness of aging platelets and leukocytes and their removal by filtration. N Engl J Med 265:728–733
245. Swank RL, Fellman JH, Hissen W (1963) Aggregation of blood cells by 5-Hydroxytryptamine (Serotonin). Circ Res 13:392–400
246. Swank RL, Hissen W, Bergentz SE (1964) 5-Hydroxytryptamine and aggregation of blood elements after trauma. Surg Gynecol Obstet 119:779–784
247. Swank RL, Edwards MJ (1968) Microvascular occlusion by emboli after transfusion and shock. Microvasc Res 1:15–22
248. Schlag G, Voigt WH, Schnells G, Glatzl A (1976) Die Ultrastruktur der menschlichen Lunge im Schock I. Anaesthesist 25:512–521
249. Schlag G, Haas-Denk S, Wriedt-Lübbe I, Blümel G (1977) Untersuchungen der fibrinolytischen Aktivität im Gewebe bei polytraumatisierten Patienten. Unfallheilkunde 80:269–273
250. Schlag G, Voigt WH, Schnells G, Glatzl A (1977) Vergleichende Untersuchungen der Ultrastruktur von menschlicher Lunge und Skelettmuskulatur im Schock II. Anaesthesist 26:612–622
251. Schlechter DC, Swan H (1962) Biochemical alterations of preserved blood. Arch Surg 84:269–276
252. Schmid-Schönbein H (1975) Blood rheology and the distribution of blood flow within the nutrient capillaries. Bibl Haemat 41:1–15
253. Schnells G, Voigt WH, Redl H, Schlag G, Glatzl A (1979) Elektronenmikroskopische Untersuchungen an menschlichen Lungenbiopsien zum Verlauf der posttraumatischen respiratorischen Insuffizienz. In: Mayrhofer-Krammel O, Schlag G, Stoeckel H (Hrsg) Akutes progressives Lungenversagen. Thieme, Stuttgart, pp 171–180
254. Schultze HE, Schwick G (1953) Die klinische Bedeutung der differenzierten Bestimmung von Prothrombin und Acceleratoren der Blutgerinnung. Med Wochenschr 42:1354–1357
255. Schwartz ML, Pizzo SV, Hill RL, McKee PA (1971) The effect of fibrin-stabilizing factor on the subunit structure of human fibrin. J Clin Invest 50:1506–1513
256. Schwenzer AW, Halberstadt E (1963) Veränderungen im Gerinnungssystem des Blutes bei Lagerung in Glasflaschen und Plastikbeuteln. Blut 9:237–249
257. Starling EH (1896) On the absorption of fluids from the connective tissue spaces. J Physiol (London) 19:312–326
258. Staub NC (1963) Alveolar-arterial oxygen tension gradient due to diffusion. J Appl Physiol 18:673–680

259. Staub NC (1974) Pulmonary edema. Physiol Rev 54:679–811

260. Staub NC (1978) Pulmonary edema due to increased microvascular permeability to fluid and protein. Circ Res 43:143–151

261. Staub NC (1978) Factors affecting pulmonary fluid and protein exchange. In: S.N.P.M. (ed) Haemodynamic changes in anaesthesia. European Congress of Anaesthesiology Paris 4.–9. 9. 1978, pp 489–495

262. Staudacher C, Di Carlo V, Chiesa R, Cristallo M (1979) Morphological alterations in shock lung. An electron microscopic study. In: Mayrhofer-Krammel O, Schlag G, Stoeckel H (Hrsg) Akutes progressives Lungenversagen. Thieme, Stuttgart, pp 8–15

263. Stefanini M (1962) Studies on the hemostatic breakdown during massive replacement transfusions. Am J Med Sci 244:298–305

264. Stein M, Thomas DP (1967) Role of platelets in the acute pulmonary responses to endotoxin. J Appl Physiol 23:47–52

265. Steinbereithner K, Krenn J, Lechner G (1973) Zur Problematik der sogenannten Transfusionslunge. Infusionstherapie 1:433–438

266. Steinbuch M (1977) Beziehungen zwischen bakteriellen Exo- und Endotoxinen und der Blutgerinnung. In: Marx R, Thies HA (Hrsg) Infektion, Blutgerinnung und Haemostase. Schattauer, Stuttgart New York, pp 55–75

267. Steinbuch M (1980) Inhibitoren der Fibrinolyse. In: Deutsch E, Lechner K (Hrsg) Fibrinolyse, Thrombose, Hämostase. Schattauer, Stuttgart New York, pp 23–44

268. Stoeckel H, Stober B (1970) Zur Problematik der Massivtransfusion mit ACD-Blut. Prakt Anaesth 4:237–251

269. Strauss HW, Smith RB, Polimeni P, Schenker AC, Schenker VJ (1967) Plasma serotonin levels in stored human blood. Angiology 18:535–543

270. Streichle DF (1965) Experimentelle Untersuchungen über den Einfluß des Trypsin-Kallikrein-Inhibitors Trasylol auf die Kontaktaktivierung des Blutes. In: Gross R, Kroneberg G (Hrsg) Neue Aspekte der Trasyloltherapie. Schattauer, Stuttgart, Bd. 1 pp 71–75

271. Strumia MM, Sample AB, Hart ED (1954) An improved micro hematocrit method. Am J Clin Path 24:1016–1024

272. Strumia MM, Crosby WH, Gibson JG, Greenwalt TJ, Krevans JR (1963) General principles of blood transfusion. Transfusion 3:306–312

273. Teger-Nilsson AC, Friberger P, Gyzander E (1977) Determination of a new rapid plasmininhibitor in human blood by means of a plasmin specific tripeptide substrate. Scand J Clin Lab Invest 37: 403–409

274. Teplitz C (1976) The core pathobiology and integrated medical science of adult acute respiratory insufficiency. Surg Clin N Am 56:1091–1133

275. Tilsner V (1976) Hämorrhagische Diathesen und Gerinnungsstörungen. Med Arzneimittel Ther 1:143–170

276. Tobey R, Kopriva C, Homer L, Solis T, Dickson L, Herman C (1974) Pulmonary gas exchange following hemorrhagic shock and massive blood transfusion in the baboon. Ann Surg 179:316–321

277. Tonczar L, Missliwetz J, Benzer H, Coraim F, Martinek H (1980) Zur Histologie des Frühstadiums des akuten Lungenversagens und Beschreibung einer Technik der unmittelbar postmortalen Fixierung der Lungen. Anaesthesist 29:132–139

278. Trentz OA, Hempelmann G, Trentz O, Mellmann J, Stender HS, Oestern HJ (1980) Haemodynamik, Gasaustausch und radiologische Lungenbefunde bei Mehrfachverletzten mit stumpfen Thoraxtrauma. Anaesthesist 29:468–474

279. Truss F (1971) Schutzeffekt des Trasylol bei experimentellen Nierenschäden. Anaesthesist 20:293–299

280. Ts'ao Ch, Wirman J, Ruder A (1975) Altered in vitro functions of platelet prepared by the haemonetics blood processor. J Lab Clin Med 86:315–325

281. Tullis JL, Eberle WB, Baudanza P (1968) Plateletpheresis. Description of a new technique. Transfusion 8:154–164

282. Turnbull W (1974) Pulmonary complications and cardiopulmonary bypass: a clinical study in adults. Canad Anaesth Soc J 21:181–194

283. Ubbelohde L (1965) Zur Viskosimetrie mit Umwandlungs- und Rechentabellen. Göttner GH, Weber W (Hrsg) 7. Aufl. Hirzel, Stuttgart

284. Van Kampen EJ, Zijlstra WG (1961) Standardization of hemoglobinmetry II. The hemiglobincyanide method. Clin Chim Acta 6:538–544
285. Veith FJ, Hagstrom JWC, Panossian A, Nehlsen SL, Wilson JW (1968) Pulmonary microcirculatory response to shock, transfusion and pump-oxygenator procedures: A unified mechanism underlying pulmonary damage. Surgery 64:95–109
286. Vinazzer H (1972) Gerinnungsstörungen in der Praxis. Fischer, Stuttgart, pp 1–23
287. Vinazzer H (1975) Gerinnungsprobleme bei Massivtransfusionen. In: Bergmann H, Blauhut B (Hrsg) Anaesthesiologie und Wiederbelebung, Bd 90. Springer, Berlin Heidelberg New York pp 323–327
288. Virgilio R (1977) A prospective controlled study on the effect of the use of fine filters on postoperative pulmonary function in heavily transfused patients. In: Geelhoed (ed) Proc Symp on Microaggregates. US Army Medical R and D Command, Letterman Army Medical Center
289. Vlaho M, Sieberth G, Konrad A (1980) Akutes Nierenversagen. Dtsch Med Wochenschr 105:1522–1524
290. Walker ID, Davidson JF, Hutton I (1976) Fibrinolytic potential: The response to a 5 minute venous occlusion test. Thromb Res 8:629–638
291. Wallas CH (1979) Sodium and potassium changes in blood bank stored human erythrocytes. Transfusion 19:210–215
292. Wawersik J (1971) Prognose, klinisches Erscheinungsbild und Therapie der Thoraxkontusion. Langenbecks Arch Chir 329:190–201
293. Weiss HJ (1975) Platelet physiology and abnormalities of platelet function (First of two parts). N Engl J Med 293:531–541
294. Weiss HJ (1975) Platelet physiology and abnormalities of platelet function (Second of two parts). N Engl J Med 293:580–588
295. Wendt M, Lawin P, Götz E (1979) Therapeutische Probleme nach massiven Bluttransfusionen. Infusionstherapie 6:325–329
296. West JB (1974) Blood flow to the lung and gas exchange. Anaesthesiology 41:124–138
297. Wiggins RC, Bouma BN, Cochrane CG, Griffin JH (1977) Role of high molecular weight kininogen in surface binding and activation of coagulation. Factor XI and prekallikrein. Proc Natl Acad Sci USA 74:4636–4640
298. Wilner GD, Nossel HL, Le Roy EC (1968) Activation of Hageman factor by collagen. J Clin Invest 47:2608–2615
299. Wilson JW, Hackel DB (1968) A unified mechanism producing a microcirculatory pulmonary lesion in response to hemorrhagic shock, transfusion and pump-oxygenator procedures. Anat Rec 160:452
300. Wilson JW (1974) The pulmonary cellular and subcellular alterations of extracorporeal circulation. Surg Clin North Am 54:1203–1221
301. Wilson R, Bassett J, Walt A (1965) Five years of experience with massive blood transfusions. JAMA 194:109–112
302. Witzke G, Abdulla W (1979) Gerinnungsprobleme bei Massivtransfusionen. Anaesthesist 28:322–327
303. Wright HP, Scholar G (1942) Changes in adhesiveness of blood platelets following partitution and surgical operations. J Pathol 54:461–468
304. Wolff G (1979) Die respiratorische Insuffizienz in der Chirurgie. Schweiz Med Wochenschr 109:1552–1561
305. Webb WR, Wax SD (1979) Pulmonary microcirculation in shock. In: Mayrhofer-Krammel O, Schlag G, Stoeckel H (Hrsg) Akutes progressives Lungenversagen. Thieme, Stuttgart, pp 106–112
306. Harke H, Stienen G, Rahman S, Flohr H (1982) Aprotinin-ACD-Blut II. Der Einfluß von Aprotinin auf die Freisetzung zellulärer Mediatoren und Enzyme im Konservenblut. Anaesthesist 31:165–171

Anhang

Tabellarische Zusammenstellung der Urwerte

Tabelle 5. Vergleichende Gegenüberstellung transfusionsbedingter und hämostasiologischer Parameter von 5 massivtransfundierten Patientenkollektiven mit unterschiedlicher Schockdauer

Parameter	n	$\Sigma R_i^2/n_i$	FG	T
A. Transfusion				
1. Transfusionsvolumina	36	12 953,82	4	5,7
2. Konservenalter	36	13 184,91	4	7,6
B. Hämostase				
1. Thrombozytäres System				
Thrombozytenzahl	36	14 699,92	4	21,3 +++
Thrombozytenfunktion	30	7 917,3	3	9,16+
2. Plasmatisches Gerinnungssystem				
PTT	36	15 239,02	4	26,15+++
Thromboplastinzeit	36	14 669,35	4	21,15+++
Fibrinogen	36	13 471,57	4	10,36+
Faktor II	36	13 623,91	4	11,62+
Faktor V	36	14 454,88	4	19,09+++
3. Fibrinolytisches System				
Thrombin-Coagulase-Zeit	36	13 612,56	4	11,51+
4. Inhibitoren-System				
Antithrombin III	30	7 674,53	3	6,03
α_2-Makroglobulin	30	8 063,6	3	11,05+
α_1-Antitrypsin	30	7 361,59	3	1,99

Signifikanzschranken T der χ^2-Verteilung mit

4 Freiheitsgraden	3 Freiheitsgraden
T 0,001 = 18,5 +++	T 0,001 = 16,3 +++
T 0,01 = 13,3 ++	T 0,01 = 11,3 ++
T 0,05 = 9,5 +	T 0,05 = 7,8 +
T 0,1 = 7,8	T 0,1 = 6,3

Tabelle 6. Einfluß der Schockdauer auf die Letalität 36 massivtransfundierter Patienten. Prüfung auf Trend

Analyse einer k · 2-Feldertafel

Patienten Kollektiv	Score z_j	überlebt x_j	verstorben $n_j - x_j$	Summe n_j	$P_j = x_j/n_j$	$x_j z_j$	$n_j z_j$	$n_j z_j^2$
1	2	5	3	8	0,6250	10	16	32
2	1	3	4	7	0,4286	3	7	7
3	0	3	4	7	0,4286	0	0	0
4	−1	2	5	7	0,2857	−2	−7	7
5	−2	1	6	7	0,1429	−2	−14	28
		x = 14	x = 22	36		9	2	74
			$\hat{p} = x/n = 0{,}388$					

Variationsursache	$\hat{\chi}^2$	FG	Signifikanzniveau
lineare Regression	3,853	1	$0{,}01 < p < 0{,}05$
Abweichung von der Regression	0,2129	3	$p = 0{,}975$
Insgesamt	4,0659	4	$0{,}40 < p < 0{,}30$

Tabelle 7. Varianzanalyse über den Einfluß der Thrombozytenseparation auf die Thrombozytenfunktion, den Siebungsdruck, Pa_{O_2}, Pa_{CO_2} und das Atemminutenvolumen

Quelle der Varianzen	SAQ	FG	MAQ	F
1. Thrombozytenzahl				
Separation	0,793	1	0,793	33,75++
Zeit	6,758	12	0,563	11,42++
Wechselwirkung	0,592	12	0,049	2,10+
Rest	9,778	416	0,024	
Insgesamt	17,921	441		
2. Thrombozytenausbreitung (1000/mm³)				
Separation	1,766	1	1,766	65,28++
Zeit	3,295	10	0,329	6,00++
Wechselwirkung	0,549	10	0,055	2,03+
Rest	9,522	352	0,027	
Insgesamt	15,132	373		
3. Siebungsdruck				
Separation	870,2	1	870,2	20,62++
Zeit	3732,4	11	339,3	1,34
Wechselwirkung	2794,5	11	254,0	6,02++
Rest	9116,3	216	42,2	
Insgesamt	16513,5	239		
4. Arterieller Sauerstoffpartialdruck				
Separation	4956	1	4956	6,9 ++
Zeit	13645	3	4548	22,57+
Wechselwirkung	604	3	201	0,28
Rest	91885	128	717	
Insgesamt	111090			
5. Arterieller Kohlendioxydpartialdruck				
Separation	12,2	1	12	0,28
Zeit	703,5	3	234	3,36
Wechselwirkung	208,9	3	69,6	1,62
Rest	5500,6	128	42,9	
Insgesamt	6425,2			
6. Atemminutenvolumen				
Separation	161,3	1	161,3	13,01++
Zeit	7,9	3	2,6	0,72
Wechselwirkung	11,1	3	3,7	0,29
Rest	1586,9	128	12,4	
Insgesamt	1767,2			

Berechnung nach log-Transformation, soweit die Urwerte nicht normal verteilt waren
++ Signifikant auf dem 1%-Niveau; + Signifikant auf dem 5%-Niveau

Tabelle 8. Varianzanalyse über die Wechselwirkungen des Aprotinins in verschiedenen experimentellen Modellsystemen

Modell 1: Varianzanalyse mit Duncan-Test

F 0,01	Gr. I	F-Wert Gr. II	Gr. III
Gr. I		0,9513++	0,1088
Gr. II	0,4758		0,8425++
Gr. III	0,4963	0,4758	

Modell 2, 3 und 4: Doppelte Varianzanalyse

Quelle der Varianzen	SAQ	FG	MAQ	F
Modell 2:				
Medikament	4526,6	1	4526,6	30,05++
Zeit	5281,2	4	1320,3	1,69
Wechselwirkung	3131,2	4	782,8	5,2 ++
Rest	13554,3	90	150,6	
Insgesamt	26493,3	99		
Modell 3:				
Medikament	14858,9	2	7429,5	18,86++
Zeit	132591,2	4	33147,8	23,37++
Wechselwirkung	11348,4	8	1418,5	3,60++
Rest	53177,7	135	393,9	
Insgesamt	211976,2	149		
Modell 4:				
Medikament	0,064	1	0,064	17,65++
Zeit	0,118	3	0,039	5,16
Wechselwirkung	0,023	3	0,007	2,08
Rest	0,263	72	0,004	
Insgesamt	0,468	79		

Berechnung nach log-Transformation, soweit die Urwerte nicht normal verteilt waren
++ Signifikant auf dem 1%-Niveau

Tabelle 9. Varianzanalyse über Änderungen verschiedener Meßgrößen des thrombocytären Systems in lagernden ACD-Blutkonserven mit oder ohne Aprotininzusatz

Quelle der Varianzen	SAQ	FG	MAQ	F
1. Thrombozytenzahl				
Aprotinineffekt	0,743	1	0,743	19,94++
Zeit	5,615	6	0,936	11,08++
Wechselwirkung	0,507	6	0,084	2,27+
Rest	4,692	126	0,037	
Insgesamt	11,557	139		
2. Thrombocytenadhesivität				
Aprotinineffekt	884,3	1	884,3	7,89++
Zeit	3188,3	6	531,4	8,67++
Wechselwirkung	367,6	6	61,3	0,55
Rest	6280,1	56	112,1	
Insgesamt	10720,3	69		
3. ADP-Aggregation				
Aprotinineffekt	115,7	1	115,7	2,08
Zeit	13434,7	6	2239,1	33,16++
Wechselwirkung	405,1	6	67,5	1,22
Rest	3108,0	56	55,5	
Insgesamt	17063,5	69		
4. Aggregationsgeschwindigkeit (ADP)				
Aprotinineffekt	0,024	1	0,024	4,07+
Zeit	1,534	6	0,256	12,32++
Wechselwirkung	0,124	6	0,021	3,50++
Rest	0,332	56	0,006	
Insgesamt	2,014	69		

Tabelle 9 (Fortsetzung)

Quelle der Varianzen	SAQ	FG	MAQ	F
5. Kollagenaggregation				
Aprotinineffekt	308,7	1	308,7	3,33
Zeit	15704,7	6	2617,5	107,56++
Wechselwirkung	146,0	6	24,3	0,26
Rest	5196,4	56	92,8	
Insgesamt	21355,8	69		
6. Aggregationsgeschwindigkeit (Kollagen)				
Aprotinineffekt	0,0001	1	0,0001	0,01
Zeit	1,8235	6	0,3039	145,25++
Wechselwirkung	0,0125	6	0,0020	0,18
Rest	0,6521	56	0,0116	
Insgesamt	2,4882	69		
7. Adrenalinaggregation				
Aprotinineffekt	115,6	1	115,6	12,57++
Zeit	380,1	5	76,1	6,46+
Wechselwirkung	58,8	5	11,7	1,28
Rest	441,4	48	9,2	
Insgesamt	995,9	59		

Berechnung nach log-Transformation, soweit die Urwerte nicht normal verteilt waren
++ Signifikant auf dem 1%-Niveau; + Signifikant auf dem 5%-Niveau

Tabelle 10. Varianzanalyse über Änderungen verschiedener Meßgrößen des plasmatischen Gerinnungssystems in lagernden ACD-Blutkonserven mit oder ohne Aprotininzusatz

Quelle der Varianzen	SAQ	FG	MAQ	F
1. Partielle Thrombinzeit (PTT)				
Aprotinineffekt	282,0	1	282,0	7,32++
Zeit	6339,5	6	1056,6	23,49++
Wechselwirkung	269,8	6	44,9	1,17
Rest	4853,1	126	38,5	
Insgesamt	11744,4	139		
2. Faktor I (Fibrinogen)				
Aprotinineffekt	6728,0	1	6728,0	10,76++
Zeit	10774,4	4	2693,6	3,70
Wechselwirkung	2911,6	4	727,9	1,16
Rest	25016,0	40	625,4	
Insgesamt	45430,0	49		
3. Faktor II				
Aprotinineffekt	619,5	1	619,5	6,95+
Zeit	7855,7	4	1963,9	29,68++
Wechselwirkung	264,7	4	66,2	0,74
Rest	3567,6	40	89,2	
Insgesamt	12307,5	49		
4. Faktor V				
Aprotinineffekt	60,5	1	60,5	0,83
Zeit	30607,1	4	7651,8	44,76++
Wechselwirkung	683,8	4	171,0	2,33
Rest	2931,2	40	73,3	
Insgesamt	34282,6	49		
5. Faktor VII				
Aprotinineffekt	3,0	1	3,0	0,01
Zeit	4203,9	3	1401,3	15,97+
Wechselwirkung	263,3	3	87,8	0,29
Rest	9704,8	32	303,3	
Insgesamt	14175,0	39		

Tabelle 10 (Fortsetzung)

Quelle der Varianzen	SAQ	FG	MAQ	F
6. Faktor VIII				
Aprotinineffekt	0,292	1	0,292	14,91++
Zeit	1,744	3	0,581	21,63+
Wechselwirkung	0,080	3	0,027	1,37
Rest	0,626	32	0,019	
Insgesamt	2,742	39		
7. Faktor IX				
Aprotinineffekt	2,952	1	2,952	102,26++
Zeit	1,389	3	0,463	1,42
Wechselwirkung	0,979	3	0,326	11,31++
Rest	0,923	32	0,029	
Insgesamt	6,243	39		
8. Faktor X				
Aprotinineffekt	13,2	1	13,2	0,09
Zeit	8090,9	3	2696,9	71,93++
Wechselwirkung	112,5	3	37,5	0,27
Rest	4458,8	32	139,3	
Insgesamt	12675,4	39		
9. Faktor XI				
Aprotinineffekt	0,025	1	0,025	4,54+
Zeit	0,094	3	0,031	9,31+
Wechselwirkung	0,010	3	0,003	0,61
Rest	0,176	32	0,005	
Insgesamt	0,305	39		
10. Faktor XII				
Aprotinineffekt	8037,2	1	8037,2	31,41++
Zeit	11499,3	3	3833,1	6,54
Wechselwirkung	1759,3	3	586,4	2,29
Rest	8189,2	32	255,9	
Insgesamt	29485,0	39		

Berechnung nach log-Transformation, soweit die Urwerte nicht normal verteilt waren
++ Signifikant auf dem 1%-Niveau; + Signifikant auf dem 5%-Niveau

Tabelle 11. Varianzanalyse über Änderungen verschiedener Meßgrößen des Fibrinolysesystems in lagernden ACD-Blutkonserven mit und ohne Aprotininzusatz

Quelle der Varianzen	SAQ	FG	MAQ	F
1. Thrombin-Coagulase-Zeit (TC)				
Aprotinineffekt	10,837	1	10,837	4,087+
Zeit	12,216	2	6,108	1745,190++
Wechselwirkung	0,007	2	0,004	0,001
Rest	143,169	54	2,651	
Insgesamt	166,229	59		
2. Fibrinogenspaltprodukte (FSP)				
Aprotinineffekt	0,001	1	0,001	0,005
Zeit	7,068	2	3,534	63,491+
Wechselwirkung	0,111	2	0,056	0,261
Rest	11,539	54	0,213	
Insgesamt	18,719	59		
3. Plasminogen-M-Partigen				
Aprotinineffekt	0,0001	1	0,0001	0,00005
Zeit	21,4874	3	7,1624	3,39862
Wechselwirkung	6,3224	3	2,1074	0,95685
Rest	158,5790	72	2,2024	
Insgesamt	186,3889	79		

Berechnung nach log-Transformation, soweit die Urwerte nicht normal verteilt waren
++ Signifikant auf dem 1%-Niveau; + Signifikant auf dem 5%-Niveau

Tabelle 12. Varianzanalyse über Änderungen verschiedener Meßgrößen des Inhibitorensystems in lagernden ACD-Blutkonserven mit und ohne Aprotininzusatz

Quelle der Varianzen	SAQ	FG	MAQ	F
1. Antithrombin III				
Aprotinineffekt	44,0	1	44,0	5,05+
Zeit	15,7	2	7,8	5,91
Wechselwirkung	2,7	2	1,3	0,15
Rest	470,4	54	8,7	
Insgesamt	532,8	59		
2. α_2-Makroglobulin				
Aprotinineffekt	2996,3	1	2996,2	2,38
Zeit	919,6	2	459,8	9,56
Wechselwirkung	96,1	2	48,1	0,04
Rest	67981,6	54	1258,9	
Insgesamt	71993,6	59		
3. α_2-Antiplasmin				
Aprotinineffekt	39595,6	1	39595,6	132,10++
Zeit	3018,9	1	3018,9	4,41
Wechselwirkung	684,7	1	684,8	2,28
Rest	10790,4	36	299,7	
Insgesamt	54089,6	39		
4. α_1-Antitrypsin				
Aprotinineffekt	120,4	1	120,4	0,11
Zeit	2735,8	2	1367,9	0,70
Wechselwirkung	3910,8	2	1955,4	1,70
Rest	62187,5	54	1151,6	
Insgesamt	68954,5	59		

Die Urwerte wurden auf Normalverteilung geprüft
++ Signifikant auf dem 1%-Niveau; + Signifikant auf dem 5%-Niveau

Tabelle 13. Varianzanalyse über Änderungen verschiedener rheologischer Meßgrößen in lagernden ACD-Blutkonserven mit und ohne Aprotininzusatz

Quelle der Varianzen	SAQ	FG	MAQ	F
1. Vollblutviskosität				
Aprotinineffekt	0,2174	1	0,2174	4,303+
Zeit	2,2976	3	0,7658	80,610++
Wechselwirkung	0,0285	3	0,0095	0,188
Rest	3,6362	72	0,0505	
Insgesamt	6,1797	79		
2. Plasmaviskosität				
Aprotinineffekt	0,0006	1	0,0006	0,618
Zeit	0,0013	3	0,0004	2,250
Wechselwirkung	0,0006	3	0,0001	0,182
Rest	0,0770	72	0,0010	
Insgesamt	0,0795	79		
3. Hämatokrit				
Aprotinineffekt	67,53	1	67,53	6,345+
Zeit	45,48	3	15,16	1,117
Wechselwirkung	40,68	3	13,56	1,274
Rest	766,18	72	10,64	
Insgesamt	919,87	79		

Die Urwerte wurden auf Normalverteilung geprüft
++ Signifikant auf dem 1%-Niveau; + Signifikant auf dem 5%-Niveau

Tabelle 14. Varianzanalyse über Änderungen der Erythrocyten- und Leukocytenfunktion in lagernden Blutkonserven mit und ohne Aprotininzusatz

Quelle der Varianzen	SAQ	FG	MAQ	F
1. Erythrocytenzahl				
Aprotinineffekt	0,024	1	0,0238	0,275
Zeit	0,645	3	0,2152	7,692
Wechselwirkung	0,084	3	0,0280	0,323
Rest	6,234	72	0,0866	
Insgesamt	6,987	79		
2. Sauerstoffbindungskapazität				
Aprotinineffekt	6,474	1	6,474	3,168
Zeit	221,862	2	110,931	629,380++
Wechselwirkung	0,353	2	0,176	0,086
Rest	110,361	54	2,043	
Insgesamt	339,050	59		
3. Leukocytenzahl				
Aprotinineffekt	374011,3	1	374011,3	0,156
Zeit	10904070,9	3	3634690,3	2,067
Wechselwirkung	5273270,8	3	1757756,9	0,738
Rest	171575759,8	72	2382996,6	
Insgesamt	188127112,8	79		
4. Cathepsin B1				
Aprotinineffekt	0,079	1	0,079	0,780
Zeit	0,953	1	0,953	753,198+
Wechselwirkung	0,001	1	0,001	0,013
Rest	3,635	36	0,101	
Insgesamt	4,668	39		

Die Urwerte wurden auf Normalverteilung geprüft
++ Signifikant auf dem 1%-Niveau; + Signifikant auf dem 5%-Niveau

Tabelle 15. Varianzanalyse über Änderungen verschiedener biochemischer Parameter in lagernden ACD-Blutkonserven mit und ohne Aprotininzusatz

Quelle der Varianzen	SAQ	FG	MAQ	F
1. pH-Wert				
Aprotinineffekt	0,0018	1	0,0018	0,870
Zeit	0,4708	3	0,1569	39,973++
Wechselwirkung	0,0118	3	0,0039	1,874
Rest	0,0670	32	0,0021	
Insgesamt	0,5514	39		
2. Plasma-Kalium				
Aprotinineffekt	47,74	1	47,74	16,09++
Zeit	1549,68	3	516,56	99,28++
Wechselwirkung	15,61	3	5,20	1,75
Rest	213,63	72	2,97	
Insgesamt	1826,66	79		
3. Plasma-Natrium				
Aprotinineffekt	72,2	1	72,2	6,61+
Zeit	622,8	3	207,6	17,40+
Wechselwirkung	35,8	3	11,9	1,09
Rest	786,4	72	10,9	
Insgesamt	1517,2	79		
4. Plasma-Hämoglobin				
Aprotinineffekt	1,818	1	1,818	1,533
Zeit	11,540	2	5,770	55,490++
Wechselwirkung	0,208	2	0,104	0,087
Rest	64,034	54	1,185	
Insgesamt	77,600	59		
5. Glucose-6-Phosphat-Dehydrogenase (G-6-PDH)				
Aprotinineffekt	33,07	1	33,07	9,00++
Zeit	199,44	3	66,48	7,24
Wechselwirkung	27,53	3	9,18	2,49
Rest	264,54	72	3,67	
Insgesamt	524,58	79		

Berechnung nach log-Transformation, soweit die Urwerte nicht normal verteilt waren
++ Signifikant auf dem 1%-Niveau; + Signifikant auf dem 5%-Niveau

Tabelle 16. Varianzanalyse über Änderungen verschiedener cardiopulmonaler, rheologischer und renaler Meßgrößen von 48 chirurgischen Patienten nach Massivtransfusionen mit ACD-Blut oder Aprotinin-ACD-Blut

Quelle der Varianzen	SAQ	FG	MAQ	F
1. Herzminutenvolumen (HMV)				
Aprotinineffekt	1,151	1	1,151	0,269
Zeit	6,191	4	1,547	0,518
Wechselwirkung	8,871	4	2,217	0,697
Rest	898,037	210	4,276	
Insgesamt	914,250	219		
2. Intrapulmonaler Druckgradient (Δp)				
Aprotinineffekt	1051,6	1	1051,6	58,04++
Zeit	39,0	4	9,8	2,87
Wechselwirkung	13,6	4	3,4	0,18
Rest	3804,6	210	18,1	
Insgesamt	4908,8	219		
3. Pulmonal-vaskulärer Widerstand (PVR)				
Aprotinineffekt	143821,0	1	143821,0	28,490++
Zeit	3730,8	4	932,7	0,330
Wechselwirkung	6628,2	4	1657,0	0,562
Rest	1060151,3	210	5048,3	
Insgesamt	1214331,3	219		
4. Hydrostatischer pulmonaler Kapillardruck (Pmv)				
Aprotinineffekt	831,9	1	831,9	29,49++
Zeit	5,9	4	1,5	0,14
Wechselwirkung	41,8	4	10,5	0,37
Rest	5923,2	210	28,2	
Insgesamt	6802,8	219		
5. Kolloid-osmotischer Druck (COP)				
Aprotinineffekt	5,4	1	5,4	0,33
Zeit	342,2	4	85,5	16,83++
Wechselwirkung	20,3	4	5,1	0,31
Rest	3762,6	230	16,4	
Insgesamt	4130,5	239		

6. Vollblutviskosität				
Aprotinineffekt	0,528	1	0,528	1,05
Zeit	2,654	4	0,663	4,21
Wechselwirkung	0,630	4	0,157	0,31
Rest	115,650	230	0,502	
Insgesamt	119,462	239		
7. Plasmaviskosität				
Aprotinineffekt	0,042	1	0,042	3,11
Zeit	0,350	4	0,088	34,44++
Wechselwirkung	0,010	4	0,002	0,18
Rest	3,119	230	0,013	
Insgesamt	3,521	239		
8. Hämatokrit				
Aprotinineffekt	5,4	1	5,40	0,359
Zeit	58,1	4	14,53	9,868+
Wechselwirkung	5,9	4	1,47	0,098
Rest	3456,5	230	15,03	
Insgesamt	3525,9	239		
9. Kreatinin-Clearance				
Aprotinineffekt	10643,5	1	10643,5	4,417+
Zeit	5982,5	4	1495,6	1,541
Wechselwirkung	3881,9	4	970,5	0,402
Rest	554179,0	230	2409,5	
Insgesamt	574686,9	239		

Die Urwerte wurden auf Normalverteilung geprüft
++ Signifikant auf dem 1%-Niveau; + Signifikant auf dem 5%-Niveau

Tabelle 17. Varianzanalyse über Änderungen verschiedener Gasstoffwechselparameter von 48 chirurgischen Patienten nach Massivtransfusionen mit ACD-Blut und Aprotinin-ACD-Blut

Quelle der Varianzen	SAQ	FG	MAQ	F
1. Physiologischer Totraum (V_D)				
Aprotinineffekt	19444,6	1	19444,6	6,51+
Zeit	4403,6	1	4403,6	0,63
Wechselwirkung	6944,4	1	6944,4	2,32
Rest	263043,3	88	2989,1	
Insgesamt	293835,9	91		
2. Intrapulmonaler Shunt ($\dot{Q}s/\dot{Q}$)				
Aprotinineffekt	4757,7	1	4757,6	44,66++
Zeit	272,3	4	68,1	1,94
Wechselwirkung	140,5	4	35,1	0,33
Rest	24501,1	230	106,5	
Insgesamt	29671,6	239		
3. Pa_{O_2}/FI_{O_2} (P/F) Quotient				
Aprotinineffekt	81070,5	1	81070,5	13,016++
Zeit	4933,9	4	1233,5	0,446
Wechselwirkung	11069,9	4	2767,5	0,444
Rest	1432592,5	230	6228,7	
Insgesamt	1529666,8	239		

Die Urwerte wurden auf Normalverteilung geprüft
++ Signifikant auf dem 1%-Niveau; + Signifikant auf dem 5%-Niveau

Tabelle 18. Varianzanalyse über Änderungen verschiedener hämostasiologischer Meßgrößen von 48 chirurgischen Patienten nach Massivtransfusionen mit ACD-Blut und Aprotinin-ACD-Blut

Quelle der Varianzen	SAQ	FG	MAQ	F
1. Plasmatisches Gerinnungssystem				
1. Partielle Thromboplastinzeit (PTT)				
Aprotinineffekt	0,0050	1	0,0005	0,052
Zeit	0,0276	4	0,0069	0,768
Wechselwirkung	0,0359	4	0,0090	0,872
Rest	2,3673	230	0,0103	
Insgesamt	2,4313	239		
2. Thromboplastinzeit (Quick)				
Aprotinineffekt	161,7	1	161,7	0,563
Zeit	321,4	4	80,3	0,344
Wechselwirkung	935,1	4	233,7	0,814
Rest	66043,5	230	287,1	
Insgesamt	67461,7	239		
3. Fibrinogenkonzentration				
Aprotinineffekt	8616,1	1	8616,1	0,519
Zeit	697520,1	4	174380,0	151,270++
Wechselwirkung	4611,1	4	1152,7	0,069
Rest	3812370,6	230	16575,5	
Insgesamt	4523117,9	239		
2. Fibrinolytisches System				
1. Thrombin-Coagulase-Zeit (TC)				
Aprotinineffekt	3,75	1	3,75	0,177
Zeit	46,87	4	11,72	4,364
Wechselwirkung	10,74	4	2,69	0,126
Rest	4883,16	230	21,23	
Insgesamt	4944,52	239		
2. Plasminogen-M-Partigen				
Aprotinineffekt	5,09	1	5,09	0,667
Zeit	145,05	4	36,26	14,113+
Wechselwirkung	10,27	4	2,56	0,336
Rest	1681,41	220	7,64	
Insgesamt	1841,82	229		

Tabelle 18 (Fortsetzung)

Quelle der Varianzen	SAQ	FG	MAQ	F
3. Inhibitoren-System				
1. Antithrombin-III				
Aprotinineffekt	42,3	1	42,29	0,917
Zeit	42,5	4	10,63	0,788
Wechselwirkung	53,9	4	13,49	0,292
Rest	10609,0	230	46,12	
Insgesamt	10747,7	239		
2. α_2-Makroglobulin				
Aprotinineffekt	12027,5	1	12027,5	8,901++
Zeit	4585,7	4	1146,4	10,309+
Wechselwirkung	444,8	4	111,2	0,082
Rest	310773,4	230	1351,1	
Insgesamt	327831,4	239		
3. α_1-Antitrypsin				
Aprotinineffekt	7854,7	1	7854,7	0,155
Zeit	1006384,7	4	251596,2	6,971+
Wechselwirkung	144363,0	4	36090,7	0,712
Rest	11664651,5	230	50715,8	
Insgesamt	12823253,9	239		
4. Thrombocytäres System				
1. Thrombocytenzahl				
Aprotinineffekt	36852,8	1	36852,80	28,437++
Zeit	19889,8	4	4972,40	7,808+
Wechselwirkung	2547,2	4	636,80	0,491
Rest	298066,1	230	1295,90	
Insgesamt	357355,9	239		
2. Kollagenaggregation				
Aprotinineffekt	0,818	1	0,818	13,521++
Zeit	0,192	4	0,048	3,192
Wechselwirkung	0,060	4	0,015	0,248
Rest	13,923	230	0,061	
Insgesamt	14,993	239		

3. Aggregationsgeschwindigkeit (V_{max})				
Aprotinineffekt	0,575	1	0,575	13,801++
Zeit	0,203	4	0,051	10,386+
Wechselwirkung	0,019	4	0,005	0,177
Rest	9,578	230	0,042	
Insgesamt	10,375	239		
5. Thrombelastographie				
1. Reaktionszeit (R-Zeit)				
Aprotinineffekt	0,095	1	0,095	6,489+
Zeit	0,038	4	0,009	0,429
Wechselwirkung	0,089	4	0,022	1,521
Rest	2,481	170	0,014	
Insgesamt	2,703	179		
2. Koagulumbildungszeit (K-Zeit)				
Aprotinineffekt	0,136	1	0,136	2,976
Zeit	0,423	4	0,106	7,268+
Wechselwirkung	0,058	4	0,014	0,319
Rest	7,743	170	0,045	
Insgesamt	8,360	179		
3. Maximalamplitude (Ma)				
Aprotinineffekt	328,1	1	328,1	4,515+
Zeit	1052,4	4	263,1	26,761++
Wechselwirkung	39,3	4	9,8	0,135
Rest	12349,3	170	72,6	
Insgesamt	13769,1	179		

Berechnung nach log-Transformation, soweit die Urwerte nicht normal verteilt waren
++ Signifikant auf dem 1%-Niveau; + Signifikant auf dem 5%-Niveau

Tabelle 19a. Änderungen der Thrombozytenzahl nach Eingriffen mit extracorporaler Circulation bei 17 Patienten (Kontrollgruppe). Berechnung nach log-Transformation. (Varianzanalyse Tabelle 7)

Thrombozytenzahl ($10^3/mm^3$)

Patienten	prä-operativ	nach Narkose-beginn	vor ECC-Beginn	nach Beendigung der extracorporalen Circulation									
				0,15 h	1 h	2 h	4 h	8 h	24 h	48 h	72 h	96 h	120 h
B. W.	125	100	81	88	101	110	87	85	95	87	98	114	120
G. M.	135	105	49	48	50	57	52	45	73	68	65	62	56
M. G.	257	172	76	52	70	48	71	79	100	81	45	92	69
S. M.	179	73	99	91	55	73	72	69	75	143	112	113	113
H. H.	188	77	60	45	49	58	42	48	65	68	45	89	89
H. H.	227	106	86	47	43	59	64	42	96	90	114	74	135
P. B.	156	60	49	49	65	54	54	60	102	55	55	58	58
M. W.	118	96	63	50	49	56	71	79	73	83	88	88	88
S. M.	227	136	47	42	48	50	59	41	49	53	57	93	93
K. F.	118	82	46	48	43	39	44	44	49	53	57	93	93
G. K.	143	80	40	101	39	52	63	38	35	27	35	35	35
H. J.	202	86	47	41	45	61	43	46	76	72	41	45	74
M. M.	193	176	84	81	83	61	61	85	69	44	47	114	114
S. M.	93	130	68	49	81	71	59	66	98	96	66	66	66
H. K.	166	105	54	51	60	63	59	66	66	42	59	59	59
K. K.	257	150	73	61	67	85	50	63	95	91	97	97	97
W. A.	147	172	80	70	80	74	71	70	53	53	64	64	64
x	165,63	106,57	62,60	57,18	58,24	61,27	58,98	58,26	71,66	66,17	63,31	75,93	79,41
$\pm S_X$	123,3/	76,8/	47,6/	42,8/	44,1/	48,3/	48,2/	44,2/	52,8/	44,7/	44,2/	54,2/	56,2/
	222,5	147,9	82,3	76,4	76,9	77,7	72,2	76,8	97,3	98,0	90,7	106,3	112,1

Tabelle 19b. Änderungen der Thrombozytenzahl nach Eingriffen mit extracorporaler Circulation bei 17 Patienten mit präoperativer Thrombozytenseparation (Separationsgruppe). Berechnung nach log-Transformation. (Varianzanalyse Tabelle 7)

Thrombozytenzahl ($10^3/mm^3$)

Patienten	prä-operativ	nach Narkose-beginn	vor ECC-Beginn	nach Beendigung der extracorporalen Circulation									
				0,15 h	1 h	2 h	4 h	8 h	24 h	48 h	72 h	96 h	120 h
P. C.	54	112	64	47	96	66	72	124	68	119	109	93	267
W. A.	135	158	54	58	74	102	74	58	91	67	90	94	94
L. A.	162	110	65	34	50	73	105	180	70	100	111	101	134
S. K.	165	139	40	49	56	70	116	135	96	52	26	50	93
K. N.	148	177	47	27	108	100	119	89	30	49	52	67	40
L. K.	224	125	45	45	85	115	124	65	111	103	103	94	136
M. O.	156	156	33	38	37	34	85	61	43	48	58	56	42
K. P.	153	170	58	113	107	97	164	118	155	111	119	75	147
O. M.	316	362	101	107	119	143	120	141	199	255	182	41	85
H. H.	258	160	70	122	113	93	113	119	119	120	125	125	125
K. H.	184	144	27	55	84	88	89	91	124	115	120	144	102
G. R.	127	127	35	44	47	46	67	67	48	38	54	93	76
P. J.	137	108	67	66	80	103	98	59	107	96	61	44	68
S. H.	192	106	63	73	70	69	74	66	55	52	54	55	132
R. A.	200	130	68	81	78	100	90	88	129	116	72	59	72
B. G.	193	101	50	50	70	95	75	75	90	74	96	76	49
G. M.	278	76	47	50	85	63	60	60	99	105	128	80	98
x	170,02	136,25	52,30	57,11	76,26	81,34	93,47	88,04	86,68	85,31	83,32	74,66	92,56
$\pm S_x$	114,7/ 252,1	97,5/ 190,3	37,7/ 72,5	37,4/ 87,2	54,9/ 105,9	57,3/ 115,5	71,4/ 122,4	61,3/ 126,5	53,1/ 141,4	52,9/ 137,6	51,7/ 134,3	52,3/ 106,7	56,9/ 150,6

Tabelle 20a. Änderungen der Thrombozytenfunktion im Ausbreitungstest nach Breddin bei 17 Patienten mit extracorporaler Circulation (Kontrollgruppe). Berechnung nach log-Transformation. (Varianzanalyse Tabelle 7)

Ausgebreitete, funktionsfähige Thrombozyten ($10^3/mm^3$)

Patienten	Narkose-beginn	nach Beendigung der extracorporalen Circulation									
		0,15 h	1 h	2 h	4 h	8 h	24 h	48 h	72 h	96 h	120 h
B. W.	83	62	75	77	60	43	72	65	78	97	95
G. M.	77	27	32	28	23	14	40	55	50	47	44
M. G.	123	36	53	35	48	44	52	57	31	72	52
S. M.	53	57	40	52	44	49	72	106	84	73	73
H. H.	53	32	36	44	27	28	49	48	31	75	65
H. H.	71	33	31	36	37	29	58	64	86	50	90
P. B.	41	33	38	32	33	39	72	41	42	44	45
M. W.	68	38	39	41	46	30	65	72	58	58	58
S. M.	75	22	27	27	27	18	32	35	62	62	62
K. F.	57	38	26	18	20	25	32	46	75	75	60
G. K.	54	84	28	35	43	19	25	21	28	28	29
H. J.	64	26	30	31	27	31	58	54	35	35	51
M. M.	114	44	45	37	28	49	54	34	79	79	79
S. M.	99	31	31	46	30	33	64	70	52	52	50
H. K.	75	26	37	39	33	23	48	27	45	45	43
K. K.	109	19	41	45	27	35	56	69	73	73	74
W. A.	130	53	60	57	35	30	39	40	48	48	48
x	75,13	36,07	37,71	38,04	33,21	29,98	50,03	49,46	52,83	56,85	57,43
$\pm S_x$	53,8/ 104,8	24,5/ 53,2	28,2/ 50,4	27,4/ 52,8	24,8/ 44,4	21,0/ 42,8	36,5/ 68,5	33,1/ 73,9	36,2/ 76,9	41,1/ 78,6	42,5/ 77,6

Tabelle 20b. Änderungen der Thrombozytenfunktion im Ausbreitungstest nach Breddin bei 17 Patienten mit extracorporaler Circulation und präoperativer Thrombozytenseparation (Separationsgruppe). Berechnung nach log-Transformation. (Varianzanalyse Tabelle 7)

Ausgebreitete, funktionsfähige Thrombozyten ($10^3/mm^3$)

Patienten	Narkose-beginn	nach Beendigung der extracorporalen Circulation									
		0,15 h	1 h	2 h	4 h	8 h	24 h	48 h	72 h	96 h	120 h
P. C.	80	34	69	49	44	91	50	94	85	70	194
W. A.	86	42	52	70	47	37	68	48	62	65	73
L. A.	83	27	37	54	68	107	53	65	79	72	95
S. K.	108	37	44	48	79	64	61	37	23	40	82
K. N.	130	20	77	71	81	71	24	39	44	52	34
L. U.	96	37	70	84	86	41	79	80	81	74	107
M. O.	135	29	27	26	61	45	30	37	49	47	35
K. P.	137	95	83	67	127	94	124	83	93	59	116
O. M.	274	75	75	106	59	78	166	204	150	30	66
H. H.	129	90	80	56	81	94	94	98	102	102	102
K. H.	109	43	60	55	57	46	91	89	96	101	82
G. R.	82	31	33	29	38	38	37	29	46	73	51
P. J.	78	50	60	72	73	39	67	73	43	31	51
S. H.	73	54	49	50	46	45	43	43	41	43	109
R. A.	67	62	55	65	60	58	90	86	60	46	60
B. G.	76	29	51	61	47	42	52	62	73	51	38
G. M.	48	30	44	32	36	36	70	80	106	62	70
x	97,28	41,92	54,24	55,11	60,79	56,22	62,97	65,32	66,02	56,51	72,34
$\pm S_X$	65,9/	26,9/	39,2/	38,0/	43,6/	38,4/	38,4/	40,2/	41,6/	39,6/	45,2/
	143,6	65,2	75,0	79,8	84,6	82,4	103,3	106,1	104,8	80,5	115,8

Tabelle 21a. Änderungen des Siebungsdruckes nach Eingriffen mit extracorporaler Circulation bei 10 Patienten (Kontrollgruppe) (Varianzanalyse Tabelle 7)

Siebungsdruck (mmHg)

Patienten	präoperativ	nach Ende der extracorporalen Circulation									
		0 min	15 min	30 min	45 min	60 min	2 h	4 h	6 h	8 h	24 h
G. M.	10	10	35	10	10	11	11	11	11	11	10
S. M.	10	28	28	10	10	10	11	12	12	10	10
H. H.	10	18	40	28	18	10	12	32	10	10	10
P. B.	15	18	18	28	35	25	10	11	11	10	10
K. F.	12	10	40	40	11	40	10	10	10	10	10
G. K.	18	11	43	30	11	31	11	10	10	10	10
S. M.	11	19	35	34	25	32	10	10	10	25	10
H. K.	10	37	29	37	30	10	10	10	10	10	10
K. K.	11	10	32	37	30	26	15	10	10	10	10
W. A.	11	12	26	32	26	11	10	11	11	40	10
x	11,8	17,3	32,6	28,6	20,6	20,6	11,0	12,7	10,5	14,6	10,0
$\pm S_x$	2,66	9,03	7,6	10,57	9,71	11,47	1,57	6,82	0,71	10,08	0,0

Tabelle 21b. Änderungen des Siebungsdruckes nach Eingriffen mit extracorporaler Circulation bei 10 Patienten mit präoperativer Thrombocytenseparation (Separationsgruppe) (Varianzanalyse Tabelle 7)

Siebungsdruck (mmHg)											
Patienten	präoperativ	nach Ende der extracorporalen Circulation									
		0 min	15 min	30 min	45 min	60 min	2 h	4 h	6 h	8 h	24 h
W. A.	11	10	10	15	10	10	10	10	12	54	13
P. C.	13	15	15	15	15	12	12	11	10	10	13
L. A.	12	10	14	12	12	16	14	15	15	10	16
S. K.	11	14	14	14	12	10	12	10	10	12	12
K. N.	12	13	14	13	11	23	11	10	12	12	12
L. U.	10	11	12	11	10	17	10	13	12	14	14
M. O.	14	14	14	17	40	15	10	10	10	10	10
K. P.	15	14	11	12	40	11	11	12	10	10	10
H. H.	14	11	11	12	12	11	10	10	10	10	10
K. H.	15	11	11	10	11	14	11	11	11	10	10
x	12,7	12,3	12,6	13,1	17,3	13,9	11,1	11,2	11,2	15,2	12,0
$\pm S_x$	1,77	1,89	1,78	2,13	12,05	4,07	1,29	1,69	1,62	13,7	2,05

Tabelle 22. Verlauf des arteriellen Sauerstoffpartialdruckes (Pa_{O_2}) bei 34 Patienten nach Eingriffen mit extracorporaler Circulation (ECC) mit bzw. ohne präoperativer Thrombozytenseparation (Varianzanalyse Tabelle 7)

Arterieller Sauerstoffpartialdruck Pa_{O_2} (mmHg)									
Kontrollgruppe					Separationsgruppe				
Patient	Stunden nach Ende der ECC				Patient	Stunden nach Ende der ECC			
	1	4	8	16		1	4	8	16
B. W.	94,5	114,0	71,0	55,5	P. C.	136,0	148,0	134,0	118,0
G. M.	81,0	60,5	60,5	60,0	W. A.	54,0	75,0	76,0	88,0
M. G.	130,0	149,0	68,0	100,0	L. A.	102,0	159,0	146,0	92,0
S. M.	53,0	54,0	71,0	61,0	S. K.	118,0	123,0	123,0	80,0
H. H.	68,0	62,0	62,0	67,0	K. N.	172,0	140,0	138,0	67,0
H. H.	72,0	130,0	115,0	78,0	L. U.	140,0	140,0	123,0	82,0
P. B.	86,0	137,0	106,0	67,0	M. O.	61,0	88,0	86,0	70,0
M. W.	103,0	107,0	143,0	108,0	K. P.	71,0	96,0	96,0	123,0
S. M.	96,0	130,0	125,0	75,0	O. M.	99,0	109,0	130,0	142,0
K. F.	83,0	61,0	64,0	88,5	H. H.	58,0	87,0	98,0	91,0
G. K.	64,0	119,0	100,0	61,0	K. H.	116,0	122,0	129,0	93,0
H. J.	107,0	135,0	121,0	110,0	G. R.	112,0	113,0	62,0	90,0
M. M.	81,0	147,0	131,0	64,0	P. J.	135,0	143,0	110,0	105,0
S. M.	102,0	145,0	120,0	86,0	S. H.	87,0	119,0	119,0	108,0
H. K.	94,0	135,0	135,0	70,0	R. A.	83,0	93,0	78,0	71,0
K. K.	100,0	70,0	132,0	104,0	B. G.	154,0	149,0	110,0	104,0
W. A.	98,0	104,0	124,0	121,0	G. M.	68,0	112,0	106,0	109,0
x	89,0	109,3	102,8	78,8	x	103,9	118,6	109,6	96,1
± S_x	18,5	34,3	29,8	20,6	± S_x	35,7	25,1	24,0	20,2

Tabelle 23. Verlauf des arteriellen Kohlendioxydpartialdruckes (Pa_{CO_2}) bei 34 Patienten nach Eingriffen mit extracorporaler Circulation (ECC) mit bzw. ohne präoperative Thrombozytenseparation (Varianzanalyse Tabelle 7)

Arterieller Kohlendioxydpartialdruck – Pa_{CO_2} – (mmHg)									
Kontrollgruppe					Separationsgruppe				
Patient	Stunden nach Ende der ECC				Patient	Stunden nach Ende der ECC			
	1	4	8	16		1	4	8	16
B. W.	26,3	30,5	30,2	21,8	P. C.	19,6	38,4	38,4	27,8
G. M.	43,0	34,0	34,0	39,6	W. A.	31,3	29,4	28,4	35,4
M. G.	33,0	44,2	39,0	39,1	L. A.	24,1	35,6	37,0	37,8
S. M.	32,9	26,6	31,5	38,9	S. K.	27,6	23,6	27,0	25,0
H. H.	21,9	30,3	27,2	39,6	K. N.	32,6	34,1	26,7	48,5
H. H.	24,9	24,2	23,0	32,8	L. K.	33,8	34,8	31,6	36,3
P. B.	21,8	24,0	25,4	37,8	M. O.	36,5	35,4	31,1	34,6
M. W.	24,9	28,9	27,8	28,4	K. P.	28,2	22,2	22,2	19,1
S. M.	24,8	20,9	36,1	34,9	O. M.	36,4	28,4	27,8	25,9
K. F.	23,3	24,3	25,3	37,5	H. H.	27,8	22,8	19,6	19,0
G. K.	32,8	30,2	38,1	31,0	K. H.	40,0	25,2	24,1	29,3
H. J.	34,2	29,0	30,2	38,0	G. R.	21,7	26,0	46,3	26,4
M. M.	36,6	28,4	44,1	40,9	P. J.	32,9	30,3	35,5	42,4
S. M.	19,7	23,4	23,8	37,0	S. H.	30,8	32,8	32,8	39,5
H. K.	23,9	19,6	19,6	42,6	R. A.	28,8	39,8	41,5	35,1
K. K.	17,7	37,1	27,8	37,3	B. G.	27,8	25,0	22,8	30,0
W. A.	20,3	29,5	30,5	41,0	G. M.	33,0	32,8	39,2	46,0
x	27,2	28,5	30,2	36,4	x	30,2	30,4	31,3	32,8
$\pm S_x$	6,9	6,0	6,4	5,2	$\pm S_x$	5,3	5,5	7,4	8,6

Tabelle 24. Änderungen des Atemminutenvolumens (AMV) bei 34 Patienten nach Eingriffen mit extracorporaler Circulation (ECC) mit bzw. ohne präoperative Thrombozytenseparation (Varianzanalyse Tabelle 7)

Atemminutenvolumen AMV – (l/min)

Kontrollgruppe					Separationsgruppe				
Patient	Stunden nach Ende der ECC				Patient	Stunden nach Ende der ECC			
	1	4	8	16		1	4	8	16
B. W.	11	12	13,5	19,5	P. C.	18	16	16	15
G. M.	10,8	10,5	11,1	11	W. A.	15	17	19	17
M. G.	16	16,7	16,7	12	L. A.	8	11	11	12
S. M.	14	14	17,5	17	S. K.	10	12	13	13
H. H.	20	16,5	18,9	20	K. N.	10	10	13	13
H. H.	16	17	18	18	L. K.	16	13	13	13
P. B.	16,4	16	13,5	13,5	M. O.	14	18	16	18
M. W.	21	18	18	18	K. P.	15	14	16	17
S. M.	17,4	21,3	16	14,7	O. M.	14	13	13	14
K. F.	26	18	18,4	17	H. H.	21	12	21	18
G. K.	20	20	20	21,7	K. H.	18	18	16	17
H. J.	21	20	21	21	G. R.	11	11	14	12
M. M.	11	11	11	12	P. J.	15	14	15	15
S. M.	15,6	16	13	13	S. H.	11	10	10	14
H. K.	17,8	8,5	10,8	10	R. A.	14	10	10	10
K. K.	16,6	15,5	15,6	15,8	B. G.	17	17	18	13
W. A.	16,9	15,7	15,8	15,8	G. M.	8	8	9	8
x	16,9	15,7	15,8	15,9	x	13,8	13,7	14,2	13,8
$\pm S_x$	4,0	3,5	3,2	3,5	$\pm S_x$	3,7	3,6	3,3	2,6

Tabelle 25. Änderungen des Herzminutenvolumens (HMV) bei 44 chirurgischen Patienten nach Massivtransfusionen mit ACD-Blut oder Aprotinin-ACD-Blut (Varianzanalyse Tabelle 16)

Herzminutenvolumen HMV (l/min)

Kontrollkollektiv						Aprotininkollektiv					
Patient	Stunden nach Transfusionsende					Patient	Stunden nach Transfusionsende				
	0	24	48	72	96		0	24	48	72	96
1	10,5	7,7	10,8	8,9	8,9	2	7,5	10,5	9,4	11,0	9,2
5	3,2	3,5	5,5	5,1	4,8	3	6,8	6,1	5,4	5,8	5,8
8	5,0	5,4	6,5	6,3	6,2	4	6,3	7,5	5,7	6,2	6,1
9	7,8	6,3	6,0	6,9	7,4	6	5,3	4,7	7,6	5,9	6,9
11	9,6	9,7	9,5	8,5	7,4	7	7,2	8,2	6,8	6,4	5,6
12	4,1	6,5	8,2	9,5	9,8	10	5,9	6,5	6,7	7,5	7,5
15	6,4	5,1	6,5	9,4	9,3	13	4,2	5,6	6,0	4,8	5,4
18	3,3	5,1	4,2	3,1	5,7	14	7,8	5,6	6,1	5,7	5,1
19	4,0	5,0	5,2	4,7	4,7	16	10,4	7,9	8,0	5,2	6,6
20	9,9	9,9	9,1	7,4	9,1	17	3,1	3,9	3,0	3,0	3,0
21	5,3	6,4	8,4	6,2	7,3	22	8,6	9,6	10,7	10,3	7,9
23	5,2	7,1	9,1	8,0	6,3	24	3,4	5,7	5,8	5,9	4,4
25	3,6	5,2	5,1	4,9	4,8	26	6,2	6,2	5,2	5,0	5,5
33	5,8	5,8	3,9	5,8	5,8	27	7,5	6,5	5,5	3,4	2,6
35	12,5	10,4	7,8	10,0	11,7	29	3,6	3,4	3,3	5,0	7,4
37	8,2	6,9	7,9	9,0	7,0	30	5,9	5,9	5,3	6,3	7,4
38	6,3	7,0	7,8	5,6	5,2	34	6,9	6,8	8,6	6,2	6,2
43	6,2	6,7	8,0	7,7	6,4	36	6,0	7,2	6,4	6,4	6,4
45	5,8	10,6	7,7	7,0	6,7	39	8,2	11,1	7,7	7,8	7,9
46	5,5	5,4	5,0	7,1	6,9	40	5,6	8,6	7,9	8,0	5,6
47	4,8	7,0	3,5	7,0	7,0	41	10,3	12,7	6,7	11,7	10,1
49	7,1	7,4	10,0	9,1	7,0	44	10,4	8,1	9,8	9,1	10,2
x	6,4	6,8	7,1	7,1	7,1	x	6,7	7,2	6,7	6,7	6,5
$\pm S_x$	2,5	1,9	2,1	1,8	1,8	$\pm S_x$	2,1	2,3	1,9	2,2	1,9

Tabelle 26. Verlauf des intrapulmonalen Druckgradienten (ΔP) bei 44 Patienten nach Massivtransfusionen mit ACD-Blut oder Aprotinin-ACD-Blut (Varianzanalyse Tabelle 16)

Intrapulmonaler Druckgradient – ΔP – (mmHg)											
Kontrollkollektiv						Aprotininkollektiv					
Patient	Stunden nach Transfusionsende					Patient	Stunden nach Transfusionsende				
	0	24	48	72	96		0	24	48	72	96
1	14,6	10,0	10,5	7,0	7,0	2	5,4	5,5	8,5	8,5	6,5
5	12,2	14,6	18,8	10,0	17,5	3	3,9	10,2	5,4	6,3	6,3
8	11,3	9,9	8,6	10,9	9,4	4	6,3	5,3	5,0	8,0	4,0
9	16,9	15,4	12,6	13,5	14,0	6	7,0	6,1	6,9	7,8	6,1
11	12,5	14,0	12,5	12,5	12,3	7	7,0	8,8	10,9	9,6	14,0
12	8,5	13,5	10,5	11,5	11,5	10	8,5	14,9	15,7	11,6	11,6
15	10,0	7,5	10,0	6,2	7,7	13	3,2	5,3	7,1	5,8	6,2
18	13,3	13,9	13,5	12,5	12,2	14	5,0	5,4	6,2	6,0	4,0
19	11,5	17,1	17,6	17,0	7,0	16	12,7	10,3	6,5	8,2	7,4
20	7,4	7,0	9,0	7,0	6,0	17	8,1	14,3	8,0	8,0	8,0
21	10,2	9,0	7,5	10,5	10,5	22	4,9	6,1	8,3	7,9	6,8
23	10,9	15,1	24,3	29,0	33,5	24	8,3	13,1	12,2	11,3	10,4
25	10,0	7,0	7,0	6,4	9,1	26	6,6	4,1	4,1	4,1	5,7
33	11,0	12,5	13,0	13,0	13,0	27	10,9	10,9	12,3	9,1	12,1
35	12,0	16,0	22,1	22,1	22,0	29	5,8	7,2	8,5	12,4	16,3
37	13,0	13,0	13,5	12,8	12,8	30	9,3	8,1	12,0	16,0	20,0
38	12,1	20,0	23,6	23,3	14,4	34	8,3	8,0	8,5	7,7	7,7
43	9,5	7,3	8,0	10,2	10,5	36	7,9	12,8	5,3	7,4	7,4
45	15,0	11,0	9,3	11,5	9,2	39	5,9	7,1	6,3	7,0	8,7
46	12,5	6,1	6,4	6,5	5,9	40	7,5	8,4	9,7	5,4	6,2
47	17,4	24,5	14,8	23,1	18,0	41	6,4	8,0	6,8	10,2	14,4
49	16,3	14,5	13,1	16,8	13,9	44	12,5	8,7	10,0	10,1	10,2
x	12,2	12,7	10,0	13,3	12,6	x	7,3	8,6	8,4	8,6	9,1
$\pm S_x$	2,6	4,6	5,3	6,2	6,2	$\pm S_x$	2,5	3,1	2,9	2,7	4,1

Tabelle 27. Änderungen des pulmonal vasculären Widerstandes (PVR) bei 44 Patienten nach Massivtransfusionen mit ACD-Blut oder Aprotinin-ACD-Blut (Varianzanalyse Tabelle 16)

Pulmonal vasculärer Widerstand – PVR – (dyn sec cm^{-5})

Kontrollkollektiv						Aprotininkollektiv					
Patient	Stunden nach Transfusionsende					Patient	Stunden nach Transfusionsende				
	0	24	48	72	96		0	24	48	72	96
1	111,2	105,6	49,6	51,2	51,2	2	56,8	495,0	76,8	65,6	56,8
5	309,6	334,4	275,2	155,2	285,6	3	46,4	132,0	81,6	87,2	87,2
8	160,2	127,2	135,2	105,6	101,6	4	83,2	79,2	56,8	70,4	76,8
9	173,6	196,0	168,0	160,0	152,8	6	99,2	104,8	74,4	108,8	72,8
11	102,4	115,2	104,0	118,4	135,2	7	80,8	89,6	128,8	120,0	200,0
12	168,0	167,2	88,0	90,4	96,0	10	115,2	185,6	188,0	125,6	125,6
15	126,4	117,6	121,6	53,6	53,6	13	64,0	77,6	92,0	98,4	96,8
18	332,0	213,6	249,6	295,2	169,6	14	52,0	78,4	81,6	84,8	64,8
19	221,6	276,8	274,4	289,6	289,6	16	98,4	104,8	65,6	126,4	65,6
20	60,0	50,4	79,2	76,8	53,6	17	212,0	286,4	213,6	213,6	213,6
21	148,8	104,8	72,0	133,6	133,6	22	45,6	56,8	62,4	60,8	69,6
23	160,8	172,8	212,8	299,2	427,2	24	198,4	184,8	168,8	154,4	188,8
25	215,2	107,2	106,4	106,4	152,8	26	119,2	39,2	43,3	77,6	106,4
33	152,0	178,4	276,0	276,0	276,0	27	118,4	152,8	186,4	212,8	368,8
35	76,8	122,4	229,6	192,0	152,8	29	130,4	160,0	208,0	210,4	186,4
37	128,0	152,0	137,6	116,8	140,0	30	124,8	112,0	180,0	200,0	218,4
38	154,4	229,6	242,4	337,6	230,4	34	97,6	95,2	80,0	100,0	100,0
43	127,2	88,8	83,2	107,2	136,0	36	108,0	143,2	67,2	90,4	90,4
45	202,4	82,4	96,8	132,0	110,4	39	59,2	52,0	66,4	72,0	90,4
46	117,6	85,6	116,0	73,6	68,8	40	110,4	88,0	98,4	94,4	90,4
47	289,6	282,4	337,6	277,6	205,6	41	50,4	51,2	89,6	101,6	116,0
49	184,8	184,8	105,6	149,6	160,0	44	96,8	87,2	84,0	87,2	78,4
x	169,1	157,6	161,9	163,5	162,8	x	98,5	109,6	109,1	116,5	125,6
$\pm S_X$	70,5	73,1	84,2	90,0	92,5	$\pm S_X$	44,1	58,3	54,3	49,9	75,1

Tabelle 28. Änderungen des hydrostatisch-mikrovasculären Druckes (Pmv) bei 44 Patienten nach Massivtransfusionen mit ACD-Blut oder Aprotinin-ACD-Blut (Varianzanalyse Tabelle 16)

Hydrostatisch-mikrovasculärer Kapillardruck Pmv (mmHg)											
Kontrollkollektiv						Aprotininkollektiv					
Patient	Stunden nach Transfusionsende					Patient	Stunden nach Transfusionsende				
	0	24	48	72	96		0	24	48	72	96
1	23,6	19,0	17,5	15,0	15,0	2	11,4	11,5	14,5	14,5	10,0
5	19,2	15,6	20,8	18,7	22,0	3	9,9	17,2	20,5	15,8	15,8
8	16,0	11,9	8,6	13,2	10,4	4	8,8	7,8	7,0	18,0	15,5
9	18,9	18,9	14,1	15,0	16,0	6	9,7	8,6	11,9	12,8	8,4
11	18,0	21,0	17,5	16,8	13,3	7	16,0	15,8	15,9	15,6	18,0
12	11,0	17,0	14,0	15,5	15,5	10	9,5	19,4	20,2	16,1	16,1
15	18,0	15,0	17,5	9,2	14,1	13	14,0	14,8	15,0	9,3	9,6
18	17,8	25,4	22,0	27,0	25,2	14	12,1	8,4	7,2	8,0	9,0
19	23,5	25,1	20,6	22,0	10,0	16	18,2	16,3	12,0	11,2	12,5
20	21,4	18,0	23,0	18,0	15,0	17	20,1	18,8	20,0	19,6	19,6
21	17,2	16,0	14,5	17,5	17,5	22	13,1	12,1	18,3	17,8	16,8
23	25,9	27,1	34,0	34,1	42,0	24	20,2	21,1	18,8	16,8	15,8
25	12,5	14,0	11,6	14,4	17,6	26	9,6	11,4	16,7	12,8	15,9
33	12,5	20,0	19,5	19,5	19,5	27	15,9	15,2	15,3	20,1	18,6
35	22,0	26,5	29,1	29,3	23,5	29	13,6	14,8	17,0	17,9	25,2
37	28,0	20,0	17,0	17,3	20,3	30	19,2	15,1	20,0	24,0	28,0
38	13,6	23,8	28,1	27,8	20,4	34	14,3	10,0	21,1	18,1	16,0
43	15,5	17,3	11,0	24,7	28,5	36	21,9	24,8	16,8	19,4	19,4
45	19,0	19,0	16,1	15,8	10,7	39	17,4	15,6	14,3	13,5	10,2
46	19,0	8,3	13,1	9,9	9,9	40	9,2	9,9	11,7	8,9	13,1
47	23,4	25,0	24,8	28,6	18,9	41	17,4	21,0	11,3	13,1	22,3
49	22,3	24,5	25,6	19,8	14,9	44	22,0	13,5	13,0	10,1	14,1
x	19,0	19,5	19,1	19,5	18,2	x	14,7	14,7	15,4	15,2	15,9
$\pm S_x$	4,5	5,0	6,4	6,6	7,3	$\pm S_x$	4,4	4,5	4,1	4,1	5,1

Tabelle 29. Änderungen des kolloidosmotischen Druckes bei 48 Patienten nach Massivtransfusionen mit ACD-Blut oder Aprotinin-ACD-Blut (Varianzanalyse Tabelle 16)

Kolloidosmotischer Druck (mmHg)											
Kontrollkollektiv						Aprotininkollektiv					
Patient	Stunden nach Transfusionsende					Patient	Stunden nach Transfusionsende				
	0	24	48	72	96		0	24	48	72	96
1	27,1	27,4	24,5	26,0	26,4	2	17,4	24,0	29,8	31,5	29,4
2	25,9	28,6	23,4	30,9	28,6	3	15,9	25,5	23,0	21,0	21,0
8	23,1	29,5	24,5	26,3	28,1	4	30,7	32,5	32,8	35,6	32,0
9	23,4	29,3	35,2	30,1	34,0	6	29,4	26,8	28,8	30,4	28,5
11	19,5	23,1	24,0	26,7	29,4	7	22,5	28,2	36,5	33,5	33,5
12	24,7	18,8	18,8	30,6	32,9	10	30,1	29,5	29,5	30,8	30,8
15	22,0	27,7	34,6	31,2	31,2	13	27,9	27,3	27,9	31,8	23,6
18	24,2	29,4	31,3	28,4	28,8	14	26,5	26,7	29,1	29,1	24,7
19	24,1	24,0	28,3	26,6	28,0	16	26,1	24,3	29,9	29,7	31,4
20	33,9	33,6	33,8	32,0	32,0	17	23,2	27,7	25,9	22,9	22,9
21	31,2	22,1	22,2	28,7	28,7	22	27,2	29,7	28,4	30,2	29,1
23	33,6	34,2	34,8	37,0	37,3	24	28,9	25,8	24,5	21,5	25,7
25	25,1	26,1	22,9	20,0	23,0	26	23,9	30,9	28,2	28,8	26,8
28	20,9	26,7	28,3	25,3	25,5	27	28,8	27,8	31,0	34,2	29,1
33	23,3	28,8	27,7	30,8	27,8	29	23,6	21,8	23,4	20,0	22,3
35	34,4	25,0	25,6	23,4	24,7	30	22,9	20,2	27,0	28,3	26,2
37	23,0	29,8	25,1	23,6	25,8	32	28,0	24,2	29,9	28,7	30,8
38	22,9	20,7	29,0	30,9	26,6	34	22,1	25,1	26,9	27,0	27,0
42	22,2	23,3	27,1	27,3	25,7	36	22,3	26,1	23,9	24,9	26,6
43	23,0	26,7	26,3	28,0	34,6	39	28,2	26,1	30,0	31,2	33,4
45	26,9	30,1	28,4	29,7	26,9	40	23,5	22,8	21,5	21,2	27,6
46	22,0	22,0	23,7	22,8	22,0	41	22,2	18,5	31,5	35,4	37,9
47	25,1	25,1	21,7	23,4	22,3	44	28,2	30,1	30,9	34,3	32,1
49	22,4	23,4	23,3	24,5	27,5	48	22,5	22,4	21,6	20,6	24,7
x	25,2	26,5	26,9	27,7	28,2	x	25,1	26,0	28,0	28,4	28,4
$\pm S_x$	4,1	3,9	4,5	3,8	3,9	$\pm S_x$	3,9	3,4	3,7	5,0	4,2

Tabelle 30. Änderungen der Blutviskosität bei 48 Patienten nach Massivtransfusionen mit ACD-Blut oder Aprotinin-ACD-Blut (Varianzanalyse Tabelle 16)

Blutviskosität (cSt)											
Kontrollkollektiv						Aprotininkollektiv					
Patient	Stunden nach Transfusionsende					Patient	Stunden nach Transfusionsende				
	0	24	48	72	96		0	24	48	72	96
1	2,343	4,198	3,073	2,377	2,798	2	2,379	3,339	2,195	2,971	6,106
5	2,532	2,362	2,427	2,473	3,095	3	2,322	2,443	2,489	2,346	2,315
8	2,884	2,581	2,550	2,550	2,516	4	3,073	3,426	3,466	2,785	2,887
9	2,526	5,225	5,970	5,315	4,532	6	3,475	3,423	3,367	3,429	2,884
11	2,164	3,030	4,993	4,220	3,447	7	2,684	2,628	2,569	2,779	2,507
12	2,356	2,532	2,359	2,727	2,980	10	4,548	2,421	2,380	2,288	2,288
15	2,832	1,883	2,538	2,538	2,538	13	2,118	2,742	3,092	2,448	2,739
18	2,783	3,605	3,478	2,693	3,608	14	2,786	2,235	2,646	3,611	2,591
19	2,813	2,795	2,906	2,918	3,240	16	3,401	2,687	2,408	2,606	2,646
20	2,349	2,164	2,161	2,547	2,547	17	2,473	3,045	3,088	3,429	3,429
21	2,912	2,634	2,615	1,960	1,960	22	2,164	3,963	3,509	3,057	4,480
23	2,121	3,153	2,281	3,450	3,005	24	2,999	2,819	2,498	2,955	2,609
25	2,226	2,535	2,894	2,133	2,189	26	2,538	2,909	2,785	2,671	2,309
28	2,108	2,686	1,855	2,547	2,393	27	3,425	2,683	3,184	4,297	4,328
33	3,512	2,532	2,659	2,516	2,872	29	2,263	2,077	2,986	2,853	2,767
35	3,039	2,393	3,441	4,276	2,427	30	2,232	2,986	2,455	3,413	3,070
37	2,319	3,039	2,380	2,340	2,142	32	3,506	3,141	3,113	2,980	2,717
38	2,906	2,201	2,498	3,153	2,501	34	2,578	3,240	2,949	2,588	2,588
42	2,566	3,580	3,221	2,788	2,164	36	2,210	2,164	2,485	1,700	2,260
43	2,414	2,652	3,178	3,531	3,302	39	2,473	3,011	2,538	2,782	3,463
45	2,693	2,628	2,272	2,758	4,273	40	4,161	2,857	2,009	3,586	2,485
46	2,662	2,591	3,042	2,857	3,116	41	3,104	2,523	4,081	5,318	5,120
47	2,538	2,516	2,417	2,411	2,708	44	2,931	2,881	2,792	3,314	3,685
49	3,880	2,433	2,226	4,480	2,640	48	2,164	2,114	3,673	3,456	2,244
x	2,644	2,831	2,893	2,981	2,875	x	2,832	2,832	2,864	3,609	3,104
$\pm S_x$	0,424	0,718	0,911	0,829	0,638	$\pm S_x$	0,651	0,466	0,507	0,723	0,991

Tabelle 31. Änderungen der Plasmaviskosität bei 48 Patienten nach Massivtransfusionen mit ACD-Blut oder Aprotinin-ACD-Blut (Varianzanalyse Tabelle 16)

Plasmaviskosität (cSt)

Kontrollkollektiv						Aprotininkollektiv					
Patient	Stunden nach Transfusionsende					Patient	Stunden nach Transfusionsende				
	0	24	48	72	96		0	24	48	72	96
1	1,106	1,230	1,267	1,298	1,301	2	1,054	1,215	1,323	1,178	1,267
5	1,088	1,174	1,178	1,051	1,267	3	1,011	1,011	1,007	1,020	1,020
8	1,181	1,162	1,181	1,128	1,072	4	1,345	1,502	1,391	1,459	1,363
9	1,227	1,422	1,409	1,332	1,453	6	1,261	1,369	1,391	1,332	1,341
11	1,079	1,113	1,440	1,307	1,171	7	1,208	1,354	1,329	1,221	1,375
12	1,106	1,085	1,193	1,230	1,394	10	1,116	1,329	1,252	1,150	1,295
15	1,159	1,345	1,301	1,301	1,301	13	1,038	1,394	1,144	1,264	1,221
18	0,958	1,236	1,409	1,314	1,413	14	1,178	1,048	1,351	1,150	1,088
19	1,091	1,113	1,236	1,202	1,242	16	1,255	1,205	1,267	1,311	1,360
20	1,048	1,038	1,045	0,989	0,989	17	1,236	1,140	1,416	1,193	1,193
21	1,144	1,069	1,116	1,063	1,063	22	1,205	1,236	1,354	1,471	1,527
23	1,038	1,057	1,076	1,144	1,153	24	1,162	1,162	1,174	1,137	1,156
25	1,082	1,147	1,242	1,168	1,249	26	1,116	1,147	1,122	1,153	1,335
28	1,060	1,088	1,218	1,162	1,113	27	1,106	1,224	1,348	1,341	1,372
33	1,137	1,202	1,261	1,255	1,202	29	1,072	1,082	1,144	1,076	1,113
35	1,264	1,298	1,218	1,280	1,165	30	1,091	1,088	1,196	1,304	1,239
37	1,168	1,267	1,246	1,159	1,113	32	1,097	1,236	1,323	1,280	1,242
38	1,110	1,199	1,298	0,850	1,283	34	1,131	1,153	1,137	1,249	1,249
42	1,058	1,060	1,159	1,205	1,224	36	1,091	1,082	1,066	1,100	1,088
43	1,076	1,162	1,193	1,273	1,354	39	1,162	1,595	1,227	1,280	1,233
45	1,147	1,187	1,174	1,298	1,360	40	1,011	1,011	1,007	1,020	1,020
46	1,144	1,137	1,159	1,184	1,174	41	1,168	1,069	1,301	1,459	1,583
47	1,190	1,150	1,125	1,153	1,224	44	1,199	1,230	1,255	1,323	1,317
49	1,409	1,106	1,199	1,230	1,286	48	1,082	1,106	1,113	1,162	1,137
x	1,126	1,168	1,222	1,190	1,231	x	1,141	1,207	1,234	1,234	1,255
$\pm S_x$	0,089	0,095	0,098	0,115	0,117	$\pm S_x$	0,084	0,151	0,122	0,128	0,142

Tabelle 32. Änderungen des Hämatokrit-Wertes bei 48 Patienten nach Massivtransfusionen mit ACD-Blut oder Aprotinin-ACD-Blut (Varianzanalyse Tabelle 16)

Hämatokrit (%)

Kontrollkollektiv						Aprotininkollektiv					
Patient	Stunden nach Transfusionsende					Patient	Stunden nach Transfusionsende				
	0	24	48	72	96		0	24	48	72	96
1	35	38	37	35	38	2	35	32	31	36	36
5	31	35	36	37	35	3	34	35	36	37	38
8	36	36	37	40	48	4	45	40	40	40	40
9	39	38	38	41	40	6	42	36	35	37	36
11	36	34	35	35	38	7	33	36	36	37	38
12	33	40	40	41	44	10	37	33	35	33	35
15	32	34	34	39	42	13	34	38	38	42	42
18	41	36	34	33	34	14	33	35	38	41	40
19	43	45	43	42	45	16	45	37	34	36	37
20	28	32	34	35	37	17	36	38	39	37	37
21	42	44	36	34	31	22	32	33	35	32	34
23	36	35	33	33	33	24	41	40	40	35	41
25	33	35	32	36	36	26	41	35	35	38	37
28	37	37	36	36	33	27	36	37	34	36	40
33	36	35	34	33	38	29	31	31	38	39	36
35	43	45	39	39	39	30	32	34	37	38	44
37	42	42	38	38	40	32	49	50	45	45	42
38	36	34	34	35	35	34	33	36	36	34	36
42	41	39	36	41	41	36	31	32	33	31	32
43	35	38	37	35	38	39	35	40	39	38	39
45	38	45	38	34	34	40	43	44	36	40	40
46	36	32	38	41	41	41	45	47	44	43	44
47	39	35	34	38	42	44	41	43	40	41	41
49	39	37	37	37	35	48	36	35	33	30	31
x	37,0	37,5	36,3	37,0	38,0	x	37,5	37,4	37,0	37,3	38,1
$\pm S_x$	3,9	4,0	2,5	2,9	4,1	$\pm S_x$	5,3	4,8	3,3	3,7	3,4

Tabelle 33. Verlauf der Kreatinin-Clearance bei 48 Patienten nach Massivtransfusionen mit ACD-Blut oder Aprotinin-ACD-Blut (Varianzanalyse Tabelle 16)

Kreatinin-Clearance (ml/min)											
Kontrollkollektiv						Aprotininkollektiv					
Patient	Stunden nach Transfusionsende					Patient	Stunden nach Transfusionsende				
	0	24	48	72	96		0	24	48	72	96
1	79,1	110,8	259,1	103,5	103,5	2	77,7	114,6	92,2	70,9	92,2
5	26,6	22,0	47,2	33,4	34,4	3	103,9	65,4	72,8	56,9	59,8
8	37,4	62,0	69,7	30,3	73,1	4	56,4	151,0	95,5	71,8	119,0
9	93,2	85,7	104,7	84,1	77,1	6	46,9	48,6	28,7	4,9	1,5
11	14,1	7,3	14,6	14,6	14,6	7	66,5	85,9	67,3	67,3	51,2
12	94,8	112,5	83,4	64,8	127,4	10	87,6	86,0	65,9	83,9	101,9
15	81,3	63,4	65,4	57,5	92,9	13	83,9	52,1	111,8	102,9	68,8
18	27,5	42,8	28,6	41,1	40,7	14	150,0	118,8	98,1	164,3	44,5
19	63,2	44,5	91,8	40,0	40,0	16	53,6	106,4	76,7	56,2	65,9
20	140,8	113,1	131,9	73,3	79,5	17	16,7	6,1	1,8	1,8	1,8
21	10,3	23,8	14,4	14,4	14,4	22	124,8	364,6	241,4	241,4	130,5
23	27,8	31,9	43,9	16,5	16,5	24	50,9	53,9	76,8	50,9	55,3
25	13,8	29,5	59,7	30,8	30,8	26	33,1	46,3	29,9	53,1	54,3
28	29,5	28,6	23,5	33,2	33,2	27	31,2	21,2	4,4	15,4	9,4
33	67,5	47,0	51,7	56,3	87,7	29	53,1	37,5	31,2	19,9	30,9
35	17,4	2,9	3,4	1,0	0,6	30	23,8	67,7	41,3	40,3	43,1
37	58,8	85,5	56,5	51,3	51,4	32	60,9	52,2	43,0	58,2	76,3
38	101,8	75,6	69,7	71,7	131,1	34	33,7	35,2	40,4	69,7	69,7
42	74,1	58,8	71,0	80,8	27,8	36	36,4	42,8	38,6	30,3	11,4
43	105,0	98,4	58,5	46,5	78,8	39	128,1	134,6	101,1	129,2	124,1
45	56,9	76,4	135,4	121,1	96,3	40	52,2	121,3	55,2	41,8	41,8
46	100,0	92,2	89,3	69,1	42,3	41	52,8	48,6	20,2	21,2	21,2
47	21,4	11,1	15,9	17,5	17,5	44	86,1	31,4	192,5	75,6	153,3
49	83,9	118,7	82,9	52,8	132,6	48	66,3	147,8	180,0	185,3	225,0
x	59,4	60,2	69,7	50,2	60,2	x	65,7	85,0	75,3	71,4	68,9
$\pm S_x$	36,4	36,4	53,4	29,7	40,1	$\pm S_x$	34,2	72,3	59,1	58,0	53,1

Tabelle 34. Änderungen der Totraumventilation bei 46 Patienten nach Massivtransfusionen mit ACD-Blut oder Aprotinin-ACD-Blut (Varianzanalyse Tabelle 17)

Totraumventilation V_D (ml)					
Kontrollkollektiv			Aprotininkollektiv		
Patient	Stunden nach Transfusionsende		Patient	Stunden nach Transfusionsende	
	0	24		0	24
1	117	136	2	134	93
5	336	98,6	3	193	132
8	95	95	4	247	203
9	120	148,5	6	100	175
11	98	119	7	159	138
12	140	164	10	66	50
15	205	230	13	155	198
18	223	197	14	147	109
19	337	181	16	149	175
20	150	110	22	92,6	162
21	130	130	24	136	115
23	223	331	26	127	179
25	136	110	27	154	144
28	234	69	29	165	182
33	213	163	30	139	159
35	155	258	32	149	191
37	157	157	34	129	122
38	314	113	36	189	189
42	196	126	39	90	116
45	122	138	40	102	92
46	161	103	41	101	118
47	246	200	44	188	136
49	179	192	48	107	123
x	186,4	155,2	x	139,9	143,5
$\pm S_x$	71,4	60,1	$\pm S_x$	40,9	39,7

Tabelle 35. Intrapulmonaler Shunt von 48 Patienten nach Massivtransfusionen mit ACD-Blut oder Aprotinin-ACD-Blut (Varianzanalyse Tabelle 17)

Intrapulmonaler Shunt $\dot{Q}s/\dot{Q}$ (%)											
Kontrollkollektiv						Aprotininkollektiv					
Patient	Stunden nach Transfusionsende					Patient	Stunden nach Transfusionsende				
	0	24	48	72	96		0	24	48	72	96
1	34,0	34,7	28,5	18,5	12,7	2	0,0	0,0	18,0	4,7	2,4
5	2,6	14,3	11,0	23,0	39,8	3	2,9	2,9	9,1	13,3	13,3
8	0,0	5,3	•3,5	0,0	3,5	4	7,8	13,2	17,4	27,4	11,8
9	21,3	47,0	55,9	31,3	43,5	6	1,0	18,5	9,5	23,7	23,7
11	0,0	13,3	21,1	9,8	9,8	7	3,0	13,0	16,0	0,0	0,0
12	17,7	24,4	7,6	11,8	24,4	10	17,9	7,4	0,0	0,0	0,0
15	6,5	9,2	11,1	11,1	11,1	13	6,9	3,0	11,3	2,5	1,0
18	23,0	1,0	1,2	22,0	11,0	14	0,0	7,0	9,0	0,0	0,0
19	12,5	14,0	6,5	17,4	7,1	16	12,1	16,2	17,0	2,5	2,5
20	28,0	22,0	25,4	19,3	19,3	17	32,0	19,0	12,0	3,0	3,0
21	17,5	17,5	19,5	22,1	22,1	22	6,0	7,0	1,0	20,0	10,0
23	16,0	26,0	17,5	11,0	32,0	24	9,0	11,0	1,0	3,0	3,0
25	4,0	4,0	0,0	0,0	0,0	26	5,0	20,0	9,0	9,1	5,0
28	6,0	12,0	11,0	0,0	1,0	27	15,0	15,0	1,0	0,0	0,0
33	17,2	17,3	19,3	8,7	0,0	29	13,0	4,0	10,9	12,0	17,0
35	9,8	20,0	38,6	25,0	56,5	30	4,0	3,0	5,0	4,0	2,0
37	14,1	32,8	13,8	12,5	9,6	32	11,7	3,5	3,7	3,4	17,9
38	16,8	22,6	16,7	15,8	8,3	34	11,7	5,5	0,0	9,4	9,4
42	16,4	14,6	25,5	10,7	13,7	36	12,9	23,4	19,5	10,8	13,9
43	14,1	10,4	23,9	30,7	51,2	39	19,7	0,0	15,9	20,0	7,0
45	2,5	0,0	16,3	24,1	15,1	40	0,0	14,0	2,6	15,1	9,0
46	22,6	30,0	15,0	18,4	0,0	41	6,9	27,2	9,0	11,5	8,2
47	39,9	47,5	32,5	44,8	41,0	44	0,0	11,5	9,4	0,0	7,6
49	19,0	26,4	6,7	23,0	15,0	48	8,6	7,0	7,0	11,0	11,0
x	15,1	19,8	17,8	17,3	18,7	x	8,6	10,5	8,9	8,6	7,5
$\pm S_x$	10,3	12,3	12,7	10,3	16,8	$\pm S_x$	7,6	7,5	6,2	8,1	6,5

Tabelle 36. Verlauf des Pa_{O_2}/FI_{O_2} (P/F)-Quotienten bei 48 Patienten nach Massivtransfusionen mit ACD-Blut oder Aprotinin-ACD-Blut (Varianzanalyse Tabelle 17)

Pa_{O_2}/FI_{O_2}-Quotient											
Kontrollkollektiv						Aprotininkollektiv					
Patient	Stunden nach Transfusionsende					Patient	Stunden nach Transfusionsende				
	0	24	48	72	96		0	24	48	72	96
1	284	272	377	336	455	2	409	481	386	431	500
5	302	275	266	260	243	3	370	281	324	348	348
8	350	353	300	300	319	4	265	267	265	290	333
9	224	271	233	244	250	6	309	280	267	281	252
11	353	352	401	266	267	7	388	374	420	479	396
12	327	292	352	377	371	10	305	352	357	338	338
15	364	418	420	323	313	13	378	331	357	412	442
18	149	269	348	290	273	14	456	374	417	383	483
19	468	286	312	294	290	16	362	350	414	341	341
20	446	338	409	466	409	17	283	282	174	156	156
21	343	309	331	281	281	22	448	483	491	470	443
23	213	198	113	184	73	24	476	370	269	295	467
25	325	366	362	465	452	26	270	246	293	267	255
28	187	333	360	329	367	27	322	302	332	343	320
33	438	329	350	376	293	29	337	352	297	167	208
35	187	233	217	115	115	30	281	385	395	219	324
37	290	195	410	495	269	32	359	301	319	431	237
38	302	317	357	314	368	34	396	391	400	388	388
42	288	365	307	307	333	36	360	260	308	276	313
43	333	342	316	257	252	39	331	395	429	379	469
45	340	444	376	405	421	40	378	405	422	358	422
46	317	326	333	421	452	41	382	320	333	334	317
47	219	212	217	191	191	44	380	382	423	322	348
49	295	267	307	308	295	48	477	345	329	321	345
x	306	306,8	323,9	316,8	309,8	x	363,4	346,3	350,9	334,5	351,9
$\pm S_x$	81,3	63,3	72,7	91,9	99,6	$\pm S_x$	61,7	62,9	71,7	83,4	90,3

Tabelle 37. Änderungen der partiellen Thromboplastinzeit (PTT) bei 48 Patienten nach Massivtransfusionen mit ACD-Blut oder Aprotinin-ACD-Blut (Varianzanalyse Tabelle 18). Berechnung nach log-Transformation

Partielle Thromboplastinzeit – PTT – (sec)											
Kontrollkollektiv						Aprotininkollektiv					
Patient	Stunden nach Transfusionsende					Patient	Stunden nach Transfusionsende				
	0	24	48	72	96		0	24	48	72	96
1	42,7	36,4	42,6	39,1	56,4	2	37,2	40,1	33,2	35,1	35,1
5	67,4	58,8	46,4	51,4	56,2	3	32,7	41,5	44,7	44,6	42,7
8	36,8	36,3	35,8	32,7	29,5	4	37,5	40,1	43,4	39,2	35,0
9	38,2	85,6	41,9	35,5	42,4	6	45,5	40,9	40,3	37,4	34,4
11	37,0	38,8	38,2	41,7	45,3	7	41,3	37,0	36,9	58,1	58,1
12	34,9	37,3	47,4	37,0	33,7	10	37,6	34,4	32,1	38,3	38,3
15	31,7	30,0	34,9	34,9	34,9	13	42,0	35,3	31,6	33,5	24,8
18	56,6	47,0	62,9	48,2	34,9	14	31,2	26,8	26,8	30,4	30,2
19	34,4	43,4	27,8	47,2	47,1	16	31,1	31,6	35,1	33,2	34,9
20	37,1	40,2	42,4	44,7	44,7	17	37,1	38,3	64,3	87,9	87,9
21	40,4	52,9	48,6	49,4	49,4	22	38,9	51,6	40,1	46,9	39,3
23	51,0	51,0	53,7	65,5	40,1	24	34,2	36,1	63,0	34,5	35,5
25	37,3	33,9	42,7	37,1	30,5	26	47,2	47,3	41,1	57,4	37,1
28	48,5	44,1	51,6	38,4	43,1	27	32,2	44,2	42,3	40,3	47,1
33	37,7	35,4	28,6	32,1	32,2	29	48,2	58,4	67,0	88,3	51,9
35	62,5	62,1	51,7	79,6	65,1	30	33,6	37,3	41,0	44,6	30,8
37	35,2	35,3	31,5	33,7	27,6	32	41,8	48,7	44,2	43,5	42,0
38	37,8	40,0	36,3	34,1	38,6	34	34,3	32,9	38,3	67,2	67,2
42	39,8	37,1	46,4	39,7	31,4	36	35,8	38,8	36,1	37,2	38,3
43	40,3	25,9	33,0	27,0	42,2	39	34,0	32,0	27,2	30,4	30,2
45	35,1	35,8	31,7	31,5	30,1	40	32,9	40,2	46,9	38,8	30,5
46	29,8	34,8	34,8	31,1	33,4	41	36,6	50,0	65,8	44,8	32,7
47	36,0	34,6	33,7	33,9	32,0	44	33,5	35,2	27,3	33,5	36,8
49	35,6	42,3	35,4	35,4	35,9	48	38,1	26,5	60,5	30,5	29,7
x	41,1	42,1	41,0	40,6	39,9	x	38,0	39,7	42,3	43,7	39,7
$\pm S_x$	33,7/ 50,3	32,8/ 54,0	33,5/ 50,4	31,9/ 51,7	31,9/ 49,9	$\pm S_x$	33,6/ 43,0	32,9/ 48,0	32,3/ 55,5	32,4/ 58,9	30,1/ 52,5

Tabelle 38. Änderungen der Thromboplastinzeit (Quick) bei 48 Patienten nach Massivtransfusionen mit ACD-Blut oder Aprotinin-ACD-Blut (Varianzanalyse Tabelle 18)

Thromboplastinzeit – Quick – (%)

Kontrollkollektiv						Aprotininkollektiv					
Patient	Stunden nach Transfusionsende					Patient	Stunden nach Transfusionsende				
	0	24	48	72	96		0	24	48	72	96
1	67	89	88	91	85	2	74	60	83	91	93
5	83	63	74	69	72	3	86	100	84	79	65
8	82	91	100	100	100	4	84	99	99	99	94
9	92	80	70	69	80	6	77	69	83	69	69
11	78	69	67	61	55	7	80	92	99	92	69
12	83	65	77	88	81	10	92	100	100	92	92
15	78	93	95	95	95	13	64	65	85	72	68
18	80	74	83	100	99	14	89	100	100	100	100
19	100	83	100	100	100	16	73	70	79	78	85
20	71	59	29,5	60	60	17	81	78	53	37,5	53
21	59	49	56	69	69	22	100	99	100	100	100
23	50	35	32	52	41,5	24	55	67	67	65	67
25	100	91	100	100	100	26	54	64	84	60	59
28	47,5	56	65	72	58	27	54	47,5	38	47	38,5
33	64	72	87	83	87	29	72	77	74	79	64
35	57	52	60	48	54	30	71	74	77	64	78
37	90	100	100	100	100	32	62	72	63	60	56
38	73	72	69	91	83	34	62	60	45	43	52
42	51	47	68,5	62	63	36	67	68	75	47	69
43	82	99	92	82	71	39	81	83	76	70	71
45	82	90	70	95	82	40	83	68	65	70	68
46	84	83	70	99	85	41	52	59	34,5	74	66
47	69	67	70	85	82	44	65	67	72	78	82
49	55	58	69	76	76	48	87	80	74	87	100
x	74,1	72,4	74,7	81,1	77,0	x	73,5	75,8	75,4	73,1	73,3
$\pm S_x$	15,2	17,8	19,2	16,8	17,4	$\pm S_x$	13,2	15,3	18,8	18,1	16,8

Tabelle 39. Verlauf der Fibrinogenkonzentration bei 48 Patienten nach Massivtransfusionen mit ACD-Blut oder Aprotinin-ACD-Blut (Varianzanalyse Tabelle 18)

Fibrinogen (mg%)

Kontrollkollektiv						Aprotininkollektiv					
Patient	Stunden nach Transfusionsende					Patient	Stunden nach Transfusionsende				
	0	24	48	72	96		0	24	48	72	96
1	338	434	428	396	442	2	192	270	480	454	434
5	332	392	506	430	420	3	175	196	196	204	223
8	322	330	344	320	294	4	410	526	534	470	506
9	540	716	916	554	482	6	378	410	392	358	374
11	306	374	346	395	454	7	340	554	530	526	580
12	224	294	364	454	458	10	358	342	374	378	376
15	318	430	450	450	450	13	240	410	518	660	554
18	214	408	542	526	752	14	378	342	406	436	346
19	344	528	752	544	680	16	322	408	396	440	334
20	204	236	214	276	276	17	206	272	672	528	528
21	188	230	277	346	310	22	304	342	330	318	382
23	306	412	358	494	430	24	376	412	454	434	450
25	274	378	382	430	346	26	276	410	494	454	354
28	190	332	322	344	318	27	234	328	412	412	360
33	426	410	334	408	392	29	438	540	716	752	752
35	540	356	300	364	408	30	214	277	360	392	394
37	406	430	434	412	404	32	432	540	494	438	344
38	300	446	540	540	434	34	348	392	340	394	394
42	304	506	526	756	700	36	244	300	306	284	316
43	332	482	600	480	772	39	300	336	348	306	320
45	344	430	360	356	348	40	352	382	378	524	672
46	322	426	713	704	688	41	222	824	438	988	940
47	332	420	518	540	518	44	416	434	398	426	408
49	374	434	406	506	494	48	314	376	430	518	480
x	324,2	409,8	455,5	459,4	469,6	x	311,2	401,0	433,2	462,3	450,9
$\pm S_x$	91,2	97,8	164,3	114,0	145,5	$\pm S_x$	80,5	128,6	112,3	160,5	159,0

Tabelle 40. Änderungen der Thrombin-Coagulase-Zeit bei 48 Patienten nach Massivtransfusionen mit ACD-Blut oder Aprotinin-ACD-Blut (Varianzanalyse Tabelle 18)

Thrombin-Coagulase-Zeit (sec)											
Kontrollkollektiv						Aprotininkollektiv					
Patient	Stunden nach Transfusionsende					Patient	Stunden nach Transfusionsende				
	0	24	48	72	96		0	24	48	72	96
1	18,0	24,1	24,2	31,2	31,1	2	24,6	23,0	23,3	23,7	24,1
5	32,0	29,3	27,1	23,8	24,1	3	31,0	28,2	26,7	28,1	28,2
8	24,5	25,5	26,5	26,2	25,8	4	29,5	25,5	28,3	25,4	25,5
9	26,2	32,9	26,2	29,7	28,2	6	22,0	25,2	22,3	23,8	26,4
11	23,3	26,1	27,8	27,5	27,3	7	23,0	25,5	28,1	28,5	26,2
12	26,6	25,3	22,6	22,0	20,2	10	23,0	20,4	21,5	19,9	19,9
15	22,0	22,0	17,7	17,7	17,7	13	23,8	28,8	25,8	29,8	28,1
18	25,7	27,3	30,7	27,4	27,8	14	23,6	27,1	25,0	26,2	26,2
19	26,7	30,2	29,8	28,2	27,8	16	27,2	25,5	25,8	24,7	21,6
20	32,2	35,1	33,2	33,8	33,8	17	29,3	24,3	32,7	35,9	35,9
21	35,4	29,3	23,3	28,2	28,2	22	20,7	21,0	23,1	26,2	31,2
23	29,0	26,3	27,0	28,4	20,4	24	30,2	33,5	32,0	30,1	20,4
25	27,0	21,3	20,5	28,7	20,5	26	30,3	30,4	29,4	29,1	20,4
28	31,5	24,9	16,5	17,8	22,4	27	36,8	26,1	25,5	24,9	25,1
33	24,4	24,0	20,9	27,4	23,1	29	24,5	21,0	33,9	44,9	33,1
35	24,0	29,5	32,8	35,7	29,9	30	22,4	20,2	21,2	20,2	27,5
37	24,2	25,5	24,7	29,0	30,3	32	24,9	26,9	25,0	25,3	24,6
38	21,9	22,0	18,2	19,0	21,1	34	27,1	24,6	22,3	19,8	19,8
42	25,2	24,6	33,2	31,3	32,4	36	27,5	35,1	31,1	27,1	26,1
43	23,6	26,8	26,3	20,4	22,2	39	22,5	24,7	19,0	17,4	19,0
45	19,4	19,1	20,1	19,8	18,6	40	29,1	28,2	26,8	34,1	28,2
46	26,7	25,9	27,6	29,3	23,4	41	23,0	32,5	32,5	29,5	29,5
47	26,7	25,9	21,4	29,1	23,4	44	23,6	25,6	19,7	18,5	21,1
49	21,4	23,4	18,9	21,4	20,1	48	19,8	19,3	21,4	20,4	18,4
x	25,8	26,1	24,9	26,4	25,0	x	25,8	25,9	25,9	26,4	25,3
$\pm S_x$	4,1	3,6	5,0	5,0	4,6	$\pm S_x$	4,0	4,2	4,3	6,1	4,6

Tabelle 41. Änderungen der Plasminogen-Konzentration bei 46 Patienten nach Massivtransfusionen mit ACD-Blut oder Aprotinin-ACD-Blut (Varianzanalyse Tabelle 18)

Plasminogen-M-Partigen (mg%)

Kontrollkollektiv						Aprotininkollektiv					
Patient	Stunden nach Transfusionsende					Patient	Stunden nach Transfusionsende				
	0	24	48	72	96		0	24	48	72	96
1	6,3	6,1	5,9	5,8	8,6	2	8,6	7,6	7,6	6,8	9,1
5	8,6	4,7	5,4	10,9	7,8	3	9,0	8,6	7,7	7,2	8,1
8	8,5	8,6	10,6	11,6	12,7	4	9,1	9,1	9,1	9,5	11,1
9	12,2	10,6	11,1	12,3	13,6	6	7,8	5,8	6,6	7,4	9,2
11	3,1	1,7	2,4	9,2	9,2	7	9,1	7,2	7,7	12,2	13,3
12	9,0	8,1	9,2	11,3	13,6	10	21,6	5,9	8,6	7,2	7,2
18	7,8	6,2	7,0	6,6	11,6	13	7,5	6,4	8,0	12,2	14,1
19	9,2	7,4	8,3	9,2	8,8	14	13,8	10,3	11,1	11,0	11,1
20	7,0	7,4	6,6	4,5	4,5	16	11,7	9,1	8,3	8,7	8,7
21	9,5	6,8	5,8	5,8	5,8	17	11,6	8,4	6,2	3,6	6,2
23	11,8	4,8	2,0	4,2	7,2	22	12,8	7,2	10,2	8,8	13,6
25	8,6	4,2	6,2	10,2	11,0	24	12,0	7,2	6,2	7,2	9,4
28	8,8	9,4	6,4	9,4	11,2	26	8,6	7,2	9,4	10,2	6,4
33	7,8	8,6	9,4	12,8	13,6	27	6,4	7,2	9,4	7,9	9,4
35	5,9	8,6	7,4	1,6	1,6	29	5,6	4,2	2,0	2,7	3,4
37	10,4	10,4	15,0	12,2	15,8	30	1,4	8,7	4,8	7,1	9,4
38	11,6	8,0	10,4	14,4	12,2	32	6,4	4,9	9,4	7,2	7,8
42	7,4	5,3	6,9	7,5	9,2	34	10,2	9,4	9,4	9,4	9,4
43	8,0	8,0	7,4	8,0	8,6	36	7,5	8,0	8,0	6,9	9,2
45	9,9	8,6	9,2	11,7	10,4	39	7,4	9,2	10,4	12,2	13,7
46	9,2	7,6	6,9	10,4	11,0	40	9,2	6,9	6,3	7,4	10,4
47	6,9	12,2	5,8	8,0	8,6	44	9,9	11,6	14,4	15,0	13,6
49	9,9	8,1	7,6	8,1	10,4	48	7,4	8,6	9,9	11,6	11,6
x	8,6	7,5	7,5	8,9	9,9	x	9,3	7,7	8,3	8,7	9,8
$\pm S_x$	2,0	2,3	2,8	3,2	3,2	$\pm S_x$	3,8	1,7	2,4	2,8	2,7

Tabelle 42. Verlauf der Antithrombin-III-Konzentration bei 48 Patienten nach Massivtransfusionen mit ACD-Blut oder Aprotinin-ACD-Blut (Varianzanalyse Tabelle 18)

Antithrombin III (mg%)

Kontrollkollektiv						Aprotininkollektiv					
Patient	Stunden nach Transfusionsende					Patient	Stunden nach Transfusionsende				
	0	24	48	72	96		0	24	48	72	96
1	21,2	21,2	21,2	21,2	26,0	2	26,0	26,0	26,0	26,0	31,0
5	19,8	16,8	19,8	47,2	29,0	3	27,4	25,6	25,6	22,8	24,4
8	27,4	31,0	31,0	30,2	29,4	4	25,8	21,2	19,8	22,8	24,1
9	27,6	29,4	27,6	25,5	24,4	6	25,4	22,4	25,4	29,6	26,6
11	22,8	19,8	19,8	23,6	27,4	7	22,8	19,8	24,4	22,8	21,2
12	26,0	27,4	25,8	31,0	31,0	10	45,6	19,8	22,8	21,2	22,0
15	28,6	27,2	30,3	27,4	27,4	13	27,2	25,8	31,0	31,8	35,8
18	21,0	16,8	16,8	16,8	23,8	14	34,0	33,2	37,4	35,0	37,4
19	19,6	22,4	33,8	16,8	19,6	16	34,0	28,6	27,2	25,6	27,2
20	10,0	25,4	10,0	10,0	10,0	17	23,8	21,0	18,2	14,0	21,0
21	31,8	22,8	22,8	21,2	21,2	22	21,0	16,8	15,5	14,0	18,2
23	15,4	16,8	12,6	16,8	9,8	24	28,6	23,8	19,6	18,2	21,0
25	19,6	19,6	15,4	15,4	18,2	26	25,4	29,6	27,0	27,0	21,0
28	21,0	19,6	17,0	19,6	21,0	27	19,6	23,8	22,4	22,4	23,8
33	22,4	22,4	21,0	23,8	25,4	29	16,8	14,0	10,2	6,6	12,6
35	20,2	25,2	26,8	23,4	15,4	30	19,6	25,4	16,8	18,2	21,0
37	31,8	31,8	36,6	33,4	33,4	32	18,2	16,8	19,6	16,8	22,4
38	31,8	30,0	26,6	30,0	31,8	34	31,0	29,6	22,4	22,4	22,4
42	30,0	21,8	26,8	24,3	21,8	36	23,4	23,4	24,8	24,8	23,4
43	23,4	28,2	25,0	25,0	26,6	39	26,6	33,4	41,6	45,4	46,6
45	26,8	30,0	33,4	33,4	30,2	40	23,4	23,4	23,4	17,0	30,2
46	28,2	25,0	30,0	30,0	31,8	41	26,8	15,4	20,2	25,2	23,4
47	20,0	20,0	21,8	21,8	26,8	44	33,4	33,4	41,6	41,6	36,6
49	31,8	25,0	26,8	28,2	26,8	48	26,8	31,8	33,4	31,8	28,2
x	24,1	24,0	24,1	24,8	24,5	x	26,4	24,3	24,8	24,3	25,9
$\pm S_x$	5,7	4,7	6,8	7,7	6,4	$\pm S_x$	6,2	5,7	7,7	8,7	7,3

Tabelle 43. Verlauf der Alpha$_2$-Macroglobulin-Konzentration bei 48 Patienten nach Massivtransfusionen mit ACD-Blut oder Aprotinin-ACD-Blut (Varianzanalyse Tabelle 18)

Alpha$_2$-Macroglobulin (mg%)											
Kontrollkollektiv						Aprotininkollektiv					
Patient	Stunden nach Transfusionsende					Patient	Stunden nach Transfusionsende				
	0	24	48	72	96		0	24	48	72	96
1	138	138	138	120	138	2	228	208	196	188	248
5	216	196	186	336	218	3	188	196	208	216	216
8	148	120	136	136	136	4	194	188	176	176	176
9	156	166	176	171	166	6	208	216	208	208	216
11	196	166	188	220	250	7	166	156	156	148	148
12	156	168	168	196	168	10	296	128	128	128	128
15	168	168	148	148	148	13	148	138	168	180	180
18	118	142	152	136	152	14	180	180	200	200	190
19	224	208	152	180	208	16	184	212	168	180	212
20	172	94	180	172	172	17	136	172	136	118	118
21	208	188	176	136	136	22	190	160	160	180	152
23	128	152	118	136	108	24	190	180	162	64	144
25	198	162	118	102	136	26	136	270	142	142	128
28	128	152	118	118	118	27	180	154	200	240	180
33	118	136	136	142	142	29	162	112	108	110	144
35	136	160	166	178	160	30	116	136	116	152	144
37	166	146	166	146	146	32	260	218	262	228	252
38	146	136	146	146	136	34	198	162	152	162	162
42	188	136	166	156	166	36	188	224	212	200	224
43	168	166	146	166	146	39	166	212	178	224	200
45	200	180	180	188	200	40	178	146	158	136	166
46	200	178	178	156	178	41	224	106	178	258	178
47	168	158	166	166	166	44	141	156	135	129	135
49	158	118	126	136	158	48	136	136	128	166	136
x	166,8	155,6	155,4	162,0	160,5	x	183,0	173,6	168,1	172,2	174,0
± S_x	31,3	25,9	22,4	45,7	32,4	± S_x	41,0	40,2	36,1	46,0	38,7

Tabelle 44. Verlauf der $Alpha_1$-Antitrypsin-Konzentration bei 48 Patienten nach Massivtransfusionen mit ACD-Blut oder Aprotinin-ACD-Blut (Varianzanalyse Tabelle 18)

$Alpha_1$-Antitrypsin-Konzentration (mg%)

Kontrollkollektiv						Aprotininkollektiv					
Patient	Stunden nach Transfusionsende					Patient	Stunden nach Transfusionsende				
	0	24	48	72	96		0	24	48	72	96
1	545	545	545	545	655	2	268	405	405	355	515
5	280	485	365	405	538	3	255	405	415	395	340
8	445	330	355	367	380	4	380	475	545	485	485
9	655	1640	960	790	640	6	405	328	475	475	315
11	485	740	405	470	515	7	545	405	475	1395	720
12	190	315	405	445	505	10	1045	430	575	380	380
15	255	310	435	435	435	13	225	445	715	1165	1165
18	200	350	795	900	775	14	350	445	315	355	300
19	245	420	500	510	725	16	350	475	675	525	665
20	245	255	420	350	350	17	280	395	395	565	565
21	445	365	560	472	472	22	315	775	1740	1045	940
23	445	445	815	920	835	24	350	545	630	895	480
25	180	280	420	895	405	26	265	375	685	500	335
28	295	350	235	320	295	27	615	320	470	610	405
33	375	420	665	500	420	29	435	320	210	245	375
35	695	1110	790	770	570	30	235	365	375	365	530
37	425	570	500	395	465	32	245	265	310	320	225
38	345	405	640	550	550	34	720	395	235	280	280
42	265	605	750	770	605	36	535	455	465	390	515
43	585	555	1000	505	535	39	395	395	425	410	465
45	390	455	465	360	345	40	345	425	620	715	1350
46	240	305	485	390	425	41	160	335	620	735	750
47	320	675	335	585	465	44	605	520	435	660	345
49	455	555	555	640	620	48	250	395	500	515	750
x	375,2	520,2	558,3	553,7	521,9	x	398,9	419,7	529,6	574,2	549,4
$\pm S_X$	146,0	302,9	202,3	188,6	138,0	$\pm S_X$	197,6	98,8	292,1	292,0	281,4

Tabelle 45. Änderungen der Thrombozytenzahl bei 48 Patienten nach Massivtransfusionen mit ACD-Blut oder Aprotinin-ACD-Blut (Varianzanalyse Tabelle 18)

Thrombozytenzahl ($10^3/mm^3$)											
Kontrollkollektiv						Aprotininkollektiv					
Patient	Stunden nach Transfusionsende					Patient	Stunden nach Transfusionsende				
	0	24	48	72	96		0	24	48	72	96
1	75	58	51	68	104	2	100	77	80	88	154
5	136	121	112	83	92	3	86	78	81	78	99
8	84	86	83	82	81	4	153	151	134	143	165
9	75	117	115	161	155	6	128	124	94	59	122
11	64	57	70	70	71	7	42	45	69	80	151
12	78	48	41	85	92	10	101	61	57	87	101
15	82	90	92	92	92	13	36	50	51	131	148
18	68	90	86	82	169	14	143	125	147	210	220
19	137	84	75	65	82	16	96	104	105	134	150
20	76	69	80	69	69	17	56	65	67	47	67
21	69	58	60	62	62	22	133	69	92	65	124
23	67	60	73	93	96	24	180	128	139	111	101
25	105	94	92	66	79	26	72	84	65	74	176
28	56	81	69	68	58	27	167	141	133	125	160
33	165	123	134	155	151	29	53	50	125	142	140
35	34	33	35	36	22	30	76	69	48	70	80
37	145	80	120	142	130	32	155	133	131	74	114
38	95	72	58	100	59	34	68	124	119	76	119
42	39	38	40	56	81	36	74	67	44	65	39
43	49	40	64	64	108	39	154	164	171	180	152
45	52	43	77	57	91	40	143	104	195	170	200
46	80	79	78	77	99	41	94	55	83	61	73
47	80	79	78	77	99	44	116	124	170	100	133
49	80	74	60	125	101	48	55	77	108	118	126
x	83,0	73,9	77,0	84,8	93,5	x	103,4	94,5	104,5	103,7	129,8
$\pm S_x$	33,2	25,1	25,3	31,5	32,9	$\pm S_x$	42,8	35,8	42,2	42,9	42,1

Tabelle 46. Verlauf der Thrombozytenfunktion (Kollagen induzierte Aggregation) bei 48 Patienten nach Massivtransfusionen mit ACD-Blut oder Aprotinin-ACD-Blut (Varianzanalyse Tabelle 18)

Kollagen-Aggregation (%)

Kontrollkollektiv						Aprotininkollektiv					
Patient	Stunden nach Transfusionsende					Patient	Stunden nach Transfusionsende				
	0	24	48	72	96		0	24	48	72	96
1	25	14	10	14	10	2	50	40	25	30	38
5	46	66	49	47	52	3	27	34	29	39	41
8	37	35	34	35	37	4	66	35	50	60	59
9	20	39	38	42,5	63	6	40	40	38	18	22
11	27	22	21	24,5	28	7	21	14	19	30	24,5
12	15	12	12	5	22	10	37	30	27	30	37
15	66	44	100	44	44	13	5	16	29	45	13
18	4	33	11	24	44	14	49	43	46	52	57
19	59	46	38	31	34	16	62	48	43	42	48
20	15,5	27	26	21	21	17	17	31	18	8	18
21	21,5	15	14	14	14	22	33	27	31	36,5	37
23	7	5,5	5	7	35	24	50	55	47	23	28
25	66,5	26	47	40	28	26	30	39	39	42	51
28	32	39	40	55	57	27	41	31	36	36	52
33	40,5	43	44	60	54	29	39	44	40	54	51
35	10	4	2	8	5	30	36	35	21	35	45
37	30	37	46	43	51	32	64	51	43	47	44
38	34	23	23	34	35	34	37	35	32	28	30
42	11	14	17	26	36	36	20	16,5	16,5	16	13
43	28	22	20	22	29	39	50	57	59	56	49
45	26	20	21,5	27	31	40	51	55	54	58	73
46	48	44,5	40,5	35,5	42	41	9,5	28	25	18	18
47	17	21	19	25	30	44	57	63	45,5	66	68
49	56	53	33	43	52	48	38	33	29	18	57
x	30,9	29,4	29,6	30,3	35,6	x	38,7	37,5	35,1	37,0	40,6
$\pm S_X$	18,3	15,6	20,6	14,9	15,0	$\pm S_X$	16,5	13,0	11,8	15,7	17,0

Tabelle 47. Änderungen der thrombozytären Aggregationsgeschwindigkeit (Kollagen induzierte Aggregation) bei 48 Patienten nach Massivtransfusionen mit ACD-Blut oder Aprotinin-ACD-Blut (Varianzanalyse Tabelle 18)

Aggregationsgeschwindigkeit – Kollagen-Aggregation – (ΔE/min)

Kontrollkollektiv						Aprotininkollektiv					
Patient	Stunden nach Transfusionsende					Patient	Stunden nach Transfusionsende				
	0	24	48	72	96		0	24	48	72	96
1	0,21	0,08	0,025	0,03	0,02	2	0,65	0,36	0,22	0,30	0,43
5	0,44	1,00	0,59	0,45	0,67	3	0,23	0,34	0,26	0,41	0,45
8	0,49	0,37	0,34	0,38	0,42	4	0,81	0,30	0,66	0,70	0,88
9	0,11	0,31	0,40	0,35	0,61	6	0,45	0,43	0,41	0,05	0,11
11	0,21	0,18	0,18	0,21	0,24	7	0,10	0,07	0,13	0,22	0,15
12	0,10	0,06	0,07	0,00	0,21	10	0,35	0,25	0,20	0,24	0,24
15	0,62	0,34	0,80	0,34	0,34	13	0,01	0,10	0,25	0,54	0,04
18	0,01	0,32	0,04	0,13	0,42	14	0,59	0,58	0,57	0,66	0,67
19	0,65	0,56	0,38	0,30	0,27	16	0,54	0,23	0,29	0,49	0,48
20	0,08	0,25	0,20	0,16	0,16	17	0,09	0,25	0,11	0,02	0,11
21	0,15	0,10	0,01	0,01	0,00	22	0,34	0,22	0,25	0,33	0,34
23	0,02	0,01	0,01	0,01	0,26	24	0,51	0,28	0,39	0,19	0,22
25	0,41	0,19	0,26	0,26	0,22	26	0,27	0,44	0,41	0,43	0,46
28	0,27	0,37	0,39	0,52	0,57	27	0,49	0,27	0,32	0,37	0,53
33	0,36	0,29	0,30	0,51	0,62	29	0,38	0,46	0,30	0,50	0,47
35	0,03	0,01	0,01	0,03	0,01	30	0,25	0,28	0,23	0,33	0,40
37	0,23	0,34	0,47	0,41	0,51	32	0,66	0,51	0,39	0,45	0,43
38	0,32	0,17	0,18	0,32	0,34	34	0,34	0,26	0,32	0,20	0,32
42	0,03	0,07	0,11	0,21	0,33	36	0,13	0,10	0,09	0,08	0,07
43	0,27	0,18	0,11	0,16	0,26	39	0,54	0,68	0,64	0,58	0,63
45	0,20	0,17	0,20	0,24	0,30	40	0,62	0,57	0,56	0,72	0,77
46	0,46	0,36	0,35	0,41	0,44	41	0,04	0,28	0,19	0,13	0,11
47	0,09	0,16	0,12	0,21	0,22	44	0,62	0,78	0,70	0,70	0,90
49	0,61	0,49	0,28	0,49	0,69	48	0,39	0,37	0,27	0,07	0,70
x	0,27	0,27	0,24	0,26	0,34	x	0,39	0,35	0,34	0,36	0,41
$\pm S_x$	0,20	0,21	0,20	0,17	0,20	$\pm S_x$	0,22	0,18	0,17	0,22	0,25

Tabelle 48. Thrombelastographische Untersuchungen von 36 Patienten nach Massivtransfusionen mit ACD-Blut oder Aprotinin-ACD-Blut. Verlauf der Reaktionszeit (R-Zeit). (Varianzanalyse Tabelle 18). Berechnung nach log-Transformation

Reaktionszeit (min)											
Kontrollkollektiv						Aprotininkollektiv					
Patient	Stunden nach Transfusionsende					Patient	Stunden nach Transfusionsende				
	0	24	48	72	96		0	24	48	72	96
9	5,5	6	16	5	5,5	13	4,5	4,5	4,5	4,5	4,5
11	5,5	7,5	5	5,5	6,5	14	6	4	4,5	4,5	4,5
15	5,25	4,5	5,5	5,5	5,5	16	5,25	5,5	5,5	5,5	4,5
18	12,5	10,75	11,5	5,5	5	17	5,5	6	6	4,75	3,5
19	6,25	6,25	5	8	7,5	22	4,25	4,75	4,75	5,5	6
20	5	4,5	5	5,5	5,5	24	5,5	5	4,5	4,5	4
23	14	14	14	14	6,5	26	6,5	5,5	8	10	4,5
25	6	4	5	4	4,5	27	5	7	6,5	6,5	5
28	5	5	6	4,5	9,5	29	6,25	9,5	12	7,5	9
33	5,25	4,5	4,5	5,5	4,5	30	5,5	6	6,25	16,5	7,25
35	11	12,75	12,5	8,5	7,5	32	2,5	4,5	5	5,5	5,25
37	7	10	7,25	5,5	7,5	34	4,5	4	5	11,75	8,5
38	7	5,5	5	4,5	5,5	36	6,75	4,5	6,5	7	7,5
42	7,25	7	5,5	5,5	5,5	39	4,5	4,5	4,75	4,75	5
43	5,5	6	5	4,25	6,5	40	5	5	6	6,5	6
45	5,25	6	5,5	5	8,25	41	6,5	8	5,5	5,5	6,5
46	5	5,25	6	6	6,5	44	5	4,75	5	6	2
47	5,25	6,75	6,5	6	6,75	48	5,5	5,5	17,5	5	5
x	7,52	7,60	7,71	6,76	7,25	x	6,16	6,34	7,11	7,35	6,24
± S_x	5,6/	5,5/	5,3/	5,2/	6,0/	± S_x	5,1/	5,2/	5,1/	5,3/	4,7/
	10,0	10,5	11,1	8,7	8,6		7,4	7,7	9,8	10,1	8,3

Tabelle 49. Thrombelastographische Untersuchungen von 36 Patienten nach Massivtransfusionen mit ACD-Blut oder Aprotinin-ACD-Blut. Verlauf der Koagulumbildungszeit (K-Zeit). (Varianzanalyse Tabelle 18). Berechnung nach log-Transformation

Koagulumbildungszeit (min)											
Kontrollkollektiv						Aprotininkollektiv					
Patient	Stunden nach Transfusionsende					Patient	Stunden nach Transfusionsende				
	0	24	48	72	96		0	24	48	72	96
9	7,5	5,75	9	2	2,75	13	7,5	7	7	2,75	3
11	4,5	4,75	3	2,25	3,75	14	8	5	4,75	2,5	3,75
15	7,5	7,25	8	8	8	16	11,25	9	5	6,75	3,75
18	31	9,5	9,5	4,25	2	17	4	5	5	2,75	3,25
19	7,25	7,25	6	9,5	7	22	4	4	4	3,5	3
20	6,5	8	8	7,75	7,75	24	5	3,75	4,25	4,75	3,5
23	17	17	13,5	10	5	26	6	7,5	5	6	4
25	4,75	11	5	5,75	6	27	5	4,75	4,75	5,25	2,5
28	4	4,75	4	4,25	22	29	18	40	40	40	13
33	4	3	4	4	2,75	30	6	6	6,5	9	7,5
35	19	20	20	4,25	14	32	3	4,75	4,25	5	6,5
37	3,75	6,25	4	4	4	34	4	3	5	13	9
38	8,5	3,75	4	4,5	4	36	12	11,5	9,75	8	13
42	10	6,25	5,25	6	3	39	4,75	3,75	4,25	4,75	4
43	8	6,75	4,75	3,75	3,25	40	3,75	4	2	2,75	2
45	6,75	6,5	7,5	6,75	6,75	41	5	6,5	3,5	2,25	3,75
46	5,5	5,5	5,5	5,5	5,5	44	3	2,25	3,25	4	2,5
47	8,25	5,75	5	4,75	4	48	7	6	10,25	2	2,5
x	8,72	7,96	7,27	6,04	6,22	x	6,84	6,86	7,62	6,11	5,36
$\pm S_x$	5,2/	5,2/	4,7/	4,2/	3,7/	$\pm S_x$	4,4/	3,9/	4,3/	3,2/	3,3
	14,5	12,1	11,1	8,6	10,4		10,4	11,9	13,2	11,5	8,6

Tabelle 50. Thrombelastographische Untersuchungen von 36 Patienten nach Massivtransfusionen mit ACD-Blut oder Aprotinin-ACD-Blut. Verlauf der Maximalamplitude. (Varianzanalyse Tabelle 18)

Maximalamplitude (mm)

Kontrollkollektiv						Aprotininkollektiv					
Patient	Stunden nach Transfusionsende					Patient	Stunden nach Transfusionsende				
	0	24	48	72	96		0	24	48	72	96
9	34	37	42	57	53	13	31	32	32	48	47
11	45	40	46	58	43	14	36	41	46	59	48,5
15	35	34	32	32	32	16	28	29	46	37	46
18	21	46	33	46	57	17	42	30	27	24	41
19	34	34	33,5	34	45	22	50	49	49	49	47
20	35	31,5	33	35	35	24	39	49	45	42	42
23	28	33	33	31,5	42	26	41	32	30	51	39
25	46	28	37	39	38	27	41	40	39	42	57
28	36	39	41	35	23	29	25	20	20	21	33
33	43	51	55	44	54	30	38	39	41	36	42
35	21	21	43	43	27	32	48	39	42	40	39
37	42	32	40,5	45	47	34	40	51	38	28	33
38	33	45	43	42	43	36	22	35	34	33	26
42	30	34	37	37	46	39	41	45	39	39	39
43	29	33	36	39	40	40	51	47	58	59	55
45	36	36	33	38,5	36	41	36	30	42	54	61
46	38	37	37	37	37	44	50	58	48	46	53
47	35	36	40	42	45	48	33	37	48	56	53
$\bar{x}$	34,5	36,0	38,6	40,8	41,3	$\bar{x}$	38,4	39,1	40,2	42,4	44,5
$\pm S_{\bar{x}}$	7,1	6,8	5,9	7,4	8,9	$\pm S_{\bar{x}}$	8,4	9,6	9,1	11,4	9,2

Sachverzeichnis

Anaesthesiologie und Intensivmedizin

Anaesthesiology and Intensive Care Medicine

Herausgeber: H. Bergmann (Schriftleiter), J. B. Brückner, R. Frey, M. Gemperle, W. F. Henschel, O. Mayrhofer, K. Peter

Band 128
P. Lemburg
Künstliche Beatmung beim Neugeborenen und Kleinkind
Theorie und Praxis der Anwendung von Respiratoren beim Kind
1980. 85 Abbildungen. X, 146 Seiten. DM 63,-
ISBN 3-540-09659-0

Band 129
25 Jahre Anaesthesiologie und Intensivtherapie in Österreich
Herausgeber: K. Steinbereithner, H. Bergmann
1979. 54 Abbildungen, 40 Tabellen. X, 149 Seiten. DM 69,-. ISBN 3-540-09777-5

Band 130
25 Jahre DGAI
Jahrestagung in Würzburg, 12.-14. Oktober 1978
Herausgeber: K. H. Weis, G. Cunitz
1980. 689 Abbildungen, zahlreiche Tabellen. XXXVIII, 1012 Seiten. DM 158,-.
ISBN 3-540-10140-3

Band 131
Akute respiratorische Insuffizienz
Herausgeber: K. Peter
1980. 83 Abbildungen, 12 Tabellen. IX, 131 Seiten (18 Seiten in Englisch). DM 58,-
ISBN 3-540-10185-3

Band 132
Endocrinology in Anaesthesia and Surgery
Editors: H. Stoeckel, T. Oyama
With the Co-operation of G. Hack
1980. 101 figures, 45 tables. XI, 203 pages.
DM 94,-. ISBN 3-540-10211-6

Band 133
Lormetazepam
Experimentelle und klinische Erfahrunge mit einem neuen Benzodiapzepin zur oralen und intravenösen Anwendung
Herausgeber: A. Doenicke, H. Ott
1980. 98 Abbildungen, 14 Tabellen. XXI, 133 Seiten. DM 59,-. ISBN 3-540-10387-2

Band 134
Thrombose und Embolie
Herausgeber: H. Vinazzer
Mit Beiträgen zahlreicher Fachwissenschaftler
1981. 124 Abbildungen, 48 Tabellen.
XII, 345 Seiten. DM 118,-. ISBN 3-540-10393-7

Band 135
P. Sefrin
Polytrauma und Stoffwechsel
1981. 28 Abbildungen. VIII, 90 Seiten. DM 49,-.
ISBN 3-540-10525-5

Band 136
W. Seyboldt-Epting
Kardioplegie
Myokardschutz während extrakorporaler Zirkulation
1981. 36 Abbildungen. IX, 4 Seiten. DM 78,-
ISBN 3-540-10621-9

Band 137
G. Goeckenjan
Kontinuierliche Messung des arteriellen Sauerstoffpartialdrucks
1981. 49 Abbildungen, 11 Tabellen. IX, 110 Seiten. DM 78,-. ISBN 3-540-10730-4

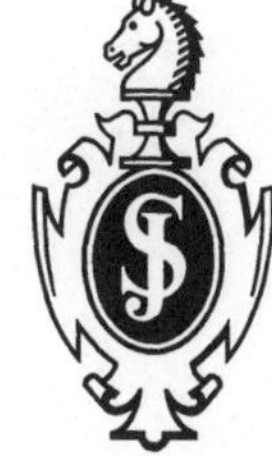

Springer-Verlag Berlin Heidelberg New York